SÉMÉÏOLOGIE

GÉNÉRALE.

TOME TROISIÈME.

IMPRIMERIE DE LEBÈGUE, RUE DES RATS, N° 14.

SÉMÉIOLOGIE

GÉNÉRALE,

OU

TRAITÉ DES SIGNES

ET

DE LEUR VALEUR DANS LES MALADIES;

Par F. J. DOUBLE.

TOME TROISIÈME,

CONTENANT LES SIGNES FOURNIS PAR LES SÉCRÉTIONS.

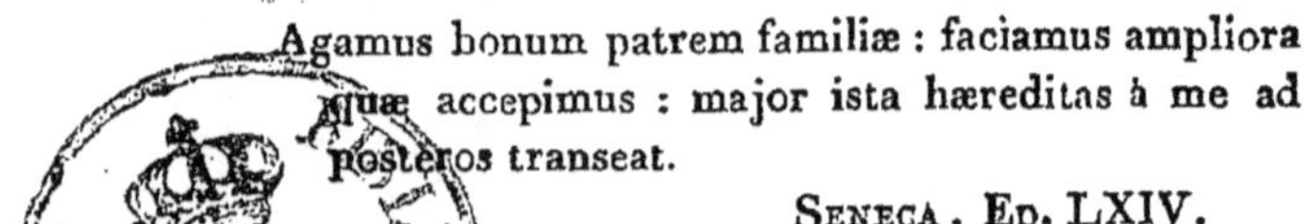

Agamus bonum patrem familiæ : faciamus ampliora quæ accepimus : major ista hæreditas à me ad posteros transeat.

SENECA, Ep. LXIV.

PARIS,

CROULLEBOIS, Libraire de la Société de Médecine et de la Direction-générale des Mines, rue des Mathurins, n° 17.

1822.

SÉMÉÏOLOGIE GÉNÉRALE,

OU

TRAITÉ DES SIGNES

ET

DE LEUR VALEUR DANS LES MALADIES,

~~~~~~

SIGNES DÉDUITS

DES SÉCRÉTIONS.

———

CONSIDÉRATIONS GÉNÉRALES.

LES sécrétions, en prenant cette expression dans le sens large, embrassent en quelque sorte l'universalité des opérations de la vie. Elles sont pour ainsi dire le but, le résultat ou la fin de toutes les fonctions de l'économie : c'est en dernier ressort à séparer les élémens profitables ou nécessaires d'avec ceux qui seraient nuisibles ou

Tome III. <span></span> 1
~~~~~~

superflus, pour assimiler les premiers et rejeter les autres, que tout conspire dans l'organisme ou l'animalité.

D'un autre côté, chaque partie du corps humain, peut, jusques à un certain point, être considerée comme un organe sécrétoire. On sait que chaque fibre pour se nourrir doit recevoir, d'un fluide commun, les matériaux propres à réparer, dans sa composition, ceux que l'action même de la vitalité lui fait perdre sans cesse : on sait aussi que toutes les surfaces des organes, tous les viscères, toutes les fibres sont continuellement humectés par une espèce de vapeur, laquelle s'évapore de partout et pénètre partout.

Cependant, c'est sans doute spécialement dans les système glanduleux, que la nature a disséminé d'une manière si libérale sur tous les points de l'économie; c'est dans le systême des vaisseaux capillaires, si abondamment répandu dans tout le corps, que se passent les importans phénomènes des sécrétions. Aussi voyons nous que ces glandes, ces vaisseaux capillaires, n'ont pas été également répartis partout; ils se trouvent en nombre bien supérieur dans les organes où les sécrétions se font avec plus d'activité. Les dissections et les injections nous montrent fort peu de glandes et de vaisseaux capillaires sur les os, les muscles, les cartilages, les corps fibreux, etc. Elles en découvrent au contraire une très-grande quantité à la surface de la peau , des membranes muqueuses et séreuses, dans le foie, dans les reins, etc.

Avant d'avoir porté de longues , de profondes méditations dans le domaine de la pathologie gé- nérale; et lorsqu'on ne s'est pas encore enfoncé bien avant dans le sanctuaire de l'observation des maladies, on pourrait, ce semble, d'après de sim- ples notions anticipées, et en calculant seulement *à priori* ce que le séméiologiste peut puiser de signes dans les sources en apparence fécondes des sécré- tions , préjuger d'avance l'importance de cette étude. Que l'on parcoure de la pensée, avec les anatomistes et les physiologistes, le vaste champ de ces opérations vitales dont les nombreux ap- pareils occupent la presque totalité du corps humain et dont le merveilleux mécanisme offre les phénomènes les plus compliqués ; quelle idée n'aura-t-on pas du rôle que doivent jouer, dans les maladies, les infinies modifications dont de- viennent susceptibles les sécrétions, considérées dans les organes où elles s'exécutent et dans les mouvemens vitaux qui les constituent ! Envisagez ensuite ces mêmes sécrétions dans leurs produits matériels, dans les substances même séparées du corps vivant ; ne semble-t-il pas que les qualités physiques, que la composition chimique sur-tout, de ces substances qui sont évacuées de la vie géné- rale et de la vie propre de chaque partie, doivent faire connaître d'une manière assez certaine l'état actuel de l'économie et la nature aussi bien que l'origine des dérangemens qui s'y sont produits? Calculez enfin ce que depuis plusieurs siècles la seule considération des phénomènes, l'empirisme de l'observation médicale, doit avoir appris sur la coïncidence de telle ou telle modification des sécrétions avec tel autre désordre dans la vitalité, et vous concevrez les plus belles espérances, vous attendrez les plus riches instructions des développemens qui vont faire le sujet de ce volume.

Il en est certes bien autrement lorsqu'on a longuement approfondi cette matière. Sur chacune des routes destinées en apparence à conduire à de nouvelles connaissances, on ne trouve que des indices vagues, que quelques jalons épars, que d'obscurs signalemens : et quoique l'on marche sans cesse sur un terrain depuis long-temps inégalement et irrégulièrement battu sur tous les points, les sentiers tortueux de l'erreur y prévalent à un tel point sur les légers vestiges de la vérité, qu'il faut les plus grandes précautions pour échapper aux premiers, et ne se laisser guider que par les autres. On chercherait inutilement par exemple, à s'éclairer des notions préliminaires de l'anatomie; en vain on voudrait emprunter à la physiologie quelques documens et quelques inductions; vainement aussi on demanderait à la chimie les résumés de ses nombreuses analyses, chacune de ces sciences accessoires nous laisse dans l'indécision ; et au milieu des immenses matériaux qu'elles ont toutes entassés, ce qui domine sur-tout c'est le vague, l'incertitude et l'obscurité.

Aussi dans l'étude générale que j'ai faite depuis long-temps des signes fournis par les sécrétions, ai-je souvent regretté que la science fut livrée presque exclusivement à ses propres moyens. Ici, en effet, l'observation clinique reste avec les ressources qui lui sont particulières ; c'est à elle seule que l'on est redevable des connaissances acquises, et ce n'est probablement qu'à elle qu'il faudra s'adresser pour en obtenir de nouvelles. Encore doit-on user de grande réserve pour adopter les sentences qu'elle nous offre dans une foule de cas. Si l'on en excepte les justes conclusions à déduire de la comparaison des collections particulières de faits ; et les matériaux bien plus riches enfouis en quelque sorte dans les bonnes et fidèles histoires des épidémies, les livres n'apportent qu'un bien faible secours. Les Traités généraux de séméïotique sont, sur cette matière, d'une affligeante pauvreté (1) ; et c'est sur-tout à la pratique ainsi qu'aux écrits originaux que je viens d'indiquer,

---

(1) Je ne comprends pas ici l'ouvrage de M. Landré-Beauvais, qui porte avec tant d'avantage l'heureux cachet de son auteur.

que je devrai, j'espère, d'avoir éclairci bien des doutes, fixé beaucoup d'incertitudes, et augmenté considérablement les données séméïologiques des sécrétions.

A peine si l'anatomie a déterminé les systèmes d'organes dans lesquels s'exécutent les sécrétions; à peine a-t-elle fait connaître suffisamment l'organisation de ces systèmes. Le domaine du tissu glanduleux est loin d'être irrévocablement fixé : il en est de même des vaisseaux lymphatiques et des vaisseaux capillaires. Les propriétés organiques et vitales des glandes restent en litige; leur texture est très-variable; et quant à la détermination du mode et du degré d'influence des autres systèmes, du nerveux et du sanguin, par exemple, sur le système sécrétoire, on peut assurer que tout reste encore à faire, tout est à découvrir.

En matière de sécrétions, les circonstances d'organisation ne conservent presque pas de rapport avec les phénomènes de la fonction; et, surtout, les premières ne sauraient rendre un compte satisfaisant des autres : ainsi ce n'est pas en raison du développement, du volume des glandes mamillaires que la sécrétion du lait s'opère, mais en vertu de la vitalité de l'organe. Le système glanduleux est très-développé sur le fœtus, et cependant chez lui les sécrétions sont fort peu actives. Des organes qui ont acquis leur entier développement et qui le conservent, ne sont appelés au travail de la sécrétion qu'à des époques marquées : tels sont l'utérus, les mamelles, le système hémorroïdal, etc.

Des organes de structure différente donnent, comme sécrétions, des produits si non semblables, au moins analogues ; et d'un autre coté des organes dont la structure paraît se rapprocher beaucoup, fournissent des sécrétions tout-à-fait différentes. C'est ainsi que la transpiration cutanée et la transpiration pulmonaire, la sueur et l'urine présentent de grandes ressemblances, des rapports notables ; au contraire, les sécrétions nazale, auriculaire, bronchique, etc., sont trèsdifférentes quoiqu'elles appartiennent toutes au système des membranes muqueuses. Que serait-ce si portant nos regards vers l'anatomie comparée, nous prenions en considération la poche à musc du *Tragus moschiferus* ; les deux vésicules du *Castor fiber* ; l'encre des séches ; la pourpre de beaucoup de gastéropodes ; la matière filée de quelques mollusques acéphales, et d'un grand nombre d'insectes, etc.

Si l'anatomie est aussi peu avancée dans l'histoire des sécrétions, il est tout naturel que la physiologie le soit encore moins : aussi ne connaissons nous presque rien des conditions générales sous lesquelles ces fonctions ont lieu, rien des causes particulières qui peuvent en rendre les produits si variés. La zoonomie ne nous donne point de

notions positives sur le mécanisme et la théorie
des sécrétions. Les expériences sans fin, les observations sans nombre et les spéculations sans bornes auxquelles on s'est successivement livré sur
ce sujet, n'ont presque rien fait pour éclaircir l'un
des plus obscurs et des plus profonds mystères de
la physiologie.

En jetant un premier regard sur la nature et le
mode des sécrétions, il semblerait d'abord que
leurs produits dussent porter plus ou moins l'em-
preinte de l'état intérieur de l'économie qu'ils ont
traversée dans tant de sens : de la même manière,
par exemple, que les eaux de source se trouvent
imprégnées des substances que contiennent les ter-
res au travers desquelles elles viennent de sourdre.
Par une suite assez naturelle de cette présomption,
poussée un peu plus loin, on a dû tout attendre
de l'analyse chimique des matériaux divers des
sécrétions; et l'on a vu de nos jours un médecin
devenu célèbre chimiste, émettre le vœu d'un éta-
blissement clinico-chimique pour l'examen de ces
matières (1). Recherchons avec quelques détails
quels ont été jusqu'à présent les avantages réels
obtenus par cet examen, et tâchons de découvrir
aussi les résultats probables qu'il est raisonnable
d'en espérer pour l'avenir : nous nous serons ainsi

____

(1) Fourcroy, Système des connaissances chimiques.

débarrassés de la partie chimique de notre travail, et l'on saura pourquoi nous n'aurons plus à nous en occuper dans le reste de notre ouvrage.

On se plaint depuis long-temps du peu de progrès qu'a faits la chimie animale, cependant les travaux des chimistes à cet égard sont immenses. C'est à mon avis une chose particulièrement désespérante pour le médecin, que la méditation des innombrables analyses qui ont été tentées sur les matières des sécrétions, tant dans l'état de santé que dans l'état de maladie, et sans qu'on en puisse retirer le moindre fruit pour la séméïotique. La variété des résultats reste telle qu'on la calculerait pour ainsi dire rigoureusement sur les variétés des tentatives. En prenant une sécrétion donnée, soit qu'on l'ait analysée dans l'état de santé, soit qu'on l'ait examinée chimiquement dans l'état pathologique et dans diverses espèces de maladies, chaque analyse a offert dans ses produits des modifications d'une si grande importance qu'il devient impossible d'en tirer aucune conclusion utile.

Je ne m'occuperai pas du tout de cette partie de l'analyse animale qui a pour objet ce que les chimistes nomment les principes élémentaires, constituans des corps, l'oxigène, l'hydrogène, le carbone et l'azote. J'ignore jusqu'à quel point ces principes pourraient résulter des expériences elles-mêmes, qui altérant nécessairement les composés, y développent probablement des substances qui n'y existaient

pas avant. Peut-être aussi que plusieurs autres principes que la nature y a vraiment introduits, échappent tout-à-fait à nos divers moyens d'analyse animale; et que, résistant à l'action du chlorate de potasse, si heureusement employé par MM. Thénard
et Gay-Lussac, aussi bien qu'à celle du deutoxide
de cuivre, que M. Berzelius a su si habilement
manier, ils nous restent absolument inconnus.
Quoiqu'il en soit, des recherches de cette nature
ne sont d'aucun intérêt pour la séméïotique, et
la connaissance des principes immédiats des sécrétions, est la seule qui puisse intéresser les médecins.

Je ne suivrai pas non plus cet examen dans
les détails de chacune des sécrétions; ce serait,
comme on le verra, une trop grande perte de
temps. Je choisirai, pour exemple, l'urine, de
toutes les sécrétions, celle qu'il est le plus facile
d'analyser, et celle aussi sur laquelle les chimistes
se sont exercés avec plus de soin et plus de succès.

Depuis Vanhelmont, qui a le premier je crois,
examiné l'urine sous ses rapports chimiques, jusques à M. Berzelius, qui en a publié la dernière
analyse complette, on est frappé des différences
et des oppositions que présentent ces nombreuses
expériences. Toutefois, je tiendrai peu de compte
de ces contradictions, aux époques reculées de la
science, par cette raison que les moyens d'analyse
n'ayant pas été les mêmes en raison des progrès

successifs de la chimie, on peut attribuer à l'action
des divers réactifs employés, les produits différens
que l'on a obtenus. Mais que dire de ces mêmes
oppositions de la part des chimistes modernes?

Nicolas et Gueudeville découvrirent dans l'u-
rine, de l'eau, du phosphate de chaux et de soude,
un peu d'albumine, de l'acide urique, du phosphate d'ammoniaque et de magnésie, de l'acide
benzoïque, du muriate d'ammoniaque et de l'u-
rée (1).

Cruikshank trouve que trente-six onces d'urine
fraîche donnent de une once à une once et demie
d'extrait, contenant : muriate de chaux, de soude
et d'ammoniaque, un gros; phosphate, trois gros
quarante grains; principe extractif animal, trois
gros quarante grains (2).

D'après les analyses de MM. Fourcroy et Vauquelin, l'urine fournit les principes suivans : eau;
muriate de soude qui se dépose en octaèdres de
l'urine concentrée; muriate d'ammoniaque qui
cristallise en cubes par la combinaison avec l'urée;
phosphate de chaux, environ un sept centième;
phosphate de magnésie; phosphate de soude;
phosphate d'ammoniaque ; acide urique ; acide
benzoïque; gélatine; albumine; urée; quelquefois

____

(1) Annales de chimie, tome 44.

(2) Cases of the diabetes mellitus by John Rollo.
London, 1798.

aussi, du sulfate de soude ; muriate de soude et de potasse ; très-rarement de l'oxalate de chaux ; silice (1).

Les expériences de Proust sur l'urine, ont donné les résultats suivans : soufre ; acide carbonique ; acide benzoïque et acide acétique un peu modifiés de ces mêmes acides ordinaires, et combinés l'un et l'autre à la soude ; sel ammoniac ; carbonate de chaux ; substance rosacée ; acide urique ; phosphate de chaux ; gélatine ; résine de la même nature que celle du castoreum, communiquant à l'urine sa couleur et plusieurs autres propriétés, phosphate de soude ; sulfate de potasse ; muriate de potasse ; sel ammoniac (2).

Des différens faits successivement examinés par Thompson, relativement à l'urine, il résulte qu'elle est composée d'eau ; d'acide phosphorique ; de phosphate de chaux ; de phosphate de magnésie ; d'acide carbonique ; de carbonate de chaux ; d'acide urique ; d'acide rosacique ; d'acide benzoïque ; de gélatine et d'albumine ; d'urée ; de résine ; de muriate de soude ; de phosphate de soude ; de phosphate d'ammoniaque ; de muriate d'ammoniaque ; de soufre (3).

---

(1) Annales de chimie, tomes 31, 32.

(2) Annales du Muséum d'histoire naturelle.

(3) Thompson, Système de chimie, trad. par M. Riffault, tome 9, p. 277.

L'urine de l'homme, dans l'état de santé, est composée, suivant M. Berzelius, sur mille parties, des principes et des proportions qui suivent (1) :

Eau	933,00
Urée	30,10
Sulfate de potasse	3,71
Sulfate de soude	3,16
Phosphate de soude	2,94
Hydrochlorate de soude	1,45
Hydrochlorate d'ammoniaque	1,65
Acide lactique libre	
Lactate d'ammoniaque	
Matière animale soluble dans l'alkool	17,14
Urée qui ne peut être séparée de cette matière	
Phosphates terreux avec trace de fluate de chaux	1,10
Acide urique	1,00
Mucus de la vessie	0,32
Silice	0,03

Total : 100,00

M. Berzelius attribue à l'acide acétique, la propriété qu'a l'urine de rougir la teinture de tournesol, et de tenir en dissolution le phosphate de chaux et le phosphate ammoniaco-magnésien. La plupart des chimistes avaient trouvé que ces phénomènes tenaient à l'action de l'acide phosphorique. M. Thénard a expérimenté que cela est dû

____

(1) Annales de chimie, tome 89, page 22.

en partie au moins à l'acide acétique (1) : ce n'est que dans quelques cas rares que M. Thénard a découvert des traces d'acide phosphorique libre, dans les urines des gens en santé. Schultens, au contraire, a constamment constaté la présence de cet acide (2). De nouvelles expériences de M. Vauquelin, rendent probable la présence simultanée de l'acide acétique et de l'acide phosphorique, libres, dans les urines.

Schéele, Fourcroy et Vauquelin, ont prouvé que les urines contiennent de l'acide benzoïque. Proüst, de son côté, assure que l'acide obtenu par le procédé de Schéele, n'est pas l'acide benzoïque, mais un autre acide qui en diffère, en cela que l'acide nitrique le décompose, tandis qu'il ne fait que blanchir l'acide benzoïque.

L'urée est la principale substance contenue dans l'urine, autant par sa quantité relative, que par le rôle important qu'elle y joue. La partie aqueuse de l'urine une fois enlevée, l'urée fournit les 0,95 du liquide sécrété. Toutefois la quantité d'urée varie considérablement dans les différentes urines. Dans l'urine qui a été évacuée presque immédiatement après le repas, on trouve fort peu d'urée, et à peine peut-on en découvrir des traces dans

---

(1) Traité de chimie , tome 3, page 653.

(2) Journal de Gehlen , tome 3, page 335.

l'urine rendue durant le paroxysme des affections hystériques. Selon Fourcroy et Vauquelin, c'est l'urée qui donne la couleur à l'urine ; cette couleur est d'autant plus foncée, que la proportion de l'urée est plus forte. D'un autre côté, Proust a découvert dans l'urine, une matière résineuse semblable à la résine de la bile, qui en diffère seulement par les modifications qu'elle reçoit de son passage au travers des organes urinaires, et c'est à cette substance résineuse qu'est due, suivant lui, la couleur particulière de l'urine (1).

L'urine, en santé, contient de la gélatine et de l'albumine en petite quantité. Thompson pense que, en santé, il y a de la gélatine sans albumine. Dans l'état de maladie, ces matières se trouvent, dans l'urine, en bien plus grande quantité : l'urine des hydropiques contient souvent assez d'albumine pour qu'elle se coagule, non-seulement par l'addition d'acides, mais même par l'application de la chaleur. Il y a aussi, dans tous les cas de digestions affaiblies, augmentation, dans l'urine, de la partie albumineuse et gélatineuse : cette circonstance, selon Fourcroy et Vauquelin, offre une des marques distinctives les plus remarquables entre l'urine des personnes bien portantes, et l'urine des individus malades (2).

____

(1) Annales de chimie, tome 36, n° 274.

(2) Annales de chimie, tome 31, page 61.

Les résultats de nos recherches deviendront bien moins précis et bien moins satisfaisans encore si, voulant approfondir d'avantage les analyses de l'urine dans l'état pathologique, nous suivons ces analyses sur les divers cas de maladies, pour lesquels elles ont été tentées.

Il n'y a presque rien de fait pour l'analyse des urines dans les maladies aiguës, rien surtout qui puisse faire partie des connaissances du séméïologiste et l'éclairer dans aucune circonstance. On s'est un peu plus occupé du sédiment des urines dans les fièvres; mais qu'aura-t-on appris lorsqu'on saura que le dépôt rouge abondant qu'on observe dans tant de circonstances et sous tant de formes, contient beaucoup d'acide urique selon Schéele; de l'acide rosacique suivant quelques-uns, et suivant d'autres de l'acide rosacique et de l'acide urique qui ne diffèrent peut-être pas assez pour qu'on doive les distinguer. Du reste Brugnatelli avait dit que ces sédimens contiennent un acide analogue à l'acide oxalique, de la chaux, et de l'acide urique. Thompson avance qu'ils sont composés d'acide rosacique, d'un peu de phosphate de chaux et d'acide urique (1).

Schéele avait avancé que l'urine des malades contient une plus grande quantité de surphos-

____

(1) Thompson, Système de chimie, traduit sur la 5ᵉ édition, par M. Riffault. Paris, 1818, t. 4, p. 615.

phate de chaux que dans l'état de santé ; mais Proust a prouvé qu'il y a en outre du carbonate de chaux. La coïncidence de ces deux sels calcaires, serait assez extraordinaire, si ce que les expériences découvrent était l'expression réelle de la composition des corps avant l'analyse. Berzelius a constaté aussi la présence du fluate de chaux dans le fluide urinaire.

L'urine des rachitiques est suivant certains chimistes (Chaptal et Fourcroy), chargée de phosphate de chaux, et selon d'autres d'oxalate de chaux (Bonhomme, Thompson).

Cruikshank a remarqué que dans les maladies inflammatoires et spécialement dans les pleurésies et les rhumatismes aigus, les urines, déposaient abondamment, par l'addition du sublimé corrosif, oximuriate ou perchlorure de mercure. Ce même phénomène, avant les accès de goutte, en laisse craindre le retour, suivant ce médecin chimiste.

M. Berthollet a trouvé que l'urine des goutteux contenait moins d'acide phosphorique que celle des personnes en santé, excepté dans le moment du paroxysme. D'un autre côté on y a trouvé beaucoup de phosphate de chaux, beaucoup d'acide urique, etc.

Dans les affections ictériques, M. Orfila a vu l'urine contenant une grande quantité de bile, ou plutôt de résine de la bile ; car on ne retrouve

Tome III. 2

point dans ces urines l'albumine propre à la bile. D'un autre côté, M. Thénard s'exprime ainsi à cet égard : « Les preuves apportées en faveur de cette opinion laissent trop à desirer pour qu'on puisse l'admettre ».

Mais c'est surtout sur les urines des malades, atteints de diabètes, que les chimistes se sont essayés. Ils ont constaté l'existence du principe sucré, déjà si sûrement indiqué par la saveur de l'urine, et sont parvenus à le séparer des autres substances. Dans le diabètes non sucré, il paraît que la gélatine et l'albumine sont sécrétées en plus grande quantité, ainsi que l'ont vu Cadet, Klaproth, Sorg, Rose et autres. M. Thénard ne semble cependant pas partager cette opinion.

Voilà, par un rapide aperçu, ce que la chimie a fait pour les urines, considérées tant en santé qu'en maladie. Si nous cherchons actuellement à pressentir ce qu'elle pourrait encore faire pour cette sécrétion, comme pour toutes les autres, nous trouverons de grands obstacles aux succès désirables de ses louables efforts.

1°. La nature est si variable dans les produits des sécrétions pendant la maladie, et cependant chacune des époques, chacun des mouvemens de la maladie deviennent si importans en séméiotique, qu'il faudrait analyser les matières sécrétées dans toutes les périodes, et à tous les instans de la même affection.

2°. La plus légère circonstance, même accessoire, exerce sur les sécrétions et sur leurs produits une si haute influence, qu'il sera fort difficile de faire, dans un dérangement quelconque des sécrétions, d'un côté la part de la maladie, et de l'autre la part de ces circonstances, qui, quoique minimes, n'en sont pas moins réelles. Une émotion un peu vive, les boissons les plus insignifiantes en apparence, les alimens, les médicamens, la diète, le sommeil, la veille, les sécrétions elles-mêmes les unes par rapport aux autres, suffisent pour en changer entièrement la nature, la quantité, etc.

3°. Lorsqu'on analyse ces substances, elles ne se trouvent déjà plus sous l'influence de la vie. Elles sont sûrement alors autres qu'elles n'étaient dans les organes destinés à les élaborer, à les recevoir et à les contenir jusqu'au moment où elles sont évacuées. Une fois évacuées, voyez avec quelle rapidité elles se décomposent. Leur température, leur consistance, leur odeur, leur couleur éprouvent de grands et de prompts changemens. Qui nous dit que ces changemens ne développent pas dans leur composition des principes qui n'y étaient pas auparavant; et que les substances que nos moyens d'analyse parviennent à y découvrir, ne sont pas celles que la décomposition spontanée y a développées, plutôt que celles que la nature y avait primitivement introduites ? Un peu plus tard, au reste, ces produits des sécrétions sont si manifestement décomposés, qu'ils ne restent plus susceptibles d'analyse. Ces substances ont déjà éprouvé toutes les altérations produites par une décomposition putride plus ou moins avancée.

4°. La chimie avec toute la puissance de ses réactifs, tout le luxe de ses appareils ne peut atteindre les divers matériaux des sécrétions qu'un à un ; il faut donc qu'elle sépare ces principes immédiats les uns des autres pour en connaître la nature et les proportions. Mais déjà la séparation de chacune de ces substances ne peut s'opérer que par l'intermède de certains agens qui détruisent plusieurs des autres principes constituans, qui les altèrent, qui les dissolvent, qui les changent : sans compter que la soustraction d'un de ces principes suffit souvent pour renverser les rapports, les affinités et les combinaisons de tous les autres.

5°. L'analyse animale ne saurait appeler à son secours qu'un petit nombre d'agens. Elle doit surtout s'interdire ceux dont l'action serait, d'ailleurs, la plus puissante et la plus efficace. La mobilité des substances animales est telle et leur susceptibilité de destruction si grande, que les moindres réactifs les décomposent, les dénaturent. L'action de l'air, de l'eau, d'une chaleur même assez peu élevée, suffisent pour opérer un commencement de destruction dans cette classe de corps. Les acides minéraux, le sulfurique, le

phosphorique , l'hydrochlorique , le fluorique entr'autres charbonnent les matières animales , en
donnant lieu à la formation de l'eau , aux dépens
d'une portion de leur oxigène et de leur hydrogène. L'acide nitrique en dégage l'azote et finit
par convertir toutes leurs substances en acide carbonique et en eau. Les alkalis, de leur côté , pour
peu qu'ils soient concentrés , exercent sur les matières animales une action qui tend à dissocier les élémens de toutes les substances qui les constituent et à
leur faire prendre de nouvelles combinaisons. La potasse et la soude, par exemple, forment avec les matières animales des savonules qui ne conservent plus
rien de commun aux deux substances unies pour
cette opération. L'alkool déphlegmé et l'éther, con-
vertissent certaines matières animales, la fibrine,
par exemple , en substance adipocireuse, ainsi
que l'a démontré M. Berzelius, etc. , etc.

Toutes ces inévitables lacunes que laissent jusqu'à présent les analyses, en matière de chimie
animale , inspireraient sans doute de plus vifs re-
grets et commanderaient surtout de plus grands
efforts , si la clinique n'était là pour nous dédom-
mager. C'est bien moins par leurs qualités sensibles , que par les conditions vitales , auxquelles
elles se trouvent liées , que les sécrétions deviennent importantes aux yeux des médecins. Ainsi la
considération de la quantité, de la consistance, de la
couleur , de l'odeur , etc., fournissent assez peu de

signes et ne donnent que des indications incer-
taines et que des avertissemens variables. Il n'en
est pas de même, lorsqu'on envisage les sécrétions
dans leur mode d'exécution ; dans l'époque de la
maladie à laquelle elles se manifestent ; dans les
circonstances qui les préparent, qui les accompagnent ou qui les suivent ; dans les changemens
qu'elles apportent à l'état général du malade. Considérées sous tous ces points de vue, les sécrétions
deviennent pour le séméïologiste une source féconde de lumières et d'éclaircissemens.

De quelle utilité n'est pas, par exemple, l'étude
du mode d'exécution des sécrétions, de la manière dont elles ont lieu ? Combien il importe au
médecin de savoir si ces fonctions s'exécutent facilement, sans douleur, avec régularité et sous la
libre participation de la volonté du malade? Quelle
différence aurons-nous à établir entre les selles et
les urines volontaires ou involontaires ; entre ces
mêmes sécrétions, ayant lieu à l'insçu du malade,
et celles qui demeurent soumises à ses sensations
physiques. Restées sous l'empire de la volonté,
quelques-unes d'entre elles exigent pour le complément de leur action un ensemble de mouvemens, un appareil d'efforts, dont la régulière exécution suppose un état toujours satisfaisant dans
l'ensemble des forces vitales ; tels sont les crachats,
par exemple, qui, rendus avec une force conve-

nable et une facilité naturelle , deviennent toujours d'un favorable augure.

Les sécrétions qui se trouvent en rapport avec
la nature de la lésion existante ; celles non moins
importantes qui arrivent à l'époque convenable de
la maladie et au milieu des temps et des signes critiques, sont plus généralement et plus facilement
salutaires. Les urines qui, seules sont très-rarement
critiques par elles-mêmes, dans le cours des maladies aiguës, le sont cependant complètement dans
la néphrite inflammatoire. Dans les maladies qui
dépendent d'une suppression de transpiration, les
sueurs, même dès le principe, deviennent avantageuses; cela est également vrai, des vomissemens dans les affections gastriques, des hémorragies dans les phlegmasies, etc. Toutes fois ces sécrétions ne sont guère salutaires à ce point, hors
des temps critiques sur-tout, que lorsque c'est la
nature qui les provoque ; car ces mêmes sécrétions
déterminées à cette époque par les secours de l'art
n'ont jamais les mêmes avantages. C'est pour moi
une vérité pratique mise hors de tout doute par
l'expérience, savoir : que les sécrétions ne doivent
pas être envisagées par le séméiologiste d'une manière purement matérielle, et dans les seuls produits de l'évacuation; mais qu'il faut encore prendre
en très-haute considération cette modification spéciale des facultés vitales dont la sécrétion n'est
que le résultat, la production : et c'est cet état de

la vitalité, dont la nature dispose exclusivement ou qui du moins reste toujours à sa connaissance, que l'art distingue difficilement et qu'il fait naître avec encore plus de peine; c'est cet état, dis-je, de la vitalité qui constitue les principaux avantages, ou les inconvéniens les plus marqués des sécrétions. Il ne suffira pas toujours, en thérapeutique, de produire une évacuation semblable à la sécrétion destinée par la nature à devenir critique ; il ne suffira pas non plus d'arrêter le cours d'une sécrétion devenue symptômatique ou nuisible. Il faudra encore s'attacher à faire naître l'ensemble des conditions, les circonstances générales, à l'aide desquelles la nature rend ces divers mouvemens utiles. La saignée ne remplace pas entièrement, et dans tous les cas, une hémorragie nazale spontanée, qui aurait servi de solution à des accidens déterminés ; l'application des sangsues à la vulve ne remédie pas toujours au défaut des menstrues ; les astringens, bien qu'ils suspendent les déjections alvines, ne guérissent pas complètement de la diarrhée, de la dyssenterie, etc.

Les conditions et les circonstances, sous l'influence desquelles les sécrétions s'opèrent, deviennent du plus haut intérêt pour le séméiologiste. Ainsi par exemple les dérangemens, quelle qu'en soit l'espèce, d'une sécrétion donnée n'ont pas toujours une signification semblable. Si ces dérangemens portent sur une sécrétion dont les organes vivent sous la dépendance sympathique, ou dans le domaine anatomique du siége de la maladie, ces dérangemens, qui deviennent une conséquence naturelle et nécessaire de la lésion, présentent des valeurs bien moindres que dans les cas où ces mêmes dérangemens restent étrangers à l'affection, à son siége, à sa nature, etc. On ne déduira pas, par exemple, les mêmes conclusions des selles abondantes bilieuses qui coexistent avec une inflammation plus ou moins forte des intestins, que de ces mêmes évacuations alvines survenues à l'époque critique d'une péripneumonie. L'écoulement involontaire des larmes n'a aucune valeur dans l'ophthalmie, et il est d'un sinistre présage dans des conditions assignées d'une fièvre maligne. D'un autre côté, l'intégrité ou plutôt l'état normal des sécrétions fournies par des organes qui se trouvent dans le voisinage ou sous la dépendance sympathique de la partie malade, conservent une grande valeur comme signes favorables. La sécrétion naturelle de la bile sera toujours réputée avantageuse dans les maladies du foie. On peut assurer alors que la lésion n'est ni profonde ni grave.

Dans le cours des maladies aiguës, il faut soigneusement distinguer les modifications, les changemens des sécrétions qui surviennent accidentellement comme ils le font, quelquefois, pendant la santé parfaite, de ces mêmes modifica-

tions ou changemens qui tiennent certainement
à la marche de la maladie, et qui en sont le
produit ou le résultat. Ainsi, par exemple, j'ai
vu, durant le cours d'une maladie aiguë, les
parotides causées par un coup d'air reçu dans
le lit, par une gourme répercutée, de la même
manière qu'on le remarque si souvent chez les
enfans en pleine santé, et sans aucunes suites
graves.

Tout en matière de sécrétions se lie, se rapporte
aux propriétés vitales, non-seulement de l'organe
sécrétoire lui-même, mais encore de l'économie
entière; à la connexion de ces organes, avec le système universel de la vie; et à la mutuelle depen-
dance d'action dans laquelle ils se trouvent d'abord
entre eux, et ensuite avec l'état général des forces.
A peine une maladie, même légère, est-elle déclarée ou seulement imminente dans l'économie, que
la plupart des sécrétions s'en ressentent; par suite
des innombrables influences sympathiques qu'elles
reçoivent les unes des autres. L'estomac, les intestins, les reins, le pancréas, les glandes salivaires,
la glande lacrymale, se trouvent intéressés plus ou
moins vivement, dans la plupart des dérangemens
de la santé; aussi est-ce toujours dans l'ensemble
des conditions pathologiques qu'il faut chercher la
solution du problème, toujours très-compliqué,
d'une maladie; et non pas dans telle ou telle autre
circonstance en particulier, conformément aux

idées insuffisantes et vaines renfermées dans le cadre toujours étroit de nos systèmes. La nature ne veut malheureusement pas se plier à cette simplicité, et nous la voyons chaque jour juger favorablement une maladie pestilentielle par un bubon critique, par exemple; et faire cesser, comme par enchantement, l'ensemble des symptômes désespérans des fièvres malignes les plus graves par des parotides.

Cette vérité prend une bien plus convaincante démonstration lorsqu'on considère jusqu'à quel point les sécrétions se laissent influencer par les plus légers mouvemens de la vitalité. Les diverses secousses de l'imagination ont une telle puissance d'action sur cet ordre de fonctions qu'elles arrivent à faire augmenter, diminuer ou suspendre les larmes, la salive, la matière séminale, les sueurs, les selles, les urines, etc. La douleur et le bien être, la joie et le chagrin nous font répandre des larmes malgré nous. Aux plus légères appréhensions de la pudeur blessée, les vaisseaux capillaires cutanés des pommettes deviennent injectés de sang. La peur provoque l'écoulement des selles et des urines. La vue de certains objets suscite des nausées ou le vomissement. Le désir fortement senti de certains alimens remplit la bouche de salive. Les seules approches de l'enfant facilitent et accélèrent la montée du lait chez les nourrices. Des peines vives donnent lieu à des sueurs abondantes, et même, selon quelques auteurs, à des sueurs de sang (1).

Une nouvelle preuve de la haute influence que la vitalité exerce sur les sécrétions, se déduit tout naturellement de la considération des alternatives d'action et de repos que présente cet ordre de fonctions; de l'apparition régulière et périodique de quelques-unes; de leur liaison intime avec telle époque de la vie et telle condition de l'économie; de leur suspension dans des circonstances données; de la facilité avec laquelle elles se succèdent et se suppléent l'une l'autre. Ainsi, par exemple, les mamelles après avoir donné beaucoup de lait en refusent entièrement pendant un certain temps, et ce n'est qu'après un repos suffisant qu'elles en fournissent encore : jusques-là on a beau titiller l'organe dans tous les sens, et par tous les moyens possibles, il reste sourd à ces diverses sollicitations. La matière séminale ne se sécrète dans l'économie qu'à un certain âge. La menstruation qui revient d'ailleurs périodiquement ne s'établit que lors de la puberté. Les hémorroïdes, qui éprouvent souvent des retours périodiques bien marqués, n'ont guère lieu qu'à un certain âge; plus tôt ou plus tard, ce phénomène est assez rare. Le lait n'arrive aux mamelles qu'à la suite de la

____

(1) V. Cayzergues, Journal de médecine de Montpellier.

grossesse, et sa sécrétion éprouve de notables variations pendant les diverses époques de la gestation.

Le repos, le sommeil trop prolongé, les chagrins et toutes les passions tristes suspendent, diminuent ou retardent la plupart des sécrétions ; la
chaleur et le froid fébrile ont un semblable résultat;
et l'art produit le même effet, pour ainsi dire, à
volonté, en provoquant des irritations diverses
sur des parties plus ou moins éloignées de l'organe
dans lequel la sécrétion est en mouvement. Ces
dérivations, ces révulsions déterminées par les secours de l'art, ceci soit dit en passant, constituent
l'un des plus vastes champs, le chapitre le plus
fécond de la thérapeutique. Enfin la nature remplace souvent une sécrétion par une autre ; les
urines deviennent plus abondantes quand les
sueurs le sont moins, et réciproquement ; les
urines et quelquefois même les sueurs augmentent
dans les cas de constipation longue et opiniâtre ;
les pertes de sang un peu considérables diminuent
toutes les autres sécrétions, etc.

Les sécrétions qui, dans l'état de santé, offrent,
ainsi que nous venons de le voir, des alternatives
marquées d'action et de repos, de mutuelles dépendances, etc., présentent encore ces phénomènes
d'une manière bien plus marquée dans les maladies. L'augmentation des sécrétions sur un point
particulier de l'économie, dans un organe spécial,

entraîne, dans son mouvement, toutes les sécrétions qui se trouvent sous sa dépendance, ou qui appartiennent au même domaine de vitalité. La membrane muqueuse de Schneïder, reste aride et sèche dans les phthysies pulmonaires commençantes. Lorsqu'il existe des aphthes à la bouche et qu'elles durent depuis long - temps, il se trouve des ulcérations analogues sur tout le trajet du tube intestinal et jusques dans le rectum, etc.

Les sécrétions critiques changent souvent de nature et se suppléent l'une l'autre. Les engorgemens des testicules, ceux des glandes mamillaires chez les femmes, ont, plus d'une fois, succédé aux engorgemens des parotides, (1) et, réciproquement. On voit assez fréquemment dans le cours des maladies, au milieu des temps et des signes critiques, la sueur dérangée, suspendue spontanément par quelque imprudence du malade, ou par une méprise du médecin, se trouver promptement remplacée par des urines, ou par des selles également critiques. Presque toujours alors, la vitalité lutte avec avantage; et son travail, une fois bien commencé, elle l'abandonne heureusement avec peine.

L'habitude exerce une grande influence sur presque toutes les sécrétions. Cette influence

---

(1) Murat, Dissertation inaugurale sur la glande parotide, §. 19, page 24.

est une nouvelle preuve, un autre témoignage irréfragable de l'action de la vitalité sur cet ordre de fonctions. Il suffit d'avoir quelquefois éprouvé et d'avoir satisfait le besoin d'une sécrétion à une heure déterminée et dans des circonstances données, pour que le même désir, le même besoin se laissent vivement sentir au milieu de conditions semblables. D'un autre côté, telle sécrétion se fait peu, se fait moins, ou ne se fait plus du tout, seulement parce qu'elle a resté long-temps sans être mise en jeu.

L'âge apporte de notables modifications dans les sécrétions. J'en ai déjà donné des preuves nombreuses ; j'ajouterai ici que les sécrétions sont presque exclusivement muqueuses dans l'enfance, et qu'en général, leurs produits acquièrent plus d'âcreté, à mesure qu'on avance davantage dans la carrière de la vie.

Pendant l'été les sueurs augmentent, et les urines, aussi bien que les selles, diminuent. La sécrétion du mucus nazal et des larmes est beaucoup plus forte en hiver qu'en été. Voyez les individus atteints d'épiphora ; ils souffrent peu de leur indisposition en été ; ils en sont au contraire fort tourmentés en hiver ; et cela, parce qu'alors la transpiration est bien moindre. L'action du froid sur la peau augmente sensiblement les urines, et même donne souvent lieu à des coliques et à la diarrhée.

La constitution de la saison régnante exerce aussi une action marquée sur la nature et sur le choix des sécrétions critiques. Durant le cours de tout l'été qui vient de s'écouler, nous avons vu les maladies, tant internes qu'externes, tendre à se terminer par des phlegmons profonds et des érysipèles considérables; les uns et les autres, de mauvaise nature. Dans les constitutions automnales, les crises ont sur-tout lieu par les évacuations alvines (1).

Il est tout simple que la nature des alimens modifie et change beaucoup les sécrétions : elles sont plus fréquentes et plus abondantes à la suite d'une nourriture végétale, que lorsqu'on a pris une nourriture toute animale ; cette différence se fait particulièrement sentir sur les selles et les urines. Une personne qui, depuis quelque temps, s'est exclusivement nourrie de végétaux, a rendu trois livres, deux onces et demie d'urines en vingt-quatre heures; elle n'en rendait que deux livres, onze à douze onces, dans le même espace de temps, en se nourrissant de substances purement animales; et cependant, dans ce dernier cas, comme la soif devenait bien plus forte, les boissons étaient deux fois plus abondantes.

Les sécrétions sont aussi en plus grande quan-

______

(1) Voir Hippocrate, 3ᵉ constitution, 1ᵉʳ. livre des épidémies.

tité chez les individus qui ont beaucoup d'embonpoint; chez eux, aussi, les maladies se jugent plus généralement par les évacuations alvines; tandis que, chez les personnes d'une constitution sèche, les sécrétions critiques les plus communes sont la transpiration et les urines.

Les produits des sécrétions sont susceptibles de se mêler les uns avec les autres dans l'économie. L'observation clinique avait depuis long-temps indiqué ce phénomène pour la bile et les urines, pour la bile et le sang. Les chimistes ont enfin reconnu et confirmé cette vérité (1), après en avoir long-temps contesté la possibilité. Telle est dans tous les temps, dans tous les lieux et dans toutes les circonstances, l'aveuglement des esprits systématiques; pour eux les bornes du possible se trouvent toujours renfermées dans les espaces plus ou moins resserrés de leurs conceptions. Ce que chacun d'eux pense est la règle infaillible de la vérité; et ce qu'il sait, la mesure invariable des connaissances; mais si tout ce que nous n'avons pas vu n'est pas vrai, si tout ce que nous ignorons n'est pas connu, notre science court ris-

____

(1) Orfila. Nouvelles recherches sur l'urine des ictériques. Paris, 1811.

Cruikshank. l. c.

Fourcroy, Mémoires de la société royale de Paris, 1782, 83, pag. 488 et suiv.

Tome III. 3

que d'être merveilleusement raccourcie au gré de chacun de ceux qui la cultivent.

Les sécrétions, étudiées comme il convient au séméiologiste de le faire, se présentent donc sous plusieurs points de vue, avec des modifications différentes, et dans des altérations de nature diverse. Nous aurons successivement à considérer : 1° leur quantité, qui peut être naturelle, augmentée, diminuée, ou nulle : 2° leurs qualités; et ici se placeront la consistance, la couleur, l'odeur, la composition, etc. : 3° la manière régulière ou irrégulière, facile ou difficile dont elles se font : 4° le temps de la maladie auquel elles ont lieu, les conditions auxquelles elles se trouvent jointes ; ce qui établit particulièrement l'utile division des sécrétions en critiques et en symptomatiques : 5° les voies par lesquelles elles s'exécutent ; et ces voies peuvent être insolites ou naturelles : 6° les lésions susceptibles d'influer sur les sécrétions, et d'en changer la nature; c'est ainsi que l'inflammation des surfaces séreuses, celle des membranes muqueuses, le phlegmon, l'érysipèle, les dartres, la gale donnent lieu à des sécrétions de nature différente ; ce qui établit cette vérité pratique, que les lésions des solides changent la nature des sécrétions. Ajoutons qu'il y a des sécrétions purement morbifiques, ou qui n'ont lieu que dans l'état de maladie, les aphthes, les abcès, les parotides, plusieurs éruptions, etc. ; tandis que beaucoup d'autres sécrétions ont lieu, et dans l'état pathologique, et dans l'état sain.

A peine si l'on a besoin de dire, que l'état naturel des sécrétions est, en général, d'un heureux augure. Cette proposition s'applique cependant avec plus de force à telle ou telle autre circonstance; ainsi, dans l'apoplexie, par exemple, j'ai constamment vu que la liberté et la régularité de la sécrétion des larmes, des urines et des selles, et l'augmentation de la sécrétion du mucus nazal, sont un signe salutaire et qui laisse les plus grandes espérances; tandis que l'altération, le dérangement de ces mêmes sécrétions est d'un fâcheux augure (1).

L'action augmentée des sécrétions, et surtout leur quantité accrue, dérivent, tantôt de l'exaltation, et tantôt, au contraire, de la diminution de l'énergie vitale. Ces deux manières d'être des sécrétions, considérées dans le mode de vitalité qui se lie à leurs dérangemens, deviennent, pour le séméïologiste, de la plus importante distinction. Ils donnent la juste mesure des forces vitales; ils établissent le degré d'influence qu'exercent, sur les organes sécrétoires, les systêmes nerveux et

---

(1) L'analyse et la méditation des nombreuses observations de Forestus, sur l'apoplexie, liv. 10, obs. 69, à 82, et de celles de Schenk, pag. 75, à 89, donnent les mêmes résultats.

sanguin. Dans le premier cas, en effet, c'est-à-dire lorsqu'il existe un surcroît d'énergie vitale, il se fait un afflux plus considérable de sang dans la portion des systèmes glanduleux et capillaires qui fournissent à la sécrétion. L'unité vitale appelle sur cette partie tout ce qu'elle a de forces disponibles; il y a éréthisme, orgasme, tout ce qui caractérise enfin l'exaltation de l'énergie vitale. Rien de tout cela n'a lieu dans le second cas; c'est-à-dire, lorsque l'augmentation de la sécrétion est produite par l'atonie. On voit alors tous les phénomènes qui constituent la diminution des forces, soit dans l'ensemble de l'économie, soit dans l'organe où se passe ce dérangement des sécrétions; il y a affaissement et flaccidité des vaisseaux; le pouls devient mou, faible et lent, etc. Cette distinction se marque de la manière la plus évidente, pour l'esprit habitué à bien voir, dans la sueur fébrile et dans la sueur des phthisiques, par exemple; dans la dyssenterie et dans les diarrhées colliquatives; dans l'hémoptysie aiguë et dans les hémorrhagies scorbutiques; dans les nausées et le vomissement que provoquent les émétiques, et dans les nausées et le vomissement qu'on éprouve sur mer, à la suite d'une saignée, d'une syncope, etc.

L'action augmentée des sécrétions ne tient pas toujours à une irritation, à une sur - excitation des organes dans lesquels se passent les phéno-

mènes de cette étonnante fonction ; ni la diminution d'action, à leur propre atonie ou à leur spéciale débilité. Je ne rappellerai pas ici les savantes
et les lumineuses dissertations de Bordeu sur une
partie de ce sujet ; je me contenterai, pour me
tenir dans les bornes de mon travail, de renvoyer
le lecteur aux nombreuses preuves que j'ai été
amené à déduire en faveur de l'influence de la vitalité sur les sécrétions, et à ce que j'ai dit des infinies modifications qu'elles reçoivent d'une foule
de conditions absolument étrangères à l'état des
forces des organes.

Toute augmentation contre nature de la quantité des sécrétions, ne constitue point une maladie ; et, dans les maladies, cette même augmentation extraordinaire des sécrétions n'est pas
toujours fâcheuse. Il est, au contraire, beaucoup de cas où ces augmentations de sécrétions
deviennent très-utiles, tant à la conservation de
la santé, qu'à la guérison des maladies. Le flux
hémorroïdal est presque toujours salutaire. Des
déjections alvines, plus abondantes que de coutume, si elles ne sont ni trop fortes ni trop longues, deviennent avantageuses ; il faut en dire
autant des urines, des sueurs, etc. Ce sont là
de vrais bénéfices de nature, et qui tournent
constamment au profit de l'individu qui les
éprouve. On verra assez dans les détails qui vont
suivre, dans quelles circonstances les malades

se trouvent bien de ces augmentations de sécrétions; ce sont elles qui forment les crises les plus
sensibles et les plus utiles dans les maladies.

Toute action augmentée des sécrétions n'a pas
une signification semblable. La nature du liquide
sécrété, son importance et son activité dans la vie
générale apportent à cet égard de notables variations. Ainsi, par exemple, les exhalations séreuses
sont bien moins funestes que les exhalations sanguines. La perte abondante de la salive a de bien
plus grands inconvéniens que la sécrétion des
larmes. Les sueurs abondantes et les urines copieuses marchent assez de pair pour le pronostic qui
se rapporte à la quantité de l'évacuation. Les
pertes de semence sont de toutes les sécrétions
augmentées, celles qui ont les suites les plus fâcheuses. On connaît les mauvais effets qui résultent de l'allaitement trop prolongé, ou fourni en
trop grande quantité, surtout chez les femmes
d'une constitution faible; la phthisie et le marasme
en sont trop souvent le résultat. Quelle que soit la
quantité de synovie évacuée, on n'a guère à redouter que l'immobilité, l'ankilose de l'articulation
qui fournit à cette sécrétion; au contraire, les
suppurations abondantes et de longue durée, en-
trainent la fièvre lente, le marasme, la consomption et la mort.

La diminution bien marquée ou la suspension
absolue et plus ou moins durable d'une ou de

plusieurs sécrétions, annonce une maladie prochaine. C'est ainsi que la transpiration habituelle des pieds et surtout celle de la face plantaire des orteils cesse aux approches de toutes les madies, et même des plus légères indispositions. Il est rare de voir une fièvre continue ou intermittente, qui n'ait été précédée de semblables dérangemens dans une ou plusieurs sécrétions. On peut en dire autant des accès ou des attaques des maladies chroniques, de celles surtout qui par leur nature restent passibles, dans leurs cours, de ces sortes de retours ou de redoublemens. Rien de tout cela ne s'observe, par exemple, dans les indurations squirrheuses des glandes mamillaires, dans les ulcérations de la matrice. On le remarque au contraire dans la goutte, dans l'asthme, etc.

Ce que j'ai dit de l'augmentation des sécrétions par rapport à la nature du liquide sécrété, s'applique aussi à l'action diminuée de ce genre d'évacuation.

Toutes les matières des sécrétions ne sont pas également utiles dans l'économie. Il en est qui doivent nécessairement être sans cesse retenues pour remplir les hautes destinations que la nature leur a départies. D'autres n'ont qu'une utilité temporaire, et celles-la, sont évacuées après avoir satisfait aux conditions diverses qui sont de leur ressort. Une troisième espèce enfin, n'est d'aucune utilité et doit être rejetée, à peu près, à mesure qu'elle a été sécrétée. Encore dans cette troisième espèce, la diminution de la sécrétion a-t-elle des conséquences bien différentes. Ainsi, par exemple, l'ischurie est tout autrement fâcheuse que la constipation. Le défaut de sécrétion de salive a des résultats différens du même défaut de sécrétion de la part des sueurs, etc. Ce qui change encore les significations du manque des sécrétions, c'est qu'il en est qui, jusqu'à un certain point, sont naturellement suppléées par d'autres, l'urine et la sueur par exemple; tandis que rien dans l'état naturel ne supplée au défaut des menstrues, au manque de salive, à la diminution de la sécrétion de la bile, etc.

Toutes les sécrétions peuvent signaler une crise; toutes demeurent susceptibles d'y concourir et d'y contribuer plus ou moins efficacement; mais toutes ne sont pas critiques de la même manière, ni par les mêmes moyens. Les sueurs, les selles, les parotides, les abcès, les hémorragies, les éruptions jugent souvent les maladies comme d'un seul coup et en un seul instant; tandis que les urines, les crachats, les aphthes, les larmes ne constituent guère que des solutions partielles et répétées à plusieurs reprises. Il est même très-rare que ces dernières sécrétions prises une à une, seule à seule, suffisent à la crise; presque toujours il s'y joint quelqu'une des sécrétions du premier

ordre, les sueurs par exemple. Au contraire, chacune des sécrétions de la première espèce peut
former à elle seule la crise d'une maladie. Combien de fièvres inflammatoires jugées par une
hémorragie ; de fièvres malignes par des parotides ;
de fièvres lentes-nerveuses par les sueurs ; de fièvres putrides par les déjections alvines, etc.

Toutefois, les progrès de la thérapeutique
ont naturellement diminué de nos jours le nombre
des circonstances et des conditions dans lesquelles
ces sécrétions servaient autrefois de crise complette aux maladies. L'emploi sagement dirigé par
une heureuse expérience des saignées, des évacuans
émétiques et purgatifs, des amers, etc., a nécessairement fait avorter une grande quantité de lésions,
et les a arrêtées avant le temps où la nature provoque elle-même des crises efficaces. Ces mêmes
moyens ont eu naturellement pour effet, d'empêcher une foule de métastases critiques, en donnant
à l'économie entière une secousse qui inter-
vertit avec avantage ses mouvemens, et en éva-
cuant une portion de la matière qui aurait fourni
à ces salutaires métastases. Stoll assure qu'aucun
des malades confiés à ses soins, dès l'invasion de la
maladie, et atteints de fièvre putride, maligne, bilieuse, ou miliaire, n'a été sujet aux parotides,
par l'attention qu'il avait d'employer les émétiques
dès le principe : *parotides in febre miliari, bi-
liosá, putridá, maligná, numquam vidi criticas,*

*numquam in nosocomio primùm nasci, meá me-
dendi methodo adhibitâ* (1).

Cette vérité d'observation n'avait pas échappé
à Hippocrate, qui l'avait au moins soupçonnée.
On en citerait plusieurs preuves, je me contenterai
de la suivante : La femme de Théotime fut prise
d'une fièvre aiguë qui débuta par le frisson, le malaise et le vomissement. On la mit à l'usage du
mélicrat qui provoqua le vomissemement et fit
avorter la fièvre (2).

Mais c'est toujours la méditation des salutaires
efforts de la nature qui a servi de premier guide
dans la découverte de l'utilité de ces moyens.
Ce n'est jamais en vain que l'observation avec la
main du temps, armée du burin de l'expérience,
grave péniblement et à la longue, pour nous les
conserver, chacun des mouvemens échappés à la
nature. Etrangère aux bruyans éclats de la gloire,
elle se contente de la douce et silencieuse appro-
bation de la conscience ; et si la nature répond
avec plus de promptitude et plus de fracas à la
voix des expériences qui l'interrogent, elle se
laisse plus sûrement et plus intimement pénétrer
par l'observation qui l'écoute. Aussi la méditation des faits particuliers, et l'étude des symp-

____

(1) Stoll, Rat. med., t. 2.
(1) Hipp. epidem. lib. 7. 1234.

tômes divers dont ils se composent restent - elles
les seules bases certaines de la science : ces méditations sont d'autant plus fructueuses , qu'elles
portent sur un passé qui se reproduit chaque jour.
Cette méthode, la philosophique considération
des symptômes dans les maladies, est la partie
principale, et pour ainsi dire l'unique base de la
médecine de Cos. C'est à l'aide de ce seul procédé qu'Hippocrate sut élever l'art à un si haut
degré de splendeur. Jugeons les méthodes par
leurs résultats, et l'on verra si les considérations
diverses sous lesquelles on a depuis envisagé successivement les maladies, ont rendu de plus
grands services à la science.

Quoique les exhalations, les sécrétions et les
excrétions semblent constituer trois ordres particuliers de fonctions, je les rapprocherai toutes
trois sous une même expression, sans cependant
les confondre réellement : encore que bien des
physiologistes n'aient point cherché à les distinguer. Les différences que l'anatomie et la physiologie indiquent à ce sujet ne m'arrêteront point.
La simplicité des organes au travers desquels se
fait l'exhalation ; le peu d'elémens constituans des
fluides exhalés qui se rapprochent singulièrement
de certaines parties du sang ; et au contraire, l'organisation compliquée du système sécréteur et la
composition des fluides sécrétés, dans l'associa-

tion desquels on retrouve un plus ou moins grand nombre de principes réunis, ne doivent être aux yeux du séméiologiste que des considérations d'un intérêt tout accessoire ou secondaire. L'exhalation, comme la sécrétion et l'excrétion, restent évidemment soumises à l'empire de la vie, à l'influence des forces vitales , puisque toutes trois varient constamment suivant les infinies variations de ces mêmes forces. Les fluides excrétés, ainsi que les fluides sécrétés, servent de crise et de solution aux maladies. Les uns et les autres de ces deux produits, par leurs modifications différentes marquent les différences de la marche des maladies, les craintes qu'elles inspirent et les espérances qu'elles laissent concevoir ; enfin ils se remplacent et se succèdent réciproquement dans ces importans attributs, ce qui est, je pense, suffisant pour nous autoriser à les confondre ici.

Sous le mot de sécrétion je comprends aussi, j'embrasse l'ensemble des phénomènes qui constituent ce grand œuvre de la vitalité; savoir : le changement d'action des propriétés vitales de l'organe et le mode d'excitation qui en est la cause, quelle que soit d'ailleurs cette excitation ou cette irritation augmentée ou diminuée; ensuite le travail spécial de l'organe qui prépare la sécrétion, et le travail subséquent qui la constitue; de plus le mouvement particulier à l'aide duquel l'organe repousse, rejette la matière de la sécrétion ; et le produit lui-même de cette sécrétion.

Je n'ai pas besoin de dire que je ne m'attacherai point à créer ou à admettre une classification des sécrétions : ces efforts de l'esprit toujours infructueux et vains, n'ont d'autre résultat que d'enfanter des erreurs plus ou moins graves.

SIGNES FOURNIS

PAR LES LARMES.

Il faut y avoir réfléchi et s'en être sérieusement occupé pour se faire une idée exacte des variétés sans nombre que présentent les influences sympathiques des autres organes sur la glande lacrymale. Voyez, relativement à cette sécrétion, l'effet du plaisir, de la douleur et de la compassion; songez à l'empire de l'imitation; considérez l'action du rire; etc. Il suffit d'un chagrin même assez léger, de peines modérées, d'un sentiment de commisération fortement excité pour provoquer l'écoulement des larmes: et ce qu'il y a de remarquable c'est que les larmes, dans cette circonstance, apportent une sorte de soulagement, et ne sont pas sans quelque douceur.

La simple vue d'une personne qui pleure nous porte assez facilement à répandre des larmes: on pleure aussi à force de rire, et il semble que les larmes que l'on verse alors doublent le sentiment de la joie à laquelle on se livre. Le froid tant soit peu rigoureux augmente la sécrétion de la glande lacrymale et au contraire la chaleur la diminue : les individus atteints d'épiphora savent tous que durant l'hiver leur indisposition est plus forte, et qu'au contraire elle l'est beaucoup moins en été. D'un autre côté, une foule d'excitations directes ou indirectes augmentent la sécrétion des larmes ; telles sont les nausées et le vomissement, l'impression d'une lumière vive, du vent, du froid, etc. Il ne faut cependant pas oublier que cette augmentation des larmes peut n'être qu'apparente et provenir simplement de ce que, par suite d'une obstruction quelconque, le passage de la matière des larmes n'a point lieu par les narines.

Dans l'appréciation des signes fournis par le larmoyement il ne faut donc pas oublier que ce symptôme ne tient pas toujours à une augmentation réelle de la sécrétion, mais que certaines maladies des paupières, du canal nazal, du sac lacrymal, des conduits et des points lacrymaux peuvent donner lieu à l'épanchement des larmes au-dehors.

Dans des maladies qui paraissent devoir leur rester assez étrangères, les yeux se trouvent encore plus ou moins intéressés ; c'est ainsi que les pleurs involontaires se rencontrent fréquemment dans l'hystéricie, l'hypocondrie, la manie et la mélancolie. La toux, la douleur des dents, l'irritation de la gorge et des narines, diverses espèces d'angines provoquent le larmoyement. On rencontre encore, comme symptôme sympathique, l'écoulement des larmes dans la première période des fièvres éruptives, dans les fièvres catarrhales, dans un grand nombre de dérangemens d'estomac, etc.

L'épiphora ou larmoyement épidémique a été observé durant l'épidémie catarrhale de l'an 11, à Paris; et les médecins de Breslaw ont consigné un fait analogue dans leur histoire des maladies catastatiques pour l'an 1701. Dans l'un et l'autre cas il régnait, en même-temps que l'épiphora une ophthalmie inflammatoire.

J'ai vu assez fréquemment le larmoyement subit et involontaire coïncider avec une dilatation extraordinaire des caroncules lacrymales, dans la leucorrhée, aux approches de la chlorose, et dans le cours des hydropisies.

Lorsqu'à la suite d'une attaque d'apoplexie ou de paralysie on remarque un trop facile écoulement des larmes, on peut assurer que la disposition apoplectique ou paralytique subsiste toujours; et l'on doit considérer l'individu qui se trouve dans ce cas comme dans une imminence constante de la maladie à laquelle il a été en proie.

Les maniaques et les mélancoliques qui, sortant de leurs accès, pleurent facilement et sans raison ni motif, ne sont point guéris.

C'est surtout comme sécrétion volontaire ou involontaire qu'il importe au séméïologiste de considérer les larmes.

Les larmes volontaires, celles que le malade répand de son plein gré, ne peuvent annoncer autre chose que les inquiétudes particulières de l'individu, soit sur l'issue de sa maladie, soit sur toute autre cause. Ces larmes volontaires ne seraient fâcheuses qu'autant que les inquiétudes du malade paraîtraient fondées. Dans tous les cas, c'est un bon signe que les malades se montrent sensibles à leur situation et aux scènes attendrissantes dont on les environne.

Mais les larmes involontaires, spontanées, et qui coulent sans aucune cause connue, sont d'un mauvais augure : elles indiquent un état, soit spasmodique, soit atonique du cerveau ou des caroncules lacrymales. Si cependant les larmes surviennent à un jour critique, et avec les signes généraux d'une bonne crise, alors au lieu d'être funestes, elles sont favorables. Dans ce dernier

cas, elles indiquent presque toujours une hémorragie nasale.

Les larmes involontaires précèdent souvent
et accompagnent presque toujours les ophthalmies.

Les larmes abondantes, quoique âcres, dans les
ophthalmies, annoncent que la maladie ne sera
pas de longue durée.

Dans les maladies aiguës avec larmoiement involontaire, c'est un bon signe que les larmes soient
d'abord abondantes, chaudes, limpides et corrosives ; et qu'ensuite elles diminuent de quantité,
qu'elles deviennent plus épaisses, plus douces, et
comme purulentes ; c'est là une des crises de la
maladie.

Les larmes provoquées par la douleur, dit Fie-
nus, sont chaudes ; il en est de même des larmes
volontaires et critiques : mais les larmes involontaires, celles qui sont symptomatiques, sont
au contraire froides.

Les larmes involontaires, dans les maladies
qui attaquent l'œil ou ses dépendances n'ont guères
d'autre signification que celle qui se rapporte à
l'intensité de la maladie ; cela est vrai de l'ophthalmie, par exemple.

Dans le coryza modéré les larmes sont très-
abondantes ; au contraire, les yeux restent arides
si le coryza est très-violent.

Le larmoiement est un des symptômes de la fièvre lente nerveuse.

Dans le typhus l'écoulement involontaire des larmes est un des symptômes appartenant à la période d'irritation (1). Si ce symptôme persiste et qu'il continue durant la période de l'état nerveux, la maladie est mortelle (2).

Les larmes involontaires et qui coulent indépendamment de toute préoccupation de l'âme, de tout chagrin, de toute crainte sont un signe de mort dans les maladies aiguës graves, dans les fièvres nerveuses, putrides et malignes. Sarcone l'a observé dans la maladie épidémique de Naples, § 431 : Boerhaave , dans la fièvre continue putride, aphor. 735; et Vanswieten, son commentateur, a confirmé la vérité de ce pronostic.

Le larmoiement involontaire vient souvent se joindre aux autres signes pour caractériser les approches d'une hémorragie nasale critique.

Dans la presque totalité des maladies muqueuses, les yeux sont couverts de larmes froides, et comme d'une eau limpide. Aux approches du dernier moment ils sont comme noyés dans les larmes : *et quasi mediâ in morte natantes.*

Les larmes qui coulent involontairement, et d'un seul côté, sont encore plus fâcheuses tant

----

(1) Hildenbrandt, Traité du typhus contagieux , p. 44.
(2) Ibid., p. 172.

dans les maladies aiguës que dans les maladies chroniques: ce symptôme chez les apoplectiques est d'un fâcheux présage, la paralysie du côté où le larmoiement a lieu, en est la moins fâcheuse conséquence. Au contraire, un écoulement abondant de larmes, par l'un et l'autre organe, dans l'apoplexie, a été souvent suivi de guérison.

La chassie, dont la sécrétion n'est point l'effet des diverses périodes de la fistule lacrymale ou d'une fluxion aux yeux, est un mauvais signe dans les maladies aiguës ; cet accident se manifeste ordinairement aux approches de la mort.

L'apparition de la chassie est d'un bon augure dans les ophthalmies ; c'en est en quelque sorte la crise. *Bona spes est in ophthalmiâ humidâ*, dit Klein, *si crassa pituita mollisque fieri incepit quá palpebræ coalescunt* (1).

Cette sécrétion de matière muqueuse dans les angles des yeux, une fois devenue chronique, guérit difficilement, à moins qu'il ne survienne une diarrhée. *Lippienti, quæ sponte diarrhœa fietur salubris* (2).

On doit craindre la perte de la vue, lorsque la

---

(1) Klein. interpres clinicus. p. 259. Ex. ed. F. J. Double.

(2) Hipp. in Coac. V. aussi la collection des médecins de Breslaw.

sécrétion de la chassie suit ou précède une forte céphalalgie : *cephalalgia firmiter fixa, quæ lippitudinem vel anteivit vel consecuta est, periculum cæcitatis adfert* (1).

SIGNES FOURNIS PAR LE MUCUS NASAL.

Le mucus nasal examiné dans ses principes constituans et dans ses qualités physiques se rapproche beaucoup de l'humeur des larmes. Le mucus nasal a cependant une plus grande viscosité, et une plus forte consistance; sans doute parce qu'étant plus exposé à l'action de l'air, le mucilage qu'il contient éprouve plus ou moins de ces changemens qui résultent de l'absorption de l'oxigène.

Dans le cours des maladies le mucus nasal peut être augmenté ou diminué de quantité. Il peut aussi être altéré dans ses diverses qualités. Sous tous ces rapports, il fournit des indices de valeur différente suivant les circonstances.

C'est surtout dans les affections catarrhales que cette sécrétion devient d'une importante considération. Dans la première période de la phlogose des membranes, et cette période est la plus courte, la

-----

(2) Duret.

sécrétion cesse entièrement ; bientôt elle est augmentée, mais elle sort liquide, âcre et froide ; souvent elle irrite et enflamme les lèvres, les narines ; ce n'est que sur la fin de la maladie qu'elle reprend la consistance qui lui est propre, et une telle marche est alors d'un très-bon augure.

L'augmentation de la sécrétion des narines calme en général, ou même fait cesser les maux d'yeux : *Quibus fluxiones in oculos tenues et diuturnœ accidunt, his si cocta per nares procedant, juvantur* (1). L'expérience a appris, en effet, que les narines sont une très-bonne voie de solution pour les fluxions des yeux ; sans doute à cause de la sympathie qu'établissent entre ces deux organes, d'abord le voisinage, et ensuite aussi l'analogie de la sécrétion qui est toujours de la même nature et qui se trouve fournie par une même membrane. Aussi avons-nous toujours employé avec succès les sternutatoires dans les fluxions légères et récentes des yeux.

Cette évacuation des narines a le même effet dans la céphalalgie et la migraine, et toujours par les mêmes causes.

Dans l'angine maligne et plus particulièrement encore dans celle dont les enfans sont atteints,

---

(1) Hipp. in Epidem.

on voit s'écouler continuellement par les narines fortement enflammées et plus ou moins excoriées, une matière séreuse, âcre, ou même sanieuse, et qui irrite les parties avec lesquelles elle est en contact, les lèvres, les joues et jusques aux mains des enfans et de leurs nourrices. On conçoit à peine la quantité de cette matière qui est sécrétée par le nez : Huxham l'a vu tellement abondante et si fortement irritante, qu'elle allait jusqu'à produire des ampoules sur les mains et les bras des malades (1).

La suppression inopinée de cette sécrétion avant la fin de la maladie est mortelle.

C'est un très-bon signe lorsqu'elle prend graduellement de la consistance : alors elle diminue aussi de quantité, et avec elle diminuent également les autres symptômes et les dangers de la maladie.

L'écoulement d'une mucosité claire et plus ou moins âcre par les narines est, je l'ai déjà dit, l'effet de la première période du coryza. Dans ces cas, cet écoulement purement symptomatique, reste exempt de tout danger.

Il ne faut pas oublier non plus que le coryza est symptomatique de plusieurs éruptions fébriles; mais lorsque le coryza n'existe pas et que dans le

______

(1) Huxham, de anginâ malignâ. Opera. t. 3. p. 103.

cours d'une maladie aiguë, grave, il se fait par le nez un stillicidium de sérosité claire, plus ou moins âcre et froide, la mort est aux portes.

On lit dans les recherches sur le pouls, de Bordeu, une observation de fièvre maligne avec sécheresse considérable de la bouche, noirceur de la langue, tension et gonflement du ventre, etc. Cette maladie paraît jugée vers le vingt-cinquième jour par une copieuse excrétion de mucosité purulente qui sort du nez; cependant le malade meurt le trentième jour. Pendant l'agonie et même après la mort il s'est fait, par les narines, une abondante sécrétion de mucosité de même nature; il est vrai que les autres symptômes avaient constamment signalé des dangers.

Il est assez ordinaire de voir finir les fièvres putrides par une excrétion de mucosités épaisses et chaudes, et même purulentes sortant des narines. Tout le monde sait que tant que ces parties restent sèches et arides, c'est un mauvais signe et que lorsqu'elles commencent à s'humecter, la maladie arrive heureusement à ses dernières périodes.

J'ai vu plusieurs individus sujets à des enchifrenemens comme périodiques, se terminant constamment par une excrétion abondante de mucus évacué des narines. J'ai toujours été porté à réputer ces écoulemens comme favorables à la santé.

Quelques érysipèles à la face, se jugent avec avantage du douzième au seizième jour, par une forte excrétion de mucosités épaisses sorties du nez.

On voit fréquemment la migraine avec des retours plus ou moins rapprochés, remplacer dans l'économie une habitude d'enchifrenement, et réciproquement les enchifrenemens se mettre à la place des migraines. Un jeune homme, dit Bordeu L. c., a l'intérieur des narines plein de croutes ou de gales qui augmentent dans certains temps ; il survient alors des maux de tête violens. Le mal de tête cesse lorsqu'il coule par les deux narines une grande quantité de sérosité et de mucosité : ce flux muqueux est pour ainsi dire périodique, il n'est pas rare d'en trouver de cette espèce.

Les écoulemens de mucosités fournies par la membrane de Schneïder, servent aussi quelquefois de solution aux affections rhumatismales. J'en ai observé des exemples. Bordeu déjà cité a recueilli les deux suivans : Un homme âgé de quarante ans est sujet à des rhumatismes passagers, mais fort douloureux. Il a de temps en temps, pendant l'accès, des douleurs vives au fondement. Il survient ensuite un enchifrenement qui est suivi d'une abondante évacuation de pituite par le nez, ce qui termine le paroxysme. Une femme qui s'exposa trop tôt à l'air, à la suite de sa troisième couche, ne fut point réglée comme elle avait coutume de l'être le deuxième mois; elle fut attaquée d'une violente douleur comme rhumatismale vers les parties supérieures des épaules et du sternum. La douleur s'étendit peu à peu jusqu'aux oreilles et jusqu'à la tête, surtout vers les sinus frontaux. Du vingt-cinquième au trentième jour il sortit par le nez, à différentes reprises, une grande quantité de matière muqueuse, purulente, mêlée de matières séreuses. La malade conserva cette sécrétion, les règles parurent et la maladie fut terminée.

Toute excitation forte provoquée dans l'économie; la chaleur et le froid fébrile, par exemple; une inflammation considérable; la période d'irritation d'une maladie aiguë grave, donnent lieu à la sécheresse et à l'aridité des narines. .

Dans les apoplexies graves, je m'en suis plusieurs fois convaincu, c'est un mauvais signe qu'il ne se fasse point de sécrétion de mucosités par le nez. C'est au contraire un signe assez généralement favorable que l'issue de mucosités épaisses et abondantes par ces parties : *rursus alia sunt signa cruditatis cum nihil ex naribus exit........ alia denuò sunt signa coctionis ut circa statum mucus coctus in maximá copiá et œqualis existens.;* ainsi s'exprime Forestus dont les nom-

breuseuses observations d'apoplexie rapportées
viennent à l'appui de cette sentence (1).

SIGNES FOURNIS PAR LA CONSIDÉRATION
DU CÉRUMEN DES OREILLES.

Je reste convaincu que la sécrétion du cérumen
des oreilles présente dans le cours des maladies
aiguës, un bien plus grand nombre de signes qu'on
n'a pu en saisir jusqu'à présent, et qu'il joue dans
ces maladies un autre rôle séméiologique qu'on ne
le pense communément. Le peu d'étendue de cet
organe sécrétoire, la profondeur et l'obscurité qui
le dérobent à nos regards, n'auront pas peu contribué à éloigner les observateurs de cette source
de signes et à enlever au domaine de l'observation
un certain nombre de résultats utiles. Voyez les
liaisons sympathiques qui, tant en physiologie qu'en
pathologie, unissent l'oreille avec le cerveau, avec
la bouche, avec la poitrine : examinez ensuite le
grand nombre de cas dans lesquels la surdité
survient comme signe au milieu des maladies aiguës, et vous verrez ce que présentent de probable
les conjectures que j'émets ici.

Dans l'état naturel, le cérumen des oreilles est

____

(1) Forestus opera. in-fol. t. 1. lib. 10. obs. 73. Schol.
p. 513.

V. aussi Schenk. obs. in-fol. p. 75 à 89.

un liquide visqueux de couleur jaunâtre, de saveur amère et d'une odeur particulière, tenant beaucoup de l'odeur nauséabonde qui appartient aux sécrétions animales. Sa consistance est très-variable depuis une sécheresse assez comparable à celle des écailles de l'épiderme, jusques à la fluidité de la sérosité la plus claire. Haygarth a prouvé que l'eau chaude en était le meilleur dissolvant.

J'ai observé et noté, tant en santé qu'en maladie, de nombreux changemens dans la quantité, la couleur et l'odeur du cérumen. Il me serait difficile jusqu'à présent d'établir à ce sujet des corollaires dignes d'être soumis aux praticiens. Je me contenterai de reporter plus particulièrement leur attention sur ce point d'observation médicale.

J'ai remarqué qu'à la suite d'un grand nombre de maladies aiguës il se fait par les oreilles une plus abondante sécrétion de cérumen. J'en ai vu plusieurs exemples durant la fièvre d'hôpital qui régnait à Perpignan, pendant les premières guerres de la révolution. Lorsque cette sécrétion avait un peu de consistance et qu'elle se manifestait à la fin de la maladie, elle durait assez longtemps et toujours à l'avantage des malades.

Lorsque à la suite d'une inflammation interne de l'oreille, tant essentielle que symptômatique, les accidens se calment, et qu'il paraît une sorte de suppuration au-dehors, on doit bien augurer de l'issue de la maladie dont le siège est à la partie externe du tympan. Dans lé cas contraire, et si les symptômes inflammatoires sont intenses, la phlegmasie a son siège à la surface interne du tympan et l'on doit craindre la surdité.

Dans la phthisie il se forme souvent des phlegmasies de l'oreille interne durant lesquelles le cérumen diminue de quantité et se sèche.

L'augmentation et l'altération de la sécrétion du cérumen des oreilles chez les enfans, est toujours avantageuse en santé comme en maladie. L'intempestive suppression d'une telle sécrétion produit quelquefois des accidens graves.

Le docteur de Lafontaine a vu que pendant la phthisie il y avait une augmentation sensible de la sécrétion du cérumen des oreilles (1).

L'endurcissement seul du cérumen donne souvent naissance à d'opiniâtres surdités.

A la suite des apoplexies qui se terminent d'une manière favorable, il n'est pas rare de voir s'établir, et même continuer assez long-temps, une abondante sécrétion de la membrane interne et des glandes de l'oreille ; le praticien devra veiller attentivement au moment où cette sécrétion diminue ou s'arrête.

---

(1) Med. chir. Abhandlung. p. 27.

SIGNES DÉDUITS DES APHTHES.

Considérées comme une éruption spéciale, comme une ulcération particulière de la membrane muqueuse, les aphthes ainsi que plusieurs éruptions cutanées, tant symptomatiques que critiques (1), viennent se ranger assez naturellement parmi les sécrétions morbifiques.

Tout le monde connait la fièvre aphtheuse des enfans (2). Les aphthes se présentent aussi quelquefois à l'état idiopathique, mais sans fièvre chez les adultes (3). Toutefois on ne les rencontre guères à cet âge que sous la forme symptomatique ou critique ; encore les voit-on rarement dans la pratique, constituer à elles seules une véritable crise ; le plus souvent elles ne font qu'annoncer l'heureuse solution de la maladie, laquelle se fait presque toujours par plusieurs autres voies de sécrétion : c'est surtout lorsque la lésion vitale doit se juger lentement qu'il se déclare des aphthes(4).

____

(1) Les pétéchies, la miliaire, l'érysipèle, etc.

(2) V. Journal général de Méd., t. 18, p. 13.

(3) Ma pratique m'en a fourni plusieurs faits. Dern. cit. Vanswieten, commentar. §. 983. t. 3, p. 201.
Ketelaer, dissertatio de aphthis nostratibus, en ont aussi cité des exemples.

(4) Slevogt. diss. de aphthis. 1706.

Il est peu de maladies aiguës dans lesquelles les aphthes ne se soient présentées comme symptôme, comme épiphénomène ; mais elles se montrent plus communément aussi dans les fièvres catarrhales (1), dans les fièvres muqueuses (2), dans les fièvres gastriques, dans les congestions vermineuses (3), dans les fièvres intermittentes (4), dans les fièvres lentes nerveuses (5), dans les fièvres malignes, dans les fièvres putrides (6), dans la période catarrhale du typhus contagieux, etc. Hildenbrandt les a vues annoncer la présence des vers dans cette dernière maladie (7).

Le scorbut, la syphilis, la phthisie, la diarrhée, la dyssenterie, les phlegmasies de la plupart des viscères, les lésions organiques de l'utérus, accompagnées surtout de fièvre hectique donnent très-fréquemment lieu à l'apparition des aphthes (8).

---

(1) Hildenbrandt. Ratio medend. t. 1, p. 158 et suiv.

(2) Wagler et Rœderer, de morb. mucos. p. 8, 60 et pass.

(3) Vandenbosch, hist. constit. epidemicæ verminosæ, p. 72-129. cap. 3. s. 3. §. 49 et passim.

(4) Grandt, Recherches sur les fièvres.

(5) Huxham, op. t. 1, p. 175.
Frank, epitome de curand. homin. morb. t. 1, §. 91, p. 112.

(6) Kloekhoff, Historia constitut. epidem. Culemburg. p. 4-87.

(7) Hildenbrandt, Tiphus contagieux, sect. 8, p. 172.

(8) Sydenham, op. t. 1, p. 109-10.

On les retrouve encore dans plusieurs éruptions fébriles idiopathiques et, par exemple, dans la fièvre pétéchiale, dans le miliaire, dans la variole.

Trop communément les aphthes ne sont que le produit des médicamens excitans, d'une médecine incendiaire. Elles se présentent dans les cas où, dès le principe de la maladie, on a par négligence, par système ou par d'impératives contre-indications, laissé de côté des évacuans nécessaires d'ailleurs (1); alors les aphthes sont d'un fâcheux augure.

En général ce symptôme se déclare bien plus fréquemment en hiver qu'en été, dans les climats et dans les saisons caractérisés par la prédominance du froid et de l'humidité. Ketelaer dans sa belle dissertation sur les aphthes, fait remarquer d'abord combien elles sont fréquentes dans les plages septentrionales qu'il habite; et, plus bas, il ajoute que vers la fin de l'automne et au commencement de l'hiver plus du dixième des maladies se jugent par cette sorte d'éruption (2).

L'assoupissement plus ou moins profond; un

---

(1) Boerhaav. et Vanswieten, commentar. §. 978.
Tode collect. Soc. med. Hawniens. t. 1, an. 1774, p. 113.

(2) Ketelaer, de aphthis nostratibus.

sentiment particulier d'oppression à la région épi-gastrique, une sorte d'embarras, de gêne vers l'œsophage, avec difficulté d'avaler, le hoquet, annoncent le plus ordinairement la formation des aphthes, qui se manifestent à la commissure des lèvres, aux lèvres mêmes, aux gencives, à la langue, au palais, à la luette, au voile du palais, au pharynx et dans toute l'étendue du canal digestif.

On doit craindre le retour des aphthes, si la place qu'elles occupaient reste aride et comme recouverte d'une pellicule blanchâtre et luisante.

Le plus souvent cette sorte d'éruption est discrète ; quelquefois aussi elle est confluente : toujours, dans cette dernière circonstance, elle est plus fâcheuse.

Les aphthes sont un symptôme assez commun dans les fièvres continues putrides. Elles commencent d'abord dans les voies digestives, et gagnent ensuite les régions supérieures, jusqu'à ce qu'elles occupent l'arrière bouche, le palais, et les lèvres : alors elles constituent un symptôme fâcheux. Elles ont une signification bien moins défavorable quand elles se manifestent soudainement et d'un premier effort sur les lèvres, et qu'elles bornent là leurs progrès (1).

Les aphthes précèdent souvent la couche fuli-

----

(1) Clifton Wintringham, commentarii de morbis, §. 183, p. 62.

gineuse qui enduit la membrane muqueuse de la langue et du palais dans les fièvres putrides. Alors les aphthes ne tardent pas à devenir confluentes ; elles perdent bientôt la teinte blanchâtre qui leur est propre ; elles prennent tantôt une couleur d'un gris bleuâtre, et tantôt une nuance rougeâtre, pour se dissiper enfin. La teinte rougeâtre m'a paru survenir, toutes choses égales d'ailleurs, dans des circonstances moins graves.

Plus les aphthes occupent de profondeur dans les tissus de la membrane muqueuse ; plus elles s'étendent vers le larynx et l'estomac ; plus l'éruption est abondante et accumulée ; plus elle paraît durable et tenace ; plus elle montre de facilité et de tendance à renaître lorsqu'elle vient de se dissiper ; plus elle entraîne de sécheresse à la bouche ; plus elle s'écarte de la couleur blanche qui lui est propre ; plus elle est suivie d'excoriations fétides ; plus elle se lie à la diarrhée ou à la dyssenterie et à la perte des forces, et plus est grand le danger de la maladie.

Pour établir d'une manière certaine la juste signification des aphthes, et en bien déterminer la valeur séméïologique dans les maladies aiguës, il faut les juger d'abord comparativement aux autres signes, et ensuite par rapport à l'époque à laquelle elles se manifestent. On en augurera favorablement si elles surviennent, du septième au neuvième jour de la maladie, au milieu de la période de coction, au milieu surtout de l'ensemble des symptômes qui caractérisent cette période; si leur apparition est suivie d'un état satisfaisant des forces vitales et de quelque amendement dans la situation générale du malade.

Les aphthes servent quelquefois de solution aux fièvres intermittentes d'automne, dont le type est presque toujours quarte.

Dans la maladie muqueuse décrite par Wagler et Rœdèrer, les aphthes ont été vraiment critiques chez plusieurs malades. Alors elles étaient plus profondes et constituaient comme des ulcérations de la langue et de la bouche: elles se montraient du quatrième au quatorzième jour (1).

Sydenham a vu les aphthes critiques dans la fièvre continue épidémique de l'an 1690, et dans les dyssenteries qui régnaient à la même époque. Les aphthes ont aussi fréquemment précédé les terminaisons critiques des fièvres dans l'épidémie décrite par le médecin anglais pour l'année 1685 (2).

Les aphthes critiques offrent une grande analogie avec la miliaire et les pétéchies de semblable caractère; tous les observateurs en ont fait la remarque. Ces trois éruptions servent indifféremment de solution à des maladies de nature identique. On les voit alterner entre elles pendant le

____

(1) L. c., p. 82.
(2) Sydenham, op. t. 1, p. 106-17, 358.

cours d'une seule et même affection. Dans les cli-mats et durant les saisons où les aphthes se mon-trent rarement, les pétéchies et la miliaire sont très-communes. Fréquemment aussi ces trois érup-tions exhalent une odeur analogue (1).

Ce n'est que vers la fin de la maladie, et lorsque la catastrophe devient plus ou moins pro-chaine que les aphthes se déclarent dans la phthi-sie. On les retrouve presque toujours sur les parois de la trachée et du larynx; cela est vrai dans les phthisies pulmonaires comme dans les phthsies trachéales et laryngées.

Les aphthes qui occupent aussi quelquefois la bouche, le pharynx, et même les fosses nasales des phthisiques, ne ressemblent ni aux aphthes qu'on observe dans diverses maladies aiguës fébriles, ni à celles qui surviennent spontanément en pleine santé. Dans les phthisies, on ne voit presque jamais ces aphthes commencer par une petite vé-sicule pleine de sérosité, qui se perce et qui est suivie d'un petit ulcère blanchâtre, à bords rele-vés et à fonds conique.

Lorsque les phthisiques ont des aphthes, cette affection éruptive commence par une altération de la membrane muqueuse qui se couvre d'une infinité de petites plaques blanches, comme ar-gentées. Au moment où ces petites plaques se dé-

(1) Stoll. Rat. med., t. 2, p. 149.

tachent, elles laissent apercevoir la membrane muqueuse qui est uniformément excoriée et très-douloureuse. J'ignore à quoi tient précisément cette éruption des aphthes chez les phthisiques ; mais on ne peut pas l'attribuer au contact de la matière purulente. Quelques faits prouvent évidemment qu'elle tient à une disposition générale : citons ici trois faits qui semblent décisifs. Le premier, c'est que chez quelques malades, ces aphthes paraissent en même temps dans la bouche et à l'intérieur des grandes lèvres. Le second, c'est que, chez d'autres individus, les aphthes surviennent en même temps dans la bouche et dans les oreilles : j'ai vu cette ulcération des oreilles, survenue à l'intérieur du pavillon, percer quelquefois le cartilage, et même la peau du côté opposé ; il y avait alors, à l'oreille, un petit trou qui, examiné par la partie convexe du pavillon, semblait avoir été fait à l'aide d'un emporte-pièce. Le troisième enfin, c'est que lorsqu'il survient des aphthes dans des maladies de l'utérus, accompagnées de fièvre hectique, quoique le siége de la maladie soit fort éloigné de la bouche, l'éruption des aphthes ressemble à celle qu'on observe dans la phthisie (1).

---

(1) V. Bayle, Recherches sur la phthisie pulmonaire.

SIGNES FOURNIS PAR LA SALIVE.

Indépendamment de la vapeur animale qui s'exhale de chaque cavité, ainsi que des diverses parties du corps et qui les pénètre toutes ; outre la mucosité que sécrète la membrane muqueuse sur tous les points où son domaine s'étend, la bouche se trouve encore continuellement arrosée par la salive, l'un des principaux élémens du goût et le premier agent de la digestion.

Ce que l'anatomie et la physiologie nous apprennent sur l'importance de cette sécrétion, suffirait sans doute pour laisser présumer d'avance tout ce qu'elle peut offrir de considérations utiles au séméiologiste, quand bien même l'observation clinique ne serait pas encore parvenue à les découvrir, au moins en grande partie. Voyez d'un côté la quantité, le volume des glandes salivaires et les nombreuses sympathies pathologiques qui existent entre ces glandes et les principaux organes de l'économie, les mamelles, l'estomac, les intestins, les testicules, la matrice, par exemple. Voyez ensuite la digestion intimement liée à cette sécrétion, et la vie même s'écouler en quelque sorte avec ce fluide, dans tous les cas où, par une cause quelconque, il s'opère une perte irrémédiable de salive.

Cette humeur qui, d'après les expériences chimiques, conserve à peine quelques - uns des principes constituans des fluides animaux, et qui contient, suivant Berzélius, les 992,9 d'eau pure, est cependant aux yeux du médecin une de celles dans lesquelles la vitalité semble se manifester avec plus d'évidence. Quel rôle la salive joue dans l'hydrophobie, dans quelques cas de contagion ! Quelle action elle exerce sur la sensation des saveurs ; sur la digestion ! Quelle influence ne reçoit-elle pas des appétits un peu prononcés, et surtout des désirs violens ? Presque toutes les nations ont rédigé cette vérité en axiome, et l'on retrouve, dans presque toutes les langues, cette expression devenue proverbiale : « La salive en vient à la bouche ».

Soit qu'on envisage la salive comme symptomatique, soit qu'on la considère à l'état critique, l'étude de cette sécrétion sera toujours pour nous d'un haut intérêt : *Meminisse lubet cujusvis fere morbi statum, facilius ac certius innotescere ex salivæ inspectione, quàm urinæ, vel sanguinis venæ sectione emissi* (1).

La salive se présente aux méditations du séméiologiste sous plusieurs points de vue, et c'est surtout sous le double rapport de sa quantité et de ses qualités, qu'il nous convient de l'étudier.

---

(1) Hoffmanni, opera. Supp. t. 1, p. 594. Dissert. de salivâ et ejus morbis.

Pour apprécier avec justesse les signes qui tiennent à l'augmentation de la salive, il ne faut pas oublier que certaines substances alimentaires ou médicamenteuses peuvent singulièrement augmenter la salivation; les noix, par exemple, la moutarde, le mercure, la pyrèthre, le tabac mâché ou fumé. Souvent aussi le ptyalisme est le résultat d'une mauvaise habitude contractée, et alors il délabre singulièrement l'estomac; il produit même la consomption, ainsi que l'a vu plusieurs fois Baglivi (1). Il est remarquable aussi que les bègues sécrètent une bien plus grande quantité de salive ; ils en ont presque tous et toujours la bouche comme noyée.

Le ptyalisme se présente comme symptomatique dans les lésions organiques de la langue et du système salivaire, dans les angines, dans les aphthes et autres ulcérations de la bouche, dans les paralysies de la langue, dans l'odontalgie, dans les glossites, dans les parotides, dans les fièvres muqueuses, dans l'hystéricie, dans l'hypochondrie, dans la mélancolie (2), dans le scorbut, dans diverses cachexies, etc. Ici la salivation n'a d'au-

---

(1) Baglivi, op. Dissert. de salivæ naturâ, usu et morbis : dissertation courte sous tous les rapports.

(2) V. entr'autres faits, celui que rapporte Hoffmann, Consult. cent. 1, s. 1, cas. 56. p. 88.

tre valeur que celle qu'elle emprunte de la marche et de la nature de la maladie principale.

La salivation est un des symptômes qui caractérise fréquemment la première période de la fièvre jaune; et il est remarquable que ce même symptôme se retrouve dans la plupart des maladies par infection.

L'augmentation de sécrétion de salive est souvent l'effet de la suppression ou de la diminution d'une autre sécrétion, et par exemple, des menstrues, des sueurs, des urines. On trouve dans la riche collection d'observations et de consultations d'Hoffmann, deux faits dans lesquels le ptyalisme a alterné avec la leucorrhée (1).

Le ptyalisme précède les nausées et les vomissemens; il accompagne la migraine, les congestions vermineuses (2); et on le retrouve comme symptôme de la gastrite, des squirrhes de l'œsophage et même du pylore.

Une digestion laborieuse entraîne une abondante salivation, de goût et d'odeur viciés.

---

(1) Hoffmann, op. t. 4. consult. et respons. cent. 1, s. 2, cas. 61. Id. s. 1, cas. 57.

(2) Van-den-Bosch, Histor. constitutionis epidemicæ verminosæ, p. 71-133-242-294-370.

Brera, lezioni medico – pratiche sopra è principali vermi, etc. Lezio. 3, §. 77.

Le ptyalisme est un des premiers signes de la conception chez les femmes : chez les enfans, il est le caractère constant du travail de la dentition.

Les annales de la science ont plusieurs fois signalé le ptyalisme à l'état épidémique ou plutôt catastatique. L'épidémie catarrhale de l'an 11, nous en a offert un exemple. Hoffmann avait recueilli plusieurs fois des observations semblables au printemps et à l'automne : il remarque que la salivation se trouve presque toujours alors liée à l'inflammation du larynx (1). On lit également dans Forestus un exemple de ptyalisme épidémique, régnant en Italie, au mois de novembre de l'an 1565 (2).

La salivation est sans contredit l'un des symptômes les plus importans de la petite vérole ; elle commence presque en même temps que l'éruption à laquelle elle reste comme intimement liée, et dont elle suit les diverses variations jusqu'au dixième ou douzième jour. La suspension de la salivation, avant ce terme, est toujours un mauvais signe ; il est presque constamment suivi de l'affaissement des pustules. L'augmentation con-

---

(1) Hoffmann, opera. supp. t. 1. Dissert. de salivæ inspectione, p. 308, §. 9.

Rœper et Gaston, de salivat. criticâ in morbis acutis et chronicis. Halæ, 1702.

(2) Forestus, lib. 14, observ. 23, p. 109.

sidérable du ptyalisme au onzième ou douzième jour, les forces se soutenant d'ailleurs, est d'un très-heureux augure (1).

Les fréquentes épidémies de rougeole, que nous avons dans ce pays, m'ont présenté deux faits seulement dans lesquels la maladie s'est jugée par une salivation abondante.

J'ai vu une affection rhumatismale, assez long-temps fixée sur les muscles de la mâchoire infé-rieure, donner lieu à une salivation qui n'a cessé que par le déplacement de l'affection rhumatis-male. Les faits de ce genre ne sont pas rares dans les archives de la médecine.

On retrouve fréquemment le ptyalisme comme un des premiers symptômes de la phthisie pulmo-naire : presque toujours alors la salive conserve un goût salé, dont les malades se plaignent fort (2).

Le ptyalisme, à la fin des fièvres lentes ner-veuses, est toujours un signe favorable et critique; pourvu que la sécrétion de la salive ne soit pas pro-

---

(1) Sydenham, op. variolæ regulares, 1667-8-9, t. 1, p. 83.

Freind. comment. de febrib. comment. 7, hist. 1, p. 30.

Dehaen, Rat. med., t. 2, cap. 3, §. 3, p. 59.

(2) Hipp. de internis affect.

voquée par des aphthes (1), lesquelles ont lieu souvent dans ces maladies, et dont l'apparition est constamment un mauvais signe.

En général, dans toutes les maladies aiguës, le ptyalisme, qui arrive à la fin de la maladie, est avantageux. Je l'ai vu durer plusieurs semaines dans un cas particulier de fièvre lente nerveuse, et avec beaucoup de succès pour le malade. Sydenham a vu le ptyalisme servir de crise à plusieurs maladies aiguës. Il faut également citer Forestus, qui indique aussi ce résultat sommaire d'observation d'une manière générale, et qui rapporte, en outre, le fait particulier de la maladie de sa belle-mère (2).

La salivation annonce quelquefois une éruption critique d'aphthes, à l'époque où se jugent ordinairement les maladies aiguës. Citons entr'autres faits, l'observation de Ranoë dans sa *Sciagraphie* des maladies de l'année 1789 (3).

---

(1) Huxham, opera de febribus lentis nervosis, cap. 7, p. 89.

Herz, febres lentæ malignæ vel nervosæ. histor. 1, p. 93, histor. 7, p. 143-44-45. Dans la belle collection de Frank, delectus opusculorum medicorum germaniæ, t. 1. Ticini, 1785.

(2) Sydenham, l. c.

Forestus, op. t. 1, p. 110.

(3) Acta regiæ societatis hawniensis, t. 3, p. 217-18.

Willis a vu plusieurs fois la fièvre putride jugée par le ptyalisme (1).

On trouve plusieurs faits de fièvre intermittente guérie par la salivation critique, dans la dissertation déjà citée de Christian Röper et de Xavier Gaston. La fièvre quarte rebelle a plusieurs fois cédé, à ma connaissance, dès-la manifestation du ptyalisme. Les médecins de Breslaw, Werlhoff, Bohn, et Hoffmann, en citent des exemples (2).

De fréquentes suputations qui coïncident d'ailleurs avec d'autres signes fâcheux, et surtout l'action de cracher indifféremment sur les draps ou les couvertures, ou même à la figure des assistans, est un signe de délire (3).

Souvent les hydrophobes cherchent à cracher

---

(1) Willis, de feb. cap. 10, p. 84.

(2) Histor. morb. Watislav. anni. 1700, p. 197.
Werlhoff, de limitandâ febris laude, §. 22.
Bohn., de offic. med. dupl., p. 1, cap. 15.
Hoffman. opera, t. 2, s. 1, cap. 2, de febre quartâ, obs. 3.
Le même, Dissert. de salivæ inspectione, §. 8.

(3) Hipp., lib. 1, prorrhet., text. 6. Chartier, t. 8, p. 704.
Vanswieten, comment. §. 774, p. 599 et suiv.
Sarcone, istor. ragion., §. 594.

au nez des personnes qui les approchent, et ce symptôme est toujours un mauvais signe.

Une grande quantité de salive écumeuse qui sort de la bouche des apoplectiques pendant l'accès, est un signe mortel (1).

J'ai vu plusieurs fois le ptyalisme précéder l'invasion des accès épileptiques.

On a regardé avec raison la salivation abondante comme un des symptômes de l'obstruction des glandes abdominales. Hensler prétend s'être assuré par beaucoup de dissections que le ptyalisme spontané accompagnait surtout les obstructions du pancréas et de la rate.

On voit fréquemment chez les asthmatiques, chez les phthisiques, et même dans certains cas de maladies aiguës, la salive couler en grande quantité, sans que le malade s'en aperçoive, tant pendant la veille que durant le sommeil ; cela dénonce une grande altération des facultés vitales.

Cheyne a observé que la salivation servait souvent de crise complète à des maladies nerveuses et à plusieurs affections chroniques, ou au moins qu'elle apportait un grand soulagement dans quelques-unes de ces circonstances (2).

---

(1) Wepferi, histor apoplect.

Forestus, opera, t. 1, observ. 71 - 72 - 74. Schol., p. 5o6-5x6-17.

(2) Cheyne, chap. 5, §. 15, p. 145-5o.

Bennet a consigné l'histoire d'une malade atteinte d'obstructions avec de longs et de fréquens accès d'horripilations, de frissons, et qui en était délivrée par le ptyalisme ou la diarrhée (1).

La diminution, ou l'absence absolue de la salive, quoique infiniment moins commune que le ptyalisme, se présente cependant assez souvent dans les maladies. Les séméïologistes se sont peu occupés de ce signe.

Le défaut de salive se lie à une soif intense; il a lieu surtout pendant les grandes chaleurs, au milieu d'abondantes sueurs, durant l'augmentation insolite d'une autre sécrétion, et par exemple des déjections alvines.

Chez les individus habitués à une abondante sécrétion de salive, la cessation subite de cette sécrétion, sans cause manifeste, se range au nombre des prodrômes généraux des maladies. Toutes choses égales d'ailleurs, c'est le signe de l'imminence des maladies inflammatoires, soit générales, soit locales.

La diminution de la salive, portée à des degrés différens dans les fièvres intermittentes, et presque toujours proportionnée à l'intensité de cet état maladif, est un des caractères ou l'un des effets du froid fébrile. La salive ne commence à couler

____

(1) Chrystophor. Benneti, theatrum tabid., cap. 19, p. 51.

que lorsque le chaud veut s'établir. Il n'est pas rare de voir l'aridité de la bouche reparaître, mais avec une sensation différente lorsque la chaleur est forte et durable.

Dans le cours des maladies aiguës, le défaut de salive est un mauvais signe. Il faut craindre alors soit une inflammation soit une irritation forte, portée sur quelque viscère, ou enfin le développement de l'appareil des symptômes qui constituent la complication putride.

L'absence de la salive dans la période de crudité ou d'irritation des maladies aiguës n'est pas d'une signification bien importante. Plus tard, c'est toujours un mauvais signe, à moins que cette absence ne coïncide avec la manifestation d'une autre sécrétion abondante et critique.

La salive manque à la fin des hydropisies graves, dans les diarrhées fortes; alors le danger de la maladie est assez généralement en rapport avec l'intensité du symptôme.

La salive pèche aussi quelquefois dans ses qualités, et ce mode d'altération est encore la source de plusieurs signes.

Aux approches du plus grand nombre de maladies, dans la période d'imminence, la salive prend un goût désagréable et mauvais, tantôt elle est amère, acide, salée, etc.

La viscosité de la salive annonce les approches du froid fébrile; c'est aussi un des signes des

fièvres muqueuses, surtout durant la période d'irritation.

La salive prend encore ce caractère, lorsque
vers le onzième ou le douzième jour de la période,
le ptyalisme est près de se terminer d'une manière
avantageuse pour le malade.

Une saveur fade et douceâtre de la salive annonce, tantôt l'hématémèse, et tantôt l'invasion
des accès de manie, suivant l'ensemble des symptômes et des circonstances.

Huxham rapporte, avec de grands détails, une
observation dans laquelle on voit l'ictère jugée
par un flux abondant de salive verte et tout-à-
fait semblable à la bile porracée (1).

Voyez, comme complément, ce que j'ai dit sur
le goût, à l'article des signes fournis par les fonctions des sens externes, t. 2, p. 448, et suiv.

SIGNES FOURNIS PAR LES CRACHATS.

Les médecins envisagent peut-être d'une manière trop vague et trop superficielle l'observation des crachats. Cette source d'investigation est
pour le diagnostic et pour le pronostic plus féconde qu'ils ne semblent le penser. Plus on aura

______

(1) Huxham, opera, t. 3, p. 12 et suiv.

médité sur cette matière et plus on restera convaincu de la justesse de ma réflexion.

Toutes les autres sécrétions, considérées dans
l'état pathologique surtout, peuvent avoir lieu
ou ont lieu toujours, en effet, indépendamment
d'aucune participation volontaire du côté du
malade. Il faut, au contraire, d'assez grands
efforts de la volonté et le concours d'agens nombreux et puissans pour que l'expectoration soit
complète. Il suit naturellement de là que les crachats sont, de toutes les excrétions, celle dont
le séméiologiste retirera le plus grand fruit, parce
qu'ils sont aussi, de toutes les sécrétions, celle qui
se lie le plus intimement à l'état général des forces
vitales. Dans le cours de mon ouvrage, on n'aura
sûrement pas manqué d'apercevoir et de saisir
cette unité de vues, ce point capital de mes recherches, la juste appréciation des forces sans
cesse représentée comme l'élément fondamental
de la séméiotique. On pourra remarquer en lisant
l'article des crachats, et l'on observera encore bien
mieux au lit des malades, jusqu'à quel point les significations déduites de la manière dont les crachats
sont rendus, de l'expectoration proprement dite,
quoique moins nombreuses, restent cependant
plus certaines et plus constantes que les significations fournies par la nature de la matière qui
compose cette sécrétion.

Voyez ensuite la quantité et la variété des

maladies dont le siége se porte primitivement sur les organes immédiats de l'expectoration : la classe nombreuse des affections catarrhales, toutes les angines, la pleurésie, la pneumonie , la péripneumonie, les phthisies, l'asthme, l'hydrothorax, etc. Voyez le nombre bien plus grand encore des maladies dans lesquelles les organes de l'expectoration se trouvent sympathiquement intéressés, et vous aurez déjà une idée de tout ce que les crachats peuvent fournir au diagnostic et au pronostic.

Des causes très-passagères, des circonstances minimes dans l'ordre des maladies, viennent souvent changer, modifier, augmenter ou suspendre les autres sécrétions ; les crachats sont bien plus à l'abri de semblables influences.

L'expérience apprend que les crachats, même dans les maladies aiguës en général, dans les fièvres, peuvent être la matière d'une crise véritable, et remplacer aussi d'autres sécrétions critiques ou bien coïncider avec elles (1). Glass a vu une pleurésie, livrée entièrement à elle-même, se terminer par une convenable expectoration (2).On retrouve quelques faits analogues dans la riche

____

(1) Hebenstreit, palæologia. de sputo critico, p. 340-51-52.

(2) Glass. de febribus commentar., 8 , p. 152.

collection d'observations du père de la médecine.

Une dernière réflexion générale précédera les
détails dans lesquels je vais entrer, et justifiera les
efforts que je fais pour arrêter plus long-temps l'attention des praticiens sur la matière de ce chapitre.
La sécrétion des crachats se répète fréquemment
et à des distances assez rapprochées ; il n'en est pas
de même des autres sécrétions : par conséquent,
les crises que les crachats déterminent se font,
pour ainsi dire, par fractions d'une manière lente
et à plusieurs reprises. L'empire de cette sécrétion dans les maladies est donc plus durable, et
l'on a plus de temps pour s'en occuper. Nous ne
voyons jamais ici les terminaisons rapides comme
instantanées, et pourtant complètes, que l'on
remarque quelquefois dans les crises par la voie
des sueurs, des urines, des selles, des parotides, etc., et qui achèvent la maladie en quelques
jours, en quelques heures.

Les crachats veulent d'abord être considérés
dans la manière dont ils sont rendus, c'est-à-dire
dans l'expectoration elle-même ; et voici ce que
l'expérience enseigne à cet égard.

C'est surtout dans ce point particulier de la
séméiologie des crachats que l'on puise des documens importans sur l'état réel des forces vitales
actuellement en action. Pour arriver plus sûrement

à ce résultat, on aura attention , 1°. à la facilité avec laquelle se fait l'expectoration ; 2°. au temps de la maladie auquel elle arrive ; 5°. aux points d'où elle part ; 4°. à l'influence qu'elle exerce sur l'augmentation ou la diminution des autres symptômes.

Augurons toujours favorablement d'une expectoration facile , des crachats qui sont expulsés promptement, sans douleur et sans de grands efforts; alors les malades conservent encore leurs forces, et la nature a travaillé efficacement à l'élaboration de la matière expectorée. Au contraire, si les crachats sont rendus avec difficulté, au milieu de douleurs vives; s'ils sortent rarement, en petite quantité, pressés d'ailleurs par une toux fréquente et forte, cela annonce un très-haut degré d'irritation dans toute l'économie, avec un affaiblissement plus ou moins considérable.

Les crachats tenaces et visqueux qui se détachent avec peine des voies qui leur donnent ou naissance ou passage, sont mauvais.

Si l'expectoration se fait avec un bruit considérable et une sorte de craquement douloureux des bronches; si d'ailleurs le malade présente les signes de la face hippocratique, prenez l'alarme.

Les crachats rendus difficilement dans la première période de la maladie, c'est-à-dire dans la période d'irritation, n'inspirent aucune crainte; cet état est alors naturel. Le danger existe si la difficulté se prolonge plus avant dans la maladie, durant l'époque de la coction et de la crise.

Une juste proportion entre la toux et les crachats est d'un bon augure.

Toute expectoration qui arrive à l'époque ordinaire de la coction et de la crise, est avantageuse.

C'est un mauvais signe que l'expectoration se prolonge au-delà du temps de la crise de la maladie ; on doit craindre la consomption et ses suites.

L'expectoration donne des significations diverses suivant les lieux où elle a pris naissance.

Dans la première période des affections catarrhales, durant le coryza, l'expectoration part de la membrane de Schneïder ; cette expectoration n'a aucun inconvénient : plus tard, elle prend sa source dans la trachée, dans les bronches, et alors elle exige bien plus de surveillance.

Dans les fièvres malignes, dans le typhus, il se fait une expectoration souvent assez abondante qui vient des cavités nazales postérieures et de la gorge. Si la matière est épaisse, colorée ; si elle est chassée avec facilité, et aux jours critiques de la maladie, on doit en bien augurer. J'ai vu peu de maladies de ce genre se terminer, par voie de guérison, sans présenter cette sorte d'expectoration.

Dans la phthisie laryngée ou trachéale, l'expectoration naît du siége même de la maladie ; et, plus les crachats sont abondans, plus le danger est grand.

Dans le croup, il y a une expectoration de mucosités et même de concrétions membrani-formes nées du larynx ou de la trachée artère. Cette expectoration n'est pas d'un grand secours pour le pronostic de cette funeste maladie (1).

L'expectoration fournie par la propre substance, par le tissu même des poumons, est bien autre-ment dangereuse que celle qui provient de la membrane muqueuse des bronches ou de la trachée.

Toute expectoration qui entraîne après elle une amélioration sensible et durable dans l'état général des malades, est avantageuse. Elle est, au contraire, fâcheuse si elle diminue les forces, si elle est fatigante, en un mot, si elle ajoute à l'intensité de la maladie.

Après les manières différentes dont les cra-chats sont rendus, c'est-à-dire, après les divers modes de l'expectoration proprement dite, la considération qui se présente tout naturellement est celle de la quantité des crachats. Disons, avant tout, que les crachats sont moins abondans par

____

(1) Voir mon Traité du Croup, 4ᵉ période, p. 92.

une température froide et sèche , ou chaude et
aride, que par les temps froids et humides , ou
chauds et humides. Huxham en avait fait la remarque pour les petites véroles (1), et je m'en
suis plusieurs fois convaincu d'une manière plus
générale, pour les catarrhes, les péripneumonies,
l'asthme , etc.

Le défaut de crachats dans les maladies où
l'expectoration est un symptôme ordinaire, dans
la deuxième période des phlegmasies du poumon, par exemple, est un signe fâcheux, à moins
cependant qu'il ne survienne des sécrétions abondantes d'une autre nature et qui servent de crise
à la maladie.

Le défaut absolu d'expectoration est un très-bon
signe, lorsqu'on voit, par la diminution de tous les
symptômes, qu'une inflammation de poitrine va
se résoudre le troisième ou le quatrième jour (2).
On doit, au contraire, craindre la formation d'un
abcès, la terminaison par sphacèle ou par gangrène, et la mort, si les crachats manquent, l'ensemble des symptômes étant d'ailleurs fâcheux.

L'absence des crachats dans la pleurésie et la
péripneumonie, est l'indice d'une irritation forte

----

(1) Dissert. de variolis , opera , t. 2, p. 136.

(2) Zimmermann , exper., t. 2, p. 78.

et par suite l'annonce de la longue durée et de l'intensité de la maladie.

Durant les maladies qui revêtaient la forme pleurétique dans l'épidémie de Naples, décrite par Sarcone, le défaut de crachats, leur tardive apparition, leur suppression après avoir paru, sans autre évacuation qui remplaçât celle-ci utilement, étaient autant de signes funestes (1).

La pleurésie sèche est toujours dangereuse, surtout si la douleur de côté et la difficulté de respirer se trouvent exister en raison de l'absence des crachats.

L'abondance des crachats est en général d'un bon augure dans toutes les maladies; il faut toutes fois que l'expectoration ne dure pas trop longtemps, et qu'elle n'use pas les forces du malade.

Dans les catarrhes pulmonaires, l'abondance des crachats est souvent poussée à un point tel qu'on en conçoit à peine la possibilité; sans que cette abondance change grand chose aux chances générales de la maladie.

Une longue et abondante excrétion de crachats tenus, blancs, muqueux, insipides et inodores entraîne la consomption et la mort, comme cela arrive pour les urines à la suite du diabètes et pour les selles dans la diarrhée chronique. Hux-

-----

(1) Sarcone, istor. ragion., §. 172.

ham remarque que cette particulière sorte de phthisie n'est pas moins mortelle que celle qui donne naissance à des crachats purulens (1). Zimmermann a vu à Francfort une dame atteinte de cette espèce de phthisie après avoir long-temps craché un flegme semblable (2).

Les crachats critiques dans toutes les maladies aiguës doivent être abondans, sans cela on peut assurer que la maladie n'est pas entièrement jugée. On trouvera une juste application de cette sentence dans la belle observation de la maladie d'Anaxion d'Abdère (3).

La diminution intempestive des crachats, et sans une raison qui puisse justifier cet accident, est fâcheuse.

La suppression inopinée des crachats est d'un mauvais augure, à moins qu'il ne soit survenu une autre évacuation qui puisse servir de crise à la maladie.

La prompte suppression de l'expectoration dans la seconde période des catarrhes et des phlegmasies de la poitrine laisse craindre la dégénération gangréneuse.

Une oppression souvent funeste est le résultat inévitable d'une telle suppression chez les asthma-

---

(1) Huxham, opera, t. 1, p. 197.
(2) Zimmermann, exper., t. 2, p. 80.
(3) Hipp., epidem., lib. 3, s. 2. Æger. 8.

tiques. Vers les dernières périodes de la phthisie elle est l'indice d'une mort prompte. Elle donne enfin les plus chaudes alarmes lorsqu'elle a lieu dans le cours des angines malignes, surtout s'il paraît un peu d'écume sanieuse à la bouche.

La nature des crachats, ou leur composition, devient aussi d'un haut intérêt pour le séméiologiste.

Les crachats peuvent être sanguins, bilieux, muqueux, purulens, avec des concrétions membraniformes ou tophacées, etc.; et suivant ces diverses conditions prendre, comme nous allons le voir, des significations diverses.

Les hémoptysiques rendent, par les crachats, et après une toux plus ou moins violente et répétée, un sang écumeux d'un rouge vif, excepté dans l'hémoptysie passive, où il est fluide et noir.

Lorsque le sang vient de la trachée artère et du larynx il y a à la vérité de la toux, comme dans l'hémoptysie; mais cette toux est ordinairement bien moins considérable, c'est plutôt une sorte de spuition, et le sang est expulsé, avec très-peu d'efforts, des vaisseaux du larynx et de la trachée. De plus le malade éprouve, dans la trachée même, un sentiment de démangeaison et de chaleur qui précède de très-près la sortie du sang par la bouche. Il ne rejette avec la salive qu'une petite quantité de sang jaunâtre, souvent même sous la forme de stries extrêmement fines et déliées. L'hémorragie devient ensuite plus forte ou plus fréquente; le sang expulsé est clair, écumeux et le plus souvent chaud. Plus la source qui fournit le sang est profonde dans la trachée artère, et plus cette hémorragie est difficile à distinguer de l'hémoptysie.

Il est des hémorragies dans lesquelles le sang naît des différentes parties de la bouche : avec un peu d'attention celles-ci sont aisées à reconnaître.

Un goût salé précède assez souvent l'expectoration sanguine des hemoptysiques.

Les crachats sanguinolens sont toujours de mauvais augure ; ils deviennent bien plus fâcheux si l'accident se répète à diverses reprises.

Que les crachats soient sanguinolens dans le principe des phlegmasies de la poitrine, c'est dans l'ordre ; leur quantité et leur fréquence sont autant d'indices de l'intensité de la maladie : plus tard ces crachats sont d'un fâcheux augure.

L'expectoration sanguinolente, dans le principe des maladies aiguës, laisse craindre le développement d'une péripneumonie. Quelquefois aussi dans le cours de ces mêmes maladies aiguës il sort de la poitrine plusieurs crachats livides et sanguinolens qui deviennent l'indice de la complication de malignité : *Exscreationes in febribus non intermittentibus lividæ et cruentæ et gra-*

veolentes et biliosæ omnes malæ sunt (1). Je viens tout récemment de recueillir une observation à l'appui de ce précepte ; et Sarcone en a vu plusieurs exemples dans l'épidémie de Naples dont il nous a laissé l'histoire (2).

Boerhaave et son commentateur Van-Swieten ont noté l'apparition des crachats sanguinolens dans la fièvre ardente. Ce signe, dans cette circonstance, leur a toujours paru mortel (3).

Durant la période fébrile des fièvres intermittentes, lorsque le froid est poussé à un très-haut point, les malades rendent quelquefois, et comme par voie d'expression, des crachats sanguinolens, sans que ces crachats aient d'autre valeur que celle de la cause qui leur a donné naissance : j'ai été dans le cas de l'observer par moi-même. *Ex stagnatione sanguinis in pulmone* dit Senac (4), *aliquandò prodiit sanguinis sputum.*

J'ai vu des crachats sanguinolens et même une hémopthysie véritable que l'histoire entière de la vie du malade, l'histoire de sa maladie, et

____

(1) Hipp. Aphor. s. 4, n° 47.

(2) Sarcone, istor. ragion., §. 456.

(3) Vanswieten in Boerhaave, Aphor. 741.

(4) De recondita febrium intermitt. tum remitt. naturâ, lib. 1, cap. 16, p. 99.

l'autopsie cadavérique ont démontré produits par l'irritation de la vessie, sympathiquement communiquée de la vessie aux organes pulmonaires (1).

Dans la très-remarquable collection des médecins de Breslaw, qu'on ne saurait assez louer, on trouve que les crachats sanguinolens se présentent quelquefois dans le cours de l'hydropisie de poitrine. On y voit également que l'hydrothorax se déclare, dans certains cas, à la suite de l'expectoration sanguinolente (2).

Sydenham a observé plusieurs fois des crachats sanguinolens au milieu d'une éruption pénible de la petite vérole confluente. Ce symptôme lui a toujours paru mortel (3).

Les annales de la science renferment quelques faits de crachats bilieux résultant de la suppuration du foie; la matière s'étant fait jour au travers du viscère lui-même, et ayant gagné le poumon en traversant le diaphragme, etc. Vogel, qui, le premier peut-être, a parlé de cette sorte de mé-

---

(1) Histoire de la maladie et de la mort de Barthez. Journal général de Médecine, t. 27, p. 241.

(2) Historia morbor. qui Vratislaviæ grassati sunt, etc., ad calcem. de hydrop. pectoris, cap. 1, §. 11, p. 437.

(3) Sydenham, variolæ annor. 1667-8-9, t. 1, p. 97.

tastase et qui en a rapporté un fait (1), a succombé lui-même à cette maladie (2). M. Portal dans son Anatomie médicale, t. 5, p. 303, a cité des observations analogues; mais on en trouve une très-détaillée dans l'intéressant Journal d'Hufeland ; elle a été recueillie par le docteur Müller (3).

Les crachats restent muqueux dans la première période des fièvres catarrhales. Ils le sont éminemment dans les fièvres muqueuses (4), dans le principe des catarrhes pulmonaires et des phthisies, dans les premiers temps de l'hydropisie de poitrine, dans l'asthme; et jamais ces crachats n'ont rien de fâcheux.

En général les crachats muqueux sont l'indice de la période d'irritation des maladies de poitrine; ils se lient aussi, fréquemment, à toutes les affections nerveuses.

Les médecins de Breslaw ont consigné plusieurs faits de fièvre intermittente quarte guérie

---

(1) R. A. Vogel, de cognocendis et curandis præcipuis corporis humani affectibus, Göttingæ, 1785, in — 8°, p. 173, §. 220.

(2) V. Weber, de signis ex sputo, p. 89.

(3) Müller in Hufeland. Journal der pract. heilkunde, 7, B. 2, st. p. 150.

(4) Wagler et Rœderer, p. 60-100, et passim.

par l'expuition spontanée d'une grande quantité de mucosités (1). Weber a observé sur lui-
même une évacuation semblable, dans une fièvre
intermittente opiniâtre, et qui fut jugée plus
tard par des sueurs abondantes (2).

A la fin des catarrhes graves et de long cours
les malades rendent une matière puriforme jaune
ou verdâtre très-abondante; et cependant la
guérison n'arrive pas moins au bout d'un certain temps, surtout chez les sujets jeunes et
bien constitués.

Les crachats purulens restent toujours fâcheux;
ils sont funestes, s'ils ont été précédés de crachats
sanguinolens : *Post sanguinis sputum, puris
sputum malum* (3).

Les crachats purulens se rencontrent dans la
troisième période de la pleurésie tant aigue que
chronique, de la péripneumonie, de quelques
angines et de la phthisie.

Si, au milieu d'un peu de sérosité limpide et
parmi une plus ou moins grande quantité de mucosités écumeuses, mêlées ou suivies de stries sanguinolentes, vous apercevez des points détachés,
des fragmens isolés de matière homogène bien liée,

---

(1) Histor. morbor. Vratislav. anni. 1700, p. 197-8.
(2) De signis ex sputo, p. 95.
(3) Hipp. aphor. s. 7, n° 15.

d'un gris cendré ou d'un jaune brunâtre, qui semble s'affaisser sur elle-même, et s'arrondir comme pour mieux se séparer du reste des crachats, inspirez aux assistans de vives sollicitudes ; et s'il se joint à cela quelques-uns des signes de la consomption, donnez de chaudes alarmes.

Dans les derniers degrés de la phthisie, on aperçoit fréquemment des traces de pus dans les crachats, mais cela n'a pas toujours lieu ; la matière expectorée par la plupart des phthisiques n'est autre chose que le résultat de la sécrétion de la membrane muqueuse qui tapisse les voies aériennes. Si, comme on la prétendu, le pus existe toujours à cette époque dans les crachats, il y est quelquefois en si petite quantité qu'il est impossible d'en constater l'existence. C'est là ce qui rend la phthisie si difficile à reconnaître, lorsqu'au lieu de porter son attention sur l'ensemble des symptômes de la maladie, le médecin s'attache exclusivement à examiner si les crachats sont purulens (1).

Les phthisiques succombent fréquemment sans avoir offert aucune trace de pus dans leurs crachats ; et d'un autre côté, on voit souvent des malades cracher du pus véritable, et en assez grande quantité, sans qu'il y ait la moindre lésion

______

(1) Bayle, Recherches sur la phthisie pulmonaire p. 26.

au poumon ; le pus pouvant venir alors du foie (1); de l'estomac (2), etc.

Le pus se mêle quelquefois aux crachats sans que la phthisie soit confirmée ; car un tubercule peut se former, venir à suppuration, le pus être expectoré, et l'individu jouir d'une santé parfaite.

Une vomique peut se former après une maladie aiguë de poitrine. Cette vomique s'ouvre, le pus sort avec les matières de l'expectoration, et si le mal reste circonscrit, le malade passe rapidement de la convalescence à la santé (3).

Remarquons enfin, en passant, que les crachats ne constituent pas, comme les sueurs, comme les urines, comme les selles, une sécrétion unique, une humeur simple de constante origine; mais que, même dans l'état de leur plus grande simplicité, ils se composent de fluides fournis, par l'estomac, par les bronches, par la trachée-artère, par la bouche, par les fosses nazales, par les glandes salivaires. On voit alors combien leurs qualités physiques et chimiques peuvent être variables, et combien on doit attacher peu d'importance aux

----

(1) V. plus haut, p. 94-95.

(2) Weber, de signis ex sputo, p. 129. Dehaen, Rat. med., t. 1, p. 118.

(3) Traité sur la nature et le traitement de la phthisie pulmonaire, par Bonnafox de Mallet, p. 101.

efforts, que les médecins ont fait, de tous les temps et avec assez peu de fruit, pour distinguer dans les crachats le pus d'avec la simple mucosité, ou d'avec la mucosité puriforme.

Le pus est une matière tellement variable par sa forme, sa consistance, son odeur, sa couleur; par les circonstances au milieu desquelles il a été formé; et même par l'heure du jour de la maladie et par l'époque à laquelle il est rendu, qu'il n'est pas étonnant de voir régner la plus grande incertitude sur les caractères physiques et chimiques, qu'on a successivement attachés à cette substance.

Les anciens et les modernes ont donné, comme constans, des caractères que l'expérience démontre très-variables. Darwin (1), entr'autres, a prouvé toute l'insuffisance des expériences des anciens, et y en a substitué quelques-unes, dont l'incertitude et la fausseté ont été, à leur tour, constatées par Michaelis (2), par Thomson (3) et

---

(1) Darwin experiment establishing a criterion between mucilaginous and purulent matter Lichtfield, 1780. Ce travail a été provoqué par un concours proposé sur ce sujet en mars 1778, par la société d'Edimbourg.

(2) Michaelis, dans la Bibliothèque chirurgicale de Richter, t. 7, p. 568-9, en allemand.

(3) Chimie de Thompson, t. 4, p. 656. Paris, 1818, trad. de Riffault.

par Salmutz (1) ; par ce dernier surtout, dont la dissertation fort remarquable présente des expériences positives et une logique sans réplique. Grasmeyer (2) a proposé de triturer la matière que l'on veut essayer, avec un même poids d'eau tiède; on y ajoute ensuite une portion égale d'une dissolution saturée de carbonate de potasse, et on laisse reposer le mélange : s'il contient du pus, il se dépose, au bout de peu d'heures, une gelée transparente ; ce qui n'a pas lieu dans le mélange où il n'existe que du mucus.

Marabelli a également renversé l'édifice de Grasmeyer, par cette considération surtout que l'expérience proposée ne sert à rien pour distinguer le pus d'avec les matières puriformes et pour caractériser celles qui se composent d'un mélange de pus et de mucosité (3). De tous ces travaux il ne reste donc que quelques don-

----

(1) Salmuth. dissertatio inauguralis de diagnosi puris, Gœttingæ, 1788. Dans la collection de Franck, t. 3, p. 378.

V. aussi la dissertation de Schreger. Specimen fluidorum corporis animalis chemiæ nosologicæ. Erlangæ, 1800, p. 388.

(2) Mémoire sur le pus; Götting., 1790.

Annales de chimie de Crell, 1790, t. 2, p. 374.

(3) Mémoires de physique et de chimie, trad. de Tilius. Leipsick, 1795, p. 92.

nées fournies par l'observation clinique , et dont voici les résultats les plus constans par rapport à la puogenie pulmonaire.

Le mucus est naturellement transparent et le pus toujours opaque. Lorsque la matière muqueuse devient opaque, ainsi que cela arrive quelquefois, elle devient en même temps blanche, jaunâtre ou verdâtre ; mais la dernière couleur n'est jamais aussi considérable dans la mucosité que dans le pus. Le mélange de ces couleurs annonce toujours un mélange de pus et de matière muqueuse ; car si une matière jaunâtre ou verdâtre rejetée par les crachats, semble environnée d'une moindre quantité de matière transparente ou moins opaque et moins colorée, la matière le plus fortement colorée peut être en général considérée comme du pus. La mucosité est visqueuse et cohérente ; tandis que le pus l'est moins et qu'il est plus friable. L'odeur est rarement sensible dans la mucosité, mais elle l'est souvent dans le pus, du moins pour ceux qui l'expectorent. Plongé dans l'eau salée , le pus se précipite assez vite et en totalité ; tandis que le mucus surnage, et que le mélange de pus et de mucus, aussi bien que les crachats puriformes, ne se précipitent, du moins dans le plus grand nombre de cas, que lentement et en partie. Le pus battu dans de l'eau se mêle avec elle et se dissout bien plus facilement que le mucus. En faisant bouillir dans l'eau la matière sur laquelle on a des doutes, on voit que la mucosité se coagule en matières globuleuses ou filamenteuses; tandis que le pus trouble l'eau, ne se coagule pas, et porte à la surface du véhicule des globules huileux ou une mousse blanchâtre (1).

Dans la phthisie laryngée, et même dans la phthisie pulmonaire, on a retrouvé quelquefois des fragmens cartilagineux dans les crachats. On en lit un fait dans Morgagni. J'en ai aussi publié un dans le Journal général de Médecine (2).

Lorsqu'un abcès vient de s'ouvrir dans la poitrine, les crachats contiennent souvent, avec beaucoup de pus véritable, des pellicules qui sont des portions plus ou moins considérables de la poche de l'abcès.

Dans les angines malignes, dans les angines polypeuses, dans le croup, les malades rendent par les crachats, des concrétions membraniformes, souvent très-volumineuses, sans qu'on puisse en

─────────

(1) V. dans le Traité de la phthisie pulmonaire de M. Baumes, son excellent article sur la pyologie : article dans lequel on retrouve presque en entier, la belle dissertation de Salmuth, quelques additions importantes sur cette matière, et en général, ce qui a été écrit de mieux en français sur ce sujet.

(2) Morgagni, epist. anat., n° 22, §. 24.
Journal général de Médecine.

augurer grand'chose pour l'issue heureuse ou fâcheuse de la maladie.

De minces concrétions tophacées, de petits grumeaux semblables à du riz bien cuit, rendus par
les crachats, sont des indices certains de la phthisie tuberculeuse. Il ne faudrait cependant pas confondre ces grumeaux avec ces sortes de grains de
matière sébacée, très-fétide, qui part des fosses
nazales et que l'on rend très-souvent avec des crachats venus de ces parties, ainsi que je l'ai noté
ailleurs (1).

Examinons maintenant la consistance des crachats.

Des crachats tenus, liquides et écumeux sont,
dans le principe de toute lésion, l'indice d'une
maladie longue. Si ces mêmes crachats se main-
tiennent plus long-temps, ils annoncent du danger ; enfin ils présagent la mort, s'ils persistent
dans le cours et jusqu'à la fin de la maladie.

Des crachats liquides, séreux et écumeux, rendus après une toux sèche, forte et fréquente,
accompagnée d'une grande oppression, etc., sont
l'indice soit de l'œdême du poumon, soit de l'hydrothorax, maladies toujours fort graves.

Des crachats muqueux, mêlés de beaucoup de

____

(1) V. Journal général de Médecine, t. 39, p. 214.

sérosité, sont, dans les affections catarrhales, le caractère de la période de crudité ou d'irritation.

Des crachats clairs, sans consistance aucune, rendus fréquemment et en petite quantité avec une toux fatigante, dans les phlegmasies de la poitrine, donnent la mesure d'une inflammation considérable. Si bientôt ces crachats deviennent épais, visqueux et rares, on peut assurer que la coction se fait. Enfin on doit présager la crise favorable de la maladie, si plus tard encore les crachats se montrent épais et bien liés, et qu'ils sortent d'ailleurs facilement, en grande quantité, et assez près les uns des autres. Hippocrate nous en a laissé une belle preuve dans l'intéressante histoire de la maladie d'Anaxion d'Abdère (1).

Dans la pleurésie et la pneumonie, c'est un signe favorable que les crachats qui étaient séreux, dès le principe, deviennent bientôt épais et mélangés d'un peu de sang roux, pourvu d'ailleurs que l'expectoration reste facile. Huxham en nous donnant l'histoire des pleurésies et des péripneumonies épidémiques, qu'il a observées en avril 1751, s'exprime ainsi : *Ubi expuitur facile, brevi sanatur, præcipue si sputa mixta sunt rufo quodam sanguine : spumantia sanè et aquosa minimè laudo.* On trouve aussi, dans

----

(1) Hipp. epidem., lib. 3, s. 2, æger. 8.

Sydenham, des résultats semblables d'observations (1).

Les crachats épais, muqueux et uniformes, sont de bon augure dans les affections catarrhales, dans lesquelles ils se présentent comme le résultat de la coction et l'indice de la crise : il faut toutes fois que leur durée soit contenue dans de justes limites. S'ils durent trop long-temps, on a à craindre la dégénération phthisique; et s'ils s'arrêtent trop tôt, on doit redouter une métastase fâcheuse.

L'expectoration est critique dans les maladies aiguës en général, lorsque, en temps opportun et au milieu de l'ensemble des signes qui caractérisent les crises, les crachats, de clairs et pénibles qu'ils étaient, deviennent consistans, liés, faciles, et qu'ils sont suivis d'un soulagement sensible.

L'expectoration qui présente les caractères critiques amène la solution des spasmes dans toutes les maladies nerveuses. Ackermann (2) cite un fait du trismus dont les exacerbations se terminaient par des crachats épais et muqueux.

Dans les maladies aiguës des crachats épais et

____

(1) Huxham, opera, t. 1, p. 82.

Sydenham. peripneumonia nota, t. 1, p. 163, et p. 497, processus integri.

(2) Dissert. inauguralis. Gœtting., 1775.

inodores, survenant pendant les temps critiques, font cesser les céphalalgies, la léthargie et le délire (1).

Les crachats blancs et crus, au moins à l'époque critique des maladies, sont mauvais; ils annoncent le défaut des forces et la gangrène.

Vers la fin des affections catarrhales, c'est un signe favorable que les crachats passent du blanc au jaune.

Les crachats jaunâtres, modérément teints de sang dans les péripneumonies, sont d'un bon présage.

Les crachats qui, de rouges et sanguinolens qu'ils étaient, deviennent jaunâtres et puis muqueux et blancs au milieu d'ailleurs d'autres signes avantageux, sont d'un heureux pronostic.

Dans les pleuropéripneumonies et dans la péripneumonie les crachats tenus jaunes et comme safranés, sont un mauvais signe : *exscreatio tenuis, flava, croco quasi tincta, aliud febrium pneumonicarum malum est symptoma* (2).

Dans les fièvres typhoïdes, les crachats rougeâtres, et en général tous les symptômes péripneumoniques doivent être réputés fâcheux (3).

----

(1) Gruner, semiotice, p. 287.

(2) Huxham, opera, t. 2, p. 193.

(3) Hildenbrandt, typhus contagieux, s. 8, p. 171, traduction du doct. Gasc.

Si les crachats, après s'être montrés quelque temps rouges, sanguins, deviennent d'un jaune verdâtre, on soupçonnera avec raison l'existence d'une vomique.

Dans la pleurésie et la péripneumonie les crachats livides, glutineux, semblables à de la sanie, sont mauvais : *Omnis vero multo pejoris hac tenui est livida ista, glutinosa et saniei similis, fréquenter vini rubri fecibus æqualis, interdum nigrior, et interdum valde fœtens exscreatio; hæc enim, vel à pulmonum statu gangrœnoso, vel a sanguinis crasis per majorem acrimoniam destructione, pendet; qui casus sœpè in hominibus scorbuto graviter affectis obvenit* (1).

Dans l'angine maligne épidémique de 1754, dont Huxham nous a laissé une si utile et si savante description, les malades, au milieu d'une foule d'autres signes favorables, rendaient, du quatrième au septième jour, une énorme quantité de crachats noirâtres sanieux, très-fétides, et qui jugeaient la maladie (2).

Les crachats livides, rares et difficiles à rendre, ayant lieu du neuvième au onzième jour de la

---

(1) Huxham, opera, t. 2, p. 190.

(2) Huxham, dissert. de anginâ malignâ, t. 3, p. 103 et 107.

pleurésie qui a été observée durant l'épidémie décrite par Sarcone, étaient un signe mortel (1).

Quelques personnes, sans éprouver aucune maladie du poumon, crachent des matières noirâtres,
semblables à du sang de couleur foncée. De ces
personnes, les unes continuent à se bien porter,
les autres finissent par mourir phthisiques. La
matière de cette expectoration n'est pas la même
dans tous les sujets. Chez les uns, cette matière
jetée dans l'eau chaude se dissout à l'instant, en
colorant plus ou moins le liquide, comme le ferait
de l'encre : alors elle paraît venir des glandes
placées à la bifurcation des bronches et n'indique
rien de fâcheux. Chez d'autres, la matière colorée
est bien plus difficile à se dissoudre ; elle se précipite sous la forme d'une poudre noire, jamais
bien globuleuse, ne colorant point, ou presque
point l'eau ; elle est semblable à la matière noirâtre que rendent, par l'expectoration, par le vomissement ou par les selles, les personnes atteintes
du melœna. L'expectoration de cette dernière
matière a presque toujours des suites fâcheuses ;
elle se trouve constamment accompagnée de quelques autres symptômes faisant craindre une affection du poumon (2).

----

(1) Sarcone, istor. ragion., §. 172.
(2) Landré-Beauvais, Séméiotique, p. 117, §. 292.

Toute odeur dans les crachats est mauvaise.

En général , les crachats fétides annoncent l'existence d'une suppuration de fâcheuse nature et même la terminaison avancée par la gangrène. Toutefois si ces crachats fétides ont lieu avec un certain nombre de signes critiques ; s'ils vont assez promptement en décroissant, tant sous le rapport de la quantité que sous celui de la qualité, et si les autres symptômes diminuent aussi en proportion, on peut être tranquille sur l'issue de la maladie. Callisen a confirmé ce résultat général d'observation sur cent quatre-vingt-cinq cas d'inflammation de poitrine, à l'hôpital de la marine de Copenhague (1).

Quelquefois les crachats, qui n'ont aucune odeur pour le médecin ni pour les assistans, en donnent une très-forte à la personne qui les expectore ; les faits manquent pour assigner à ce symptôme une valeur certaine.

Le plus souvent, dans l'état de maladie comme dans l'état de santé, les crachats traversent le palais sans laisser aucune trace de saveur ; mais il n'en est pas toujours ainsi.

Des crachats salés et âcres se lient le plus ordinairement à la période d'irritation des coryzas et

---

(1) Acta regiæ societatis, Havniensis, t. 1, p. 67-70.

des catarrhes : les crachats deviennent fades et douceâtres au moment de la coction.

Une saveur tantôt douceâtre et tantôt salée s'attache aux crachats que rendent les hémoptysiques menacés d'expectoration sanguine.

Assez souvent chez les phthisiques, les crachats portent une saveur sucrée, un goût de miel ; et cela dans les momens où la consomption est le plus rapide. Cette saveur des crachats sera rapprochée avec avantage de la même sapidité des urines dans le plus grand nombre de cas de diabetès.

Dans les maladies bilieuses, surtout dans les cas de complications de cette nature avec les phlegmasies diverses de la poitrine, les crachats ont un goût sensiblement amer.

Une sensation de chaleur et d'ardeur plus ou moins forte se joint souvent aux crachats des hémoptysiques.

En général, les crachats qui, en passant par la bouche y laissent une sensation de froid, annoncent le plus grand danger. Les phthisiques, dans les derniers jours de leur existence, accusent quelquefois une telle sensation.

La matière expectorée se compose en général, selon le jugement des chimistes, de principes salins et d'albumine. La proportion de la matière saline et de l'albumine dans la matière expectorée varie beaucoup selon différentes circonstances. Plus cette

matière est épaisse, et plus la quantité de matière
saline est en petite quantité. Au contraire, la matière expectorée la moins épaisse est souvent im-
pregnée de beaucoup de sels, spécialement d'hy-
drochlorate de soude : elle a une saveur salée
et chaude très-distincte.

SIGNES FOURNIS PAR LES PAROTIDES.

Les parotides sont, de toutes les glandes, celles
qui deviennent plus fréquemment le siège des
métastases et des mouvemens critiques, dans les
maladies aiguës en général. Toutefois dans les
fièvres pestilentielles, les glandes des aines et les
glandes axillaires sont affectées le plus ordinairement; et l'on remarque que les parotides et les
sous-maxillaires le sont bien moins fréquemment.
Ce n'est pas toujours la glande elle-même qui est
le siége de ce mouvement critique ; celui-ci se
place aussi, souvent, dans le tissu cellulaire ambiant, lequel reçoit dans son domaine la matière
de ces abcès ordinairement salutaires (1).

Un assoupissement profond, la respiration devenue plus forte et plus accélérée, la tuméfac-

____

(1) Discorso medico-chirurgico intorno alle parotidi che
vengono nel corso delle febri acute del signor Onofrio
Vallentini, ob. 1, 2, 3; traduction de M. le baron Desgenettes.

tion et la rougeur de la face et du cou, la surdité, la tension des hypocondres, les urines épaisses et rougeâtres, sont en général les avant-coureurs des parotides. Elles s'annoncent, dès le principe, par un léger gonflement et par une douleur assez peu considérable derrière une, ou derrière les deux oreilles, dans l'espace qui se trouve circonscrit entre la partie inférieure du conduit auditif externe, l'apophyse mastoïde, l'angle de la machoire inférieure et l'éminence transversale de l'os des tempes. Ce gonflement qui est d'abord à peine sensible augmente au point qu'en un jour il devient fort volumineux : bientôt il s'étend de manière à tuméfier tout le cou et à rendre le visage monstrueux. Dans cet état le malade peut à pein ouvrir la bouche, les paupières enflent de mêm que les lèvres ; et dans l'endroit où la tumeur commencé à paraître, on trouve, en y appliquant le doigt, une grande dureté qu'on ne remarque pas aux parties voisines, quoiqu'elles soient toujours gonflées.

Un travail pénible de dentition, quelquefois aussi la maladie syphillitique et le traitement mercuriel, peuvent donner naissance aux parotides, même durant le cours d'une maladie grave. Tenons-nous en garde contre des méprises de cette nature.

L'utile et l'important phénomène des parotides a été observé par tous les médecins qui ont eu

occasion de voir des malades : aux yeux des praticiens, ce symptôme a paru tantôt avantageux et
tantôt nuisible, quelle que fut d'ailleurs la nature
de la maladie à laquelle il venait s'associer. Il faut
convenir néanmoins que les parotides ont été beaucoup plus étudiées sous les rapports de la noso-
logie (1) que sous les points de vue séméïologiques : dans l'un et dans l'autre cas, les parotides
se présentent ou comme symptomatiques ou
comme critiques.

Les parotides sont une modification assez fréquente des maladies catarrhales, durant les épidémies de cette nature. Elles n'offrent rien de
plus alarmant que les autres formes de l'épidémie, c'est-à-dire que les coryza, les ophtalmies,
les angines, les diarrhées, les douleurs vagues, etc.
qui règnent alors. Nous en voyons tous les hivers
à Paris, de nombreux exemples.

Les parotides symptomatiques, dans le cours
des maladies aiguës, restent en général peu volu-
mineuses ; leur apparition est lente, leur déve-

---

(1) V. l'excellente dissertation de M. Murat : De la
glande parotide, etc.; Paris, 1803, dans laquelle j'ai
puisé d'utiles et d'importans documens.

V. aussi l'analyse traduite de deux opuscules italiens,
publiés en 1785 et 1786; article communiqué par M. le
baron Desgenettes. Journal de Médecine de MM. Corvisart, Leroux et Boyer.

Tome III.   8

loppement irrégulier. La rougeur, la chaleur et le gonflement qui les accompagnent, sont peu sensibles. Elles se manifestent dans les premières périodes de la maladie, au milieu de symptômes critiques et sans qu'il en résulte aucune amélioration pour le malade. Elles paraissent et disparaissent assez promptement, sans raison suffisante et sans être remplacées par aucune évacuation : cette délitescence soudaine est toujours d'un très-fâcheux augure.

M. Pinel, dans une épidémie de fièvres putrides qu'il a eu à traiter, à la Salpêtrière, durant l'hiver de l'an 4 de la république, a observé un grand nombre de ces parotides symptomatiques. Un des caractères particuliers de ces fièvres, dit-il, a été aussi quelquefois l'éruption des parotides symptomatiques, dont l'issue était funeste soit par l'impossibilité d'y exciter une suppuration favorable à l'aide de moyens quelconques, internes ou externes, soit par la terminaison gangreneuse. Sur quatre-vingt-treize exemples de fièvres putrides, durant le trimestre de l'automne de l'an 4, quatorze ont été marqués par des éruptions de semblables parotides (1).

Charles Mertens, dans l'histoire qu'il nous a laissée de la peste de Moscou, remarque que les

____

(1) Pinel, Nosog., t. 1, p. 204.

parotides s'y montraient le plus souvent symptomatiques, tandis que les engorgemens des glandes
des aines, des aisselles, etc., étaient plus communément critiques (1).

Pendant l'affreuse peste de Marseille les parotides paraissaient dès le début de la maladie, et
rarement à la fin. Elles étaient presque toujours
mortelles, surtout lorsqu'elles se manifestaient sur
l'un et l'autre côté. Les malades périssaient suf-
foqués, quelque évacuation que l'on eut pu provoquer pour empêcher la catastrophe (2).

Dans une épidémie de fièvres malignes et pestilentielles, qui régna à Montpellier, en 1623, à la
suite d'un siége que la ville eut à soutenir, Rivière a observé que les parotides qui naissaient
dans l'état de l'augment de la maladie, du neuvième au onzième jour, étaient mortelles; tandis
que lorsqu'elles survenaient vers le déclin de la
maladie et qu'elles arrivaient à suppuration, elles
étaient favorables (3).

Sarcone, durant le cours de l'épidémie qu'il a
si savamment décrite, a constaté le même résultat d'observations.

---

(1) Caroli Mertens, observ. p. 2, cap. 2, p. 105.

(2) V. Bertrand et Chesneaux.

(3) Lazari Riverii, opera, in-fol. lib. 17; cap. 14
p. 538-39.

Hildenbrandt avance que dans le typhus contagieux les parotides qui ne paraissent que pour un temps, et qui sont symptomatiques, deviennent d'un dangereux présage, surtout si elles se manifestent des deux côtés.

La marche de cet engorgement dans les maladies épidémiques et dans les pestilentielles, n'est pas moins utile à connaître. Il se produit sur la glande ou aux environs une élévation à peine sensible, accompagnée d'une douleur profonde, et le plus souvent sans aucun autre signe d'inflammation. Si les forces du malade ne sont pas très-altérées, la tumeur augmente, la douleur devient plus vive et l'inflammation se déclare. Si au contraire le malade se trouve dans un affaissement considérable, il ne se fait aucune augmentation dans la tumeur, l'inflammation n'a point lieu, la douleur diminue et le malade meurt, du deuxième au quatrième jour. Si la maladie arrive jusqu'au septième jour, la tumeur augmente de volume, devient tendue, rouge, douloureuse; la suppuration s'établit et les forces du malade se soutiennent; on voit bientôt les symptômes s'amender et le malade guérir (1).

L'époque à laquelle paraissent les parotides n'est pas une raison suffisante pour les caractériser symptomatiques ou critiques. Le point essentiel est la considération des conditions au milieu des-

-----

(1) Samoïlowitz.

quelles elles se développent, et le genre d'influence qu'elles exercent sur l'état général du malade. Dans l'année médicale de Störck, pour le mois d'août 1758, on trouve deux faits de fièvres pétéchiale maligne, durant lesquelles les parotides survinrent après le quatorzième jour, mais sans soulagement et avec une diminution considérable des forces; la mort en fut la triste conséquence. La même observation se retrouve d'une manière générale dans l'histoire des maladies du mois d'avril 1759.

L'engorgement critique des parotides se manifeste vers la fin des maladies aiguës, graves, au milieu d'un plus ou moins grand nombre de signes également critiques, et avec cet heureux appareil de symptômes qui constatent la diminution de la maladie en même temps que l'augmentation des forces. Un tel engorgement se déclare promptement avec rougeur, douleur et tuméfaction considérables; la suppuration en est presque toujours une suite et une suite favorable. Si la délitescence a lieu elle est prompte, et alors une ou plusieurs évacuations évidemment critiques remplacent les parotides. La terminaison par gangrène des parotides favorablement critiques, n'est pas rare : et cette terminaison, quoique la guérison définitive soit lente, n'est cependant pas toujours aussi fâcheuse que semblerait l'indiquer la nature de la lésion.

Dans quelques circonstances les forces du malade sont épuisées au point que la vitalité n'a plus les moyens de fournir suffisamment à ce travail critique ; alors les parotides ne constituent qu'une crise imparfaite, et le malade succombe. Caristonacte qui demeurait à Héraclium et la servante de Scymnus, eurent des parotides d'apparence critique, qui vinrent en suppuration, et cependant ils moururent l'un et l'autre (1).

La disparution prompte des parotides, sans raison suffisante, aussi bien que sans aucune autre évacuation critique qui les supplée ou les remplace, avec oppression, difficulté de respirer, pouls petit et faible, délire, convulsions, est d'un funeste augure. On voit au contraire fort souvent les maladies venir à bon point, malgré la subite résolution des parotides, parce que la nature aura provoqué en même temps d'autres évacuations supplémentaires et critiques. Toutefois il faut que la vitalité, forte de ses propres moyens, ou convenablement soutenue par les secours de l'art, prolonge suffisamment ces évacuations; sans cela les symptômes reprennent de l'accroissement, la fièvre se rallume, et il se forme sur différentes parties du corps des abcès partiels et successifs, dont la guérison est toujours lente et chanceuse. Clazomène qui demeurait près le puits de Phryné-

____

(1) Hipp. epidem., liber 1, constitutio. 1.

cides, eut, au rapport d'Hippocrate, deux parotides le dix-septième jour de sa maladie. Le trente-
unième jour ces parotides s'affaissèrent ; il survint
une diarrhée abondante presque au point de devenir dyssentérique ; les urines furent épaisses et
copieuses ; le malade entra en convalescence le
quarantième jour (1).

La suppuration des parotides peut être de
bonne nature, et cependant laisser craindre des
accidens dépendans du séjour de la matière purulente dans l'abcès, ou provenans de la pression
que la tumeur, souvent très-volumineuse, exerce
sur les parties au voisinage desquelles elle se
trouve située. Ces accidens sont la difficulté de
respirer, la surdité, la déglutition pénible ou impossible, l'assoupissement, le délire, etc. On a en
effet observé que le pus contenu dans les abcès des
tumeurs des parotides, s'épanche quelquefois dans
la poitrine, fuse vers l'œsophage qu'il sépare de
la trachée-artère, amène la carie du cartilage de
l'oreille, de l'apophyse mastoïde et de l'angle de
la mâchoire inférieure (2).

En général plus les parotides sont promptes et
fortes, et plus elles laissent d'espérances.

---

(1) Hipp. epidem., liv. 1, s. 3, 10° malade.

(2) V. dissertation citée de mon ami M. Murat, §. 27,
p. 32-33.

L'affaissement des parotides est quelquefois remplacé avec avantage par la tuméfaction des testicules ; les annales de l'art en fournissent un assez grand nombre d'exemples. Cela s'observe surtout durant les constitutions froides et humides. Dans ces circonstances, au moment où l'engorgement des parotides vient à prompte et parfaite délitescence, la fièvre prend de l'accroissement, les symptômes généraux de la maladie augmentent, et il se manifeste une fluxion plus ou moins considérable, ordinairement placée sur le testicule qui se trouve du côté où était fixé l'engorgement de la parotide. Si les deux parotides ont été gonflées, on a communément aussi à observer une fluxion sur l'un et l'autre testicules.

Chez les femmes, la délitescence des parotides est généralement remplacée par la tuméfaction du sein, par une démangeaison ou par des sueurs plus ou moins considérables des parties génitales, par des douleurs des reins, etc.

Cet engorgement des testicules se termine quelquefois par une forte sueur au scrotum. Si cette sueur n'a point lieu, ou si on l'empêche d'avoir son cours, la tumeur des bourses disparaît, la fluxion se fait vers le cerveau, et le malade meurt, le plus souvent au milieu des convulsions et du délire. Sous certaines conditions favorables cependant la tuméfaction de la parotide revient aussitôt que le gonflement des testicules a cessé, et l'état du malade s'améliore ; mais il arrive quelquefois aussi que le gonflement de la parotide disparaît de nouveau, et que les testicules sont encore une fois affectés. Cette alternative peut se répéter à plusieurs reprises chez le même individu ; l'atrophie des testicules affectés en est souvent le résultat.

Dans le moment même de l'exhanthème tacheté du typhus, selon Hildenbrandt, on voit naître les parotides symptomatiques, ou du moins le germe qui doit les produire par la suite. Ce scrupuleux observateur, ce médecin habile, dont nous avons malheureusement à déplorer la perte, remarque, avec juste raison, que les parotides ne se montrent pas constamment durant le cours de chaque typhus; mais de ce qu'on ne les aperçoit pas dans un degré modéré de la maladie, ou de ce qu'on ne peut pas toujours les distinguer d'une manière évidente, il ne faut pas en conclure qu'elles n'existent pas réellement. Des recherches plus exactes ont appris que les parotides, aussi bien que quelques autres glandes lymphatiques, sont véritablement atteintes de tuméfaction, de tension et d'inflammation latentes, quelquefois même de douleurs que les malades ne sauraient accuser, à raison de l'état dans lequel se trouvent les facultés intellectuelles. L'existence des parotides est indiquée alors, chez les individus atteints de typhus, par la difficulté d'ouvrir la bouche, par l'altéra-

tion de l'ouïe, par le bourdonnement des oreilles
et par l'écoulement qu'elles fournissent dans quelques circonstances; encore même que le gonflement incommode et douloureux de ces glandes
ne soit point sensible à la vue.

C'est particulièrement dans le cours des fièvres
pestilentielles, des fièvres typhoïdes, des fièvres
malignes et des fièvres putrides, qu'on a à noter
les effets de l'engorgement des parotides. On en
rencontre peu dans les fièvres inflammatoires; on
en rencontre encore moins dans les fièvres muqueuses. Toutefois je trouve trois faits de pleuro-
pneumonie guéris par des parotides venues en suppuration, dans la très - bonne dissertation de
Wendt, qui a observé et décrit une sorte d'épidémie de pleurésies et de péripneumonies régnant
à Gothingue, dans l'hiver de 1761 (1).

Huxham a plusieurs fois observé les parotides,
tantôt à l'état critique et tantôt sous forme symptomatique, dans l'angine maligne dont il nous
a transmis une si fidèle description.

Quelquefois les parotides précèdent la maladie,
soit qu'elles doivent en tenir place, soit qu'elles se
trouvent appelées à la signaler. Le docteur Kir-
kland parle d'un homme qui, se portant parfaitement bien, éprouva subitement un gonflement inflammatoire d'une des parotides. On obtint la réso-

____

(1) Sandifort, thesaurus dissertationum, t. 2, p. 104.

lution de cette phlegmasie et il survint aussitôt une fièvre de mauvaise nature qui régnait alors épidémiquement, et dont le malade n'avait présenté jusques-là aucun indice. Pringle, dans ses maladies des armées, a recueilli l'exemple d'une tumeur qui affecta les parotides des deux côtés, sans aucune indisposition précédente. La personne n'en présumant pas la cause, et y ayant appliqué un cataplasme résolutif, fut saisie sur-le-champ de la fièvre d'hôpital, tandis que les tumeurs des parotides s'affaissèrent.

Dans le cours des maladies, et cela s'observe aussi dans l'état de santé, la disparution d'une éruption, des gourmes de la tête chez les enfans, peut donner lieu à l'engorgement des parotides. Cet accident n'a presque pas d'influence sur la marche ordinaire de la maladie, ni sur l'état général du malade. Sans doute on ne saurait trop s'attacher à bien distinguer ces épiphénomènes étrangers pour ainsi dire à la maladie, d'avec ceux qui restent entièrement dépendans des diverses périodes de l'affection.

Il n'est pas rare de voir l'exanthème pourpré et les pétéchies alterner avec les parotides. Les significations d'un tel fait se tirent de l'ensemble des symptômes concomitans.

Les oreillons qui sont aussi une sorte particulière d'engorgement des parotides, servent fréquemment de crise aux maladies tant aiguës que chroniques de l'enfance surtout.

SIGNES DÉDUITS DE LA CONSIDÉRATION DU LAIT.

Le lait est une sécrétion d'autant plus importante, que son utilité et son influence se rapportent à deux individus à la fois; à la mère ou à la nourrice qui le fournit, et à l'enfant qui en fait son unique nourriture. Mais il est de la nature et de la destination de cette sécrétion, de n'avoir qu'une durée limitée, de ne se faire que sous des conditions déterminées, de commencer et de finir à des époques fixes; aussi le rôle qu'elle joue dans les maladies est-il borné, et c'est là, sans doute, ce qui en a fait négliger la considération par la plupart des séméïologistes.

Le lait peut être altéré dans sa quantité et dans ses qualités.

Toutes les femmes ne sont pas également susceptibles de fournir une grande quantité de lait. Le volume, ou le développement de l'organe qui le prépare, ne donne pas la mesure de l'abondance de ce fluide, ni la règle qui en détermine la bonté. Les qualités qui constituent une bonne et une forte nourrice, se déduisent bien davantage de l'ensemble des facultés vitales et de toute la constitution de la femme, que des qualités physiques du sein. Il est très-probable qu'une mère qui a nourri plusieurs enfans communique à ses filles les dispositions d'organisation et de vitalité convenables pour devenir à leur tour de bonnes nourrices. On voit des familles entières et plusieurs générations successives jouir de cette heureuse prérogative. Toutes les mères ne peuvent pas devenir nourrices.

Les mères qui allaitent leurs enfans courent bien moins de dangers à la suite des couches, que celles qui se refusent à cette pénible, mais honorable tâche.

Si à diverses époques des fastes de la médecine on a exagéré les inconvéniens produits par le lait dans l'économie, à quelques époques aussi l'esprit de systême en a fait méconnaître ou négliger la fâcheuse influence. Trop souvent dans la pratique on a à combattre des accidens causés d'un côté par le séjour du lait dans les mamelles, et de l'autre par le reflux de ce fluide dans la masse générale, ou sur quelqu'un des points de l'économie.

La femme qui nourrit est à peine sujette à la fièvre de lait. Chez elle du moins cette fièvre, lorsqu'elle se déclare, reste toujours modérée ; et les suites des couches, ordinairement courtes et heureuses, sont exemptes des précautions qu'il faut prendre à l'égard des mères qui ne nourrissent pas.

L'allaitement remédie souvent à des fluxions, à des centres ou à des foyers d'irritation déjà existans sur quelques points de l'économie ; et surtout il

prévient ceux que l'on voit se former trop fréquemment par le défaut de la lactation.

L'abondance et la durée des lochies, chez les
femmes qui ne nourrissent pas, entretiennent vers
la matrice une durée et une habitude de fluxions
qui ne la disposent que trop aux inflammations,
aux engorgemens, aux ulcères, aux squirrhes et
aux cancers. Ajoutez à cela les inconvéniens fréquens et graves qui résultent quelquefois de la
suppression brusque et accidentelle de ces mêmes
lochies.

On voit naître bien plus souvent les dépôts, les
phlegmasies des extrémités inférieures, et les douleurs de nature rhumatismale qui les tourmentent
si cruellement, chez les femmes qui ne nourrissent
pas, que chez celles qui deviennent nourrices.

On sait assez quels sont pour l'enfant les avantages de la succion du premier lait de la mère. On
connait assez l'efficacité du colostrum pour évacuer
le méconium, détruire les irritations intestinales,
stomacales et même pulmonaires auxquelles l'enfant se trouve en proie en naissant.

D'un autre côté, l'allaitement peut être poussé
à un point tel, et la sécrétion de ce fluide devenir
si abondante, qu'il en résulte des accidens plus
ou moins graves.

L'allaitement est continué pendant trop long-
temps de la part de la femme ; ou celle-ci entreprend de nourrir plusieurs enfans à la fois. Le

nourrisson trop avide, trop fort, soutire des quantités énormes du principe nutritif; ou la nourrice est trop faible, soit par tempérament, soit en raison de sa jeunesse extrême, soit enfin à cause de maladies accidentelles. Il se fait naturellement une abondante sécrétion de lait, un écoulement spontané presque continuel, et une perte considérable de ce fluide; etc. Dans tous ces cas, la femme éprouve des tiraillemens et des douleurs dans le sein, une fatigue et une faiblesse générales, de l'insomnie, du dégoût pour les alimens, de la toux avec ou sans expectoration, des palpitations, de l'oppression et une fièvre lente, des sueurs nocturnes abondantes, de la chaleur, de l'amaigrissement, et enfin le météorisme et toutes ses fâcheuses conséquences. *Lactis egestio nimia partium omnium solidarum tenorem infirmat* (1).

Si la surabondance du lait, considérée dans son action nuisible, se rapporte exclusivement à la femme, d'un autre côté le manque ou le défaut de ce fluide n'est guère nuisible qu'à l'enfant.

Ce mode d'altération du lait tient : 1°. à l'âge de la nourrice, qui peut être ou trop âgée ou trop jeune; 2°. à sa constitution, soit naturellement, soit accidentellement trop faible; 3°. à l'organisation particulière des mamelles dont les vaisseaux

---

(1) Kloëkhoff, de morbis animi ab infirmato tenore medullæ cerebri, p. 37.

galactophores se trouvent obstrués, engorgés, peu développés; etc. 4°. à un excessif embonpoint.

L'enfant exerce une telle action sur la sécrétion du lait, soit par le degré de succion, soit par toute autre considération, qu'une femme peut quelquefois nourrir tel enfant et ne peut pas en nourrir un autre.

Enfin le lait est susceptible d'acquérir de mauvaises qualités; et cette modification qui suppose des dérangemens de santé du côté de la nourrice, en entraîne par suite de graves chez l'enfant.

Pour juger des qualités du lait, dit M. Gardien (1), il faut avoir égard à l'âge des nourrissons et à l'âge qu'a le lait. Il doit avoir d'autant moins de consistance et s'éloigner d'autant plus de la couleur de blanc mat qui constitue la bonne qualité de ce fluide, que la nourrice se trouve plus près du moment de l'accouchement. Dans le premier mois, ce liquide est aqueux et peu coloré. A six semaines ou deux mois, sa couleur doit encore être d'un blanc tirant sur le bleu. Ce n'est qu'à cinq ou six mois que le lait doit être blanc mat, doux et sucré. Le bon lait ne sera ni trop séreux ni trop épais. Pour décider s'il a la consistance requise, on en fait ordinairement tomber quelques gouttes sur l'ongle ou sur une glace; s'il coule pendant que ces plans sont dans une

____

(1) Traité des accouchemens, t. 3, p. 526.

situation horizontale, il est trop séreux ; s'il reste adhérent, quoiqu'ils soient inclinés, il est trop gras et trop consistant. Un lait de cinq à six mois est trop séreux, s'il est blanchâtre et ne laisse en s'écoulant qu'une trace aqueuse ; celui qui a la consistance requise, laisse une trace blanchâtre.

La saveur et l'odorat font connaître les qualités du lait, plus sûrement que l'ébullition à laquelle le soumettent quelques femmes pour voir s'il tournera. Le meilleur lait peut quelquefois se grumeler, tandis que le mauvais ne se grumelera pas.

Il est bon qu'il y ait de l'analogie entre l'âge du lait et l'âge de l'enfant. Le lait trop vieux est trop consistant pour l'enfant nouveau né qui le digérerait mal ou ne le digérerait pas du tout. Au contraire le lait trop jeune serait trop séreux et d'une nourriture insuffisante.

La grossesse n'altère pas autant qu'on le pense généralement les qualités du lait ; souvent cet état n'apporte aucun changement dans la nature ni dans les effets de ce fluide. Quelquefois cependant la grossesse en reportant les mouvemens vers la matrice, diminue la quantité du lait et le rend moins consistant.

Il faut donner la même solution à la question de l'influence des règles habituelles chez les nourrices ; seulement ici les accidens sont et moins fréquens et moins graves.

Quant à ce qui concerne les maladies aiguës qui se développent dans le cours de la lactation et leurs effets sur les qualités du lait, la question est plus difficile, elle est plus complèxe; il faudrait pouvoir la considérer par rapport à chaque maladie isolément. En thèse générale, l'allaitement est dans ces cas plus ou moins nuisible à l'enfant, et au contraire plus ou moins nécessaire à la mère. J'ai pour règle de conduite de suspendre ou de cesser suivant les circonstances l'allaitement de l'enfant, en y suppléant, comme les conjonctures le permettent; et de continuer au contraire la sécrétion du lait, chez la mère, à l'aide d'une succion artificielle quelconque.

SIGNES FOURNIS PAR LA SECRÉTION DE LA BILE.

Les dérangemens que comporte la sécrétion de la bile, ne sont guère sensiblement perceptibles pour le séméiologiste, que dans la matière des vomissemens, dans les déjections alvines, dans les urines, dans l'ictère; et j'aurai occasion de traiter longuement chacun de ces sujets. Ce n'est donc que pour consigner ici quelques généralités qui n'auraient pu trouver place ailleurs, et aussi pour compléter l'histoire des sécrétions, que j'ai consacré un article particulier à la considération de la bile.

La sécrétion de la bile peut être augmentée, diminuée ou dépravée.

Les habitans des pays chauds sont très-sujets aux accidens dépendans de la sécrétion augmentée de la bile. La bile, ainsi en excès dans les premières voies, produit, en regorgeant dans l'estomac, une langueur générale, la saleté de la langue, des nausées, la dyspepsie, et rend les digestions imparfaites; elle excite, par son action sur les intestins, une diarrhée fatigante qui bientôt en affaiblit le ton, et trouble la régularité de leur mouvement péristaltique. Il arrive souvent, dans ces cas, que la bile est portée, par absorption, dans toute l'habitude du corps, et qu'elle communique une teinte jaune à la peau. Les symptômes poussés à un haut degré, et qui annoncent que la sécrétion de la bile est vicieusement augmentée, sont des évacutions abondantes, par l'estomac, d'un fluide jaune, verdâtre, et dont la saveur est très-amère; des anxiétés à la région précordiale; des crampes, surtout aux extrémités inférieures; une soif ardente; un pouls vif et faible; des selles jaunâtres, vertes, plus ou moins liquides, etc.

Les mauvais effets de l'altération des qualités de la bile ne sont pas toujours également fâcheux. Ainsi, par exemple, il est plus aisé de diminuer l'action trop excitante de ce fluide, que d'en augmenter l'énergie et l'activité, de manière à le rendre apte à remplir les importantes fonctions dont il est chargé dans l'économie.

Comme l'action augmentée, diminuée ou altérée de toutes les glandes exerce une influence sensible sur la nature des fluides qu'elles sécrètent, on ne doit pas être étonné que, dans certains cas, la bile évacuée soit de couleur verte, porracée, très-âcre et privée des qualités de la bile ordinaire.

Les inconvéniens qui résultent du manque ou du défaut de sécrétion de la bile, sont plus fâcheux que ceux qui sont produits par l'action augmentée de cette sécrétion.

Une diminution considérable de la quantité de la bile sécrétée, et qui est souvent l'effet d'une lésion vitale ou d'une lésion organique du foie, s'annonce par les caractères suivans : douleur inconstante et légère dans l'hypocondre droit, laquelle s'étend quelquefois jusques à l'épaule; dyspnée; difficulté à être couché sur le côté gauche; digestions difficiles; flatulences; rapports acides, constipation; les matières rendues en petite quantité par les selles, sont dures et plus ou moins blanches.

Les jeûnes prolongés, les chagrins, les grandes contentions d'esprit, les passions fortes, la vie sédentaire, etc., sont autant de causes qui diminuent la sécrétion de ce fluide.

C'est surtout chez les femmes chlorotiques et chez les personnes atteintes d'hypocondrie et d'hystérie à un certain degré, qu'on peut étudier les signes qui annoncent le manque de sécrétion de la bile.

Quelquefois la bile, sécrétée comme à l'ordinaire, ne peut s'écouler librement dans le duodenum : alors elle s'accumule dans les conduits excrétoires du foie, ou bien elle regorge dans tout le système, soit au moyen des veines hépatiques, soit par l'intermède des vaisseaux absorbans. La couleur jaune de la peau et de la conjonctive ; l'urine d'un rouge-brun obscur, et communiquant au linge une teinte jaune ; les matières fécales de couleur et de consistance de l'argile ; en un mot l'ictère dont j'aurai occasion de parler ailleurs, sont les signes qui indiquent que la sécrétion de la bile éprouve ce mode d'altération.

SIGNES FOURNIS PAR LE VOMISSEMENT.

De tous les symptômes de maladies, le vomissement est sans contredit celui qui se présente le plus communément à l'observation. Il n'y a point de lésion générale à laquelle il ne s'associe. Il est peu d'altérations spécifiques d'organes dans le cours desquels il n'ait pas lieu. Le plus léger dérangement de santé suffit pour le provoquer, et il se manifeste encore dans une foule de conditions de la vie qui s'éloignent à peine ou qui ne s'éloignent pas du tout de la santé.

L'estomac dans l'espèce humaine jouit d'une sensibilité telle ; l'importance de cet organe sur la vie générale est si relevée ; et les influences sympathiques qu'il exerce sur les autres organes ou qu'il souffre d'eux ont une si grande étendue et une si forte puissance, que l'on serait embarrassé de citer quelques circonstances pathologiques dans lesquelles son action n'ait pas été mise en jeu. Lorsque cet organe n'est pas intéressé primitivement ou par la nature de la maladie, il ne tarde pas à le devenir consécutivement, par la diète à laquelle les malades sont astreints, par les médicamens qu'on leur administre, etc. La diète un peu prolongée développe, sur les vaisseaux lymphatiques absorbans et exhalans et sur la membrane muqueuse de ce viscère, d'abord une surexcitation plus ou moins forte, ensuite une atonie notable, et dont les effets sont bien connus. L'action immédiate de la plupart des médicamens s'adresse directement à l'estomac et modifie d'autant plus les propriétés vitales de cet organe, qu'il est déjà plus fortement disposé à ces modifications, d'un côté par la maladie, et de l'autre par la diète.

Ces considérations, sur les détails desquelles il ne m'est pas donné d'insister davantage ici, expliquent le rôle que l'estomac joue dans la presque totalité des maladies. Ajoutons que dans la longue échelle des êtres animés, l'homme est incomparablement celui chez lequel le vomissement a lieu avec plus de facilité et plus de fréquence ; le chien seul pourrait être placé à côté de lui, sous ce rapport. Il n'est pas rare de voir les enfans vomir en venant au monde quoique leur estomac soit vide, et ils vomissent fréquemment pendant la lactation. Le seul souvenir d'une chose dégoûtante; la vue d'un objet désagréable ; l'aspect d'un précipice ; l'action de tourner ou de se mouvoir en rond, et, par exemple, la valse, le jeu de bagues, le mouvement d'une voiture douce, surtout lorsqu'on est assis sur la banquette de devant et que l'on va en arrière ; les voyages sur mer ; la conception et la grossesse ; les veilles prolongées ; le sommeil dans le jour ou en voiture si l'on n'en a pas contracté l'habitude ; la vue rapide de la lumière pour un individu depuis longtemps retenu dans une profonde obscurité ; la syncope surtout à la suite de la saignée; les approches des règles, etc. ; sont autant de circonstances qui provoquent fréquemment le vomissement.

Toutefois les individus ne sont pas également sujets au vomissement : chez les uns, il se déclare très-facilement; chez d'autres, rien ne peut le faire naître. Il faudra aussi tenir compte de ces différences idiosyncrasiques dans l'appréciation de ce symptôme.

La nausée précède presque toujours le vomissement ; elle en est pourtant indépendante dans quelques cas : et de la même manière qu'il y a des vomissemens sans nausées, on voit aussi des nausées sans vomissemens.

Une sensation désagréable et pénible éprouvée au creux de l'estomac, une sorte de fadeur plutôt que de la pesanteur, du dégoût pour les alimens, la salivation augmentée, un crachottement fréquent, des renvois ou rapports incommodes, et une espèce de mouvement d'ascension de l'estomac vers la bouche avec le désir de rendre, voilà la nausée, ordinairement suivie de plus ou moins grands efforts pour vomir et du vomissement lui-même.

La plupart des causes du vomissement amènent donc d'abord la nausée. Mais on la retrouve seule dans tous les cas de digestion pénible ou incomplète ; au début ou dès l'imminence de la migraine ; lors des premiers symptômes de l'embarras gastrique, avec ou sans fièvre ; dans les premiers temps des affections hystériques ou hypocondriaques ; au milieu de la plupart des dérangemens du système nerveux ; lors de peines violentes ; etc.

La nausée signale la conception; elle est un des premiers effets de la contagion.

Des nausées fréquentes et fatigantes, dans le cours d'une fièvre, sont d'un mauvais pronostic; elles annoncent un état nerveux fixé sur l'estomac, et qui est toujours fâcheux. Ces mêmes nausées, dans les phlegmasies des organes, sont fort redoutables, excepté toutefois dans les phlegmasies spéciales de l'estomac et des intestins.

Indépendamment de la nausée qui, comme je viens de le dire, précède ordinairement le vomissement, il est encore quelques symptômes qui en marquent l'approche.

Une irritation particulière, mais fort désagréable, qui, partie de l'estomac, remonte vers l'œsophage, le pharynx et la bouche; un sentiment d'ardeur et de gêne vers l'épigastre; la paleur de la face; des baillemens forts et fréquens; des horripilations pénibles; le hoquet; la toux; la constipation; le tremblement convulsif de la lèvre inférieure; la contraction et le relâchement des muscles du bas-ventre et des hypocondres; la respiration retenue et comme rentrée; de vains efforts pour rendre; l'écoulement involontaire des larmes; la sécrétion augmentée du mucus nasal; des sueurs abondantes plus particulièrement à la tête et au front, tels sont les symptômes qui annoncent que le vomissement va avoir lieu. Ces symptômes so trouvent d'autant plus prononcés et d'autant plus complétement réunis que le vomissement est plus fréquent, plus fort et plus insolite.

Considéré par rapport aux maladies auxquelles il vient s'associer, le vomissement ouvre un vaste champ aux méditations du séméiologiste.

Dans la fièvre jaune, par exemple, les nausées et les vomissemens sont un symptôme à-peu-près constant. Ils débutent, peu après l'invasion de la maladie ou en même temps qu'elle, quelquefois aussi ils en sont un des prodromes. L'estomac sans cesse tourmenté par des anxiétés, des douleurs et des contractions antepéristaltiques, rejette avec effort tout ce qui lui arrive. Les médicamens et les substances alimentaires, les liquides et les fluides, tout est repoussé et par là la médecine se trouve comme réduite à une morne nullité et à une désespérante inaction. Les vomissemens se montrent blanchâtres, muqueux quelquefois; mais rarement bilieux dès le principe. Bientôt ils prennent plus d'intensité dans la couleur, en même temps plus de fréquence. Loin de soulager ils multiplient les angoisses et augmentent l'épuisement. Si les vomissemens se suspendent un instant les malades ne paraissent rassembler leurs forces, que pour vomir de nouveau : cette scène déchirante continue jusqu'à la mort;

Dans le typhus on retrouve les nausées et le vomissement durant la période d'irritation ; et le vomissement est alors symptomatique du caractère spécifique de cette période, bien plus qu'un accident indiquant l'affection gastrique (1). Cela s'observe surtout dans le typhus irrégulier communiqué par contagion.

Dans l'histoire de la fièvre bilieuse de Lausanne, que Tissot a si habilement décrite, le vomissement avait presque toujours lieu dans le principe de la maladie, et souvent dans les temps critiques ; c'était en partie à l'aide de cette évacuation que la nature et l'art amenaient l'heureuse solution de la maladie.

Durant l'épidémie de fièvres muqueuses décrite par Vagler et Rœderer, quelle que fut la forme sous laquelle la maladie se présentait,

---

(1) Je ne peux m'empêcher de rapporter en note, le passage suivant d'Hildenbrandt, que je donne à méditer à bien des médecins. « L'examen du caractère inflammatoire de cette période, peut seul terminer parfaitement *les nombreuses disputes qui se sont élevées parmi les médecins empyriques, au sujet de la faiblesse et de l'irritation dans les maladies ;* car chacune des méthodes de traitement opposées peut avoir sa valeur, si l'on considère convenablement et sous d'autres conditions, les diverses périodes de la maladie et ses caractères prédominans. » Du typhus contagieux, par Hildenbrandt, trad. du doct. Gasc, p. 43.

on a constamment vu les nausées et les vomissemens dans le nombre des symptômes qu'on
avait à observer ; et c'était toujours à l'avantage
des malades , qu'il y avait de plus ou moins
grandes évacuations de matières muqueuses ou
même de vers mêlés d'une certaine quantité de
bile. .

Le vomissement se montra communément lors
de l'épidémie de Naples, dont Sarcone nous a
laissé l'histoire. Un très-grand nombre de malades furent pris de ce symptôme, surtout dès
le principe de la maladie. Les uns rendaient
une matière écumeuse, gélatineuse et d'une aridité désagréable; les autres vomissaient de la
bile épaisse et amère; quelques-uns éprouvèrent
des vomissemens et des nausées, d'autres n'eurent
que de simples nausées pénibles et fatigantes , et
qui les portaient à de fréquentes expuitions, à
l'aide desquelles ils se débarrassaient péniblement
d'une mucosité visqueuse , épaisse et luisante,
laquelle semblait être la cause des efforts qu'ils
faisaient pour vomir. Dans quelques circonstances
le vomissement mêlé à de fréquentes et de copieuses déjections alvines semblait poussé jusques au cholera (1).

Tout le monde connaît la fréquence, l'impor-

---

(1) Sarcone , istoria raggionata, §. 379.

tance et l'utilité de la considération des nausées et des vomissemens dans les embarras gastriques avec ou sans fièvre. Dans les fièvres putrides, le vomissement est avantageux dès le début de la maladie et à l'époque critique. Durant l'état ou l'augment de la maladie il est presque toujours fâcheux.

Le vomissement se présente comme le symptôme précurseur de la plupart des fièvres éruptives, de la variole, de la rougeole, de la scarlatine, de la petite vérole volante.

Dans la gastrite le vomissement est poussé à un tel point, que l'estomac ne peut rien retenir. Les efforts pour vomir recommencent avec une nouvelle intensité à chaque tentative que l'on répète pour introduire dans l'estomac les liquides, même les plus doux et les plus légers.

Dans le cholera morbus, le vomissement s'unit aux déjections alvines, avec une intensité variable et des efforts plus ou moins violens : cet état est toujours grave. On rapporte que Diogène le cynique succomba à un cholera, dont il fut pris pour avoir mangé du pied de bœuf mal cuit. Le cholera a été plusieurs fois le symptôme prédominant ou grave des fièvres pernicieuses.

. Le vomissement spontané, comme celui que l'on provoque, est avantageux dans la colique des peintres : il est utile par les matières qu'il évacue et par l'irritation qu'il déplace ou qu'il détruit.

Dans les inflammations des intestins, dans l'ileus, le vomissement a lieu avec une telle inversion du mouvement péristaltique des intestins, que les malades rendent par la bouche les matières fécales, les mucosités intestinales, les lavemens même qu'on leur administre, et jusqu'aux suppositoires dont ils font usage (1).

La dyssenterie est fréquemment accompagnée de vomissemens plus ou moins intenses; ils peuvent être le résulsat d'une complication gastrique, et alors ils ne sont pas graves : j'en ai vu plusieurs exemples. On en lit un grand nombre dans Stoll, dans Zimmermann et autres praticiens. Mais si le vomissement, comme cela arrive souvent, est l'effet de l'irritation propagée vers l'estomac, alors le danger est tout autre. Il paraît d'autant plus grand que l'irritation se montre plus forte. Aussi ce vomissement est-il d'un très-mauvais augure, s'il va jusqu'à entraîner des portions plus ou moins considérables de sang (1).

Les nausées et les vomissemens ont lieu fréquemment chez les maniaques, chez les hystériques et chez les hypochondriaques. Dans ces

---

(1) Bartholin, dyssenteria epidemica, anni 1652. Historia anatomica, cent. 11, hist. 65.

Degner, de dyssenteriâ, p. 23.

Rademacher, de dyssenteriâ, cap. v; p. 130.

(2) Vanswieten, opera, t. 3, p. 167, §. 960.

deux dernières maladies, ils sont le plus communément salutaires par la secousse qu'ils impriment au système nerveux, au système des vaisseaux capillaires et à toute l'économie.

Le vomissement forme un des symptômes assez ordinaires de l'invasion de la période de froid dans les fièvres intermittentes, et ordinairement aussi l'intensité de ce symptôme donne la mesure de l'accès fébrile, de la période de froid surtout. Aux approches des accès de fièvres intermittentes graves, Sénac avait observé qu'il survenait des vomissemens de matières porracées. Les nausées et le vomissement, avec douleur mordicante à l'estomac, constituent le symptôme prédominant ou pernicieux d'une des espèces des fièvres intermittentes malignes, appelée cardialgique.

Dans la constitution épidémique vermineuse, dont Van-den-Bosch nous a transmis les détails, on voit fréquemment les nausées et les vomissemens prendre une place importante parmi les autres symptômes vermineux; et souvent le vomissement des vers a servi de crise à la maladie. Ces choses se retrouvent tous les jours dans la pratique (1). On doit soupçonner l'existence des vers, lorsque la tension du bas-ventre par des

_____

(1) Van-den-Bosch, historia constitutionis epidemicæ verminosæ, etc.; sectio. 2, §. 70, p. 294 et seq.

vents, les borborygmes, la paleur de la face, la dilatation de la paupière, une fréquente expuition, le prurit des narines, se joignent à des nausées et à des vomissemens fréquemment répétés, sans autre cause connue.

Le vomissement est un symptôme fort common dans les affections scorbutiques. Il ne prend ici d'autre valeur que celle qui tient à la maladie principale elle-même; mais il faut s'attacher à distinguer ce vomissement par les antécédens qui lui sont propres. L'emploi des émétiques serait funeste. Frank en cite un exemple qui doit servir de leçon à tous les praticiens (1).

Dans certains cas d'hépatite, l'estomac est si irritable qu'il survient des nausées fréquentes et un vomissement assez violent de matière bilieuse, symptômes qui pourraient bien être l'effet du voisinage de l'organe affecté. On voit souvent la sécrétion de la bile augmenter, encore que le passage de cette humeur à travers le dnodenum éprouve de fréquens obstacles : aussi la jaunisse est-elle un symptôme très-ordinaire de l'hépatite.

Les calculs biliaires, quel que soit leur siége, produisent aussi des vomissemens opiniâtres, et dont le danger doit se calculer sur l'incurabilité

______

(1) De curandis hominum morbis, lib. v, p. 2, p. 398.

de la maladie. Les annales de la science sont remplies de faits de ce genre.

Dans les différens degrés et dans diverses espèces d'anévrismes du cœur, le vomissement vient se présenter au praticien; mais c'est surtout dans la deuxième période de la maladie qu'on l'observe. Alors les malades ne peuvent satisfaire le besoin de manger qu'ils éprouvent cependant d'une manière assez vive, sans s'exposer à des palpitations extrêmes, à une oppression insupportable et à des vomissemens qui ne cessent que lorsque l'estomac est entièrement vide. Ces vomissemens usent les forces et accélèrent la fin du malade.

Le vomissement vient aussi ajouter à la déplorable situation des phthisiques. C'est particulièrement vers le deuxième stade de la maladie que ce symptôme se manifeste. On l'observe plus spécialement dans les espèces caractérisées par les ulcères ou par les tubercules, quoiqu'il puisse avoir lieu aussi dans les autres espèces de phthisies. Dans toutes, il signale de grands dangers et hâte la fatale terminaison par la fatigue qu'il cause, par le marasme et l'épuisement qu'il augmente.

Dans les maladies aiguës de la poitrine, le vomissement constitue un mauvais signe : il annonce que l'inflammation est considérable, ou qu'il s'y joint un état nerveux toujours très-redoutable. On rencontre quelquefois ce vomissement dans les péripneumonies inflammatoires les plus fortes et les plus graves, comme symptomatique de l'irritation du poumon ; et alors il est toujours fâcheux. Si cependant ce vomissement s'appliquait à une complication de gastricité bien caractérisée, il serait alors avantageux en servant de crise à l'un des élémens de la maladie. Cela s'observe tous les jours dans la pratique. La distinction de ces deux conditions devient de la plus haute importance.

La répercussion des exanthèmes chroniques ; la suppression brusque des éruptions fébriles ; la rétrocession de la goutte, des rhumatismes et leur transport sur l'estomac, phénomènes pathologiques, que l'observation clinique a tant de fois constatés et d'une manière si évidente, quoique dans l'esprit et dans l'intérêt des systêmes qui ne peuvent pas ranger ces vérités dans leurs cadres, on s'efforce de les contester, donnent naissance à des vomissemens dont le danger reste d'autant plus grand, qu'il est plus difficile de remédier à la cause qui les produit.

La chirurgie enseigne que les hernies étranglées, les commotions du cerveau, les plaies de la tête, les phlegmasies des méninges, les fractures des côtes, la fracture, la luxation ou la simple courbure en dedans du cartilage xiphoïde, sont autant de causes de vomissemens dont le séméïologiste doit savoir tenir compte.

Les tumeurs nombreuses tant par leur nature que par leur siége qui se développent dans la capacité du bas-ventre ; les engorgemens, les obstructions, les squirrhes de la rate, du foie, du pancréas et du mésentère, produisent et entretiennent des vomissemens opiniâtres.

La prompte suppression d'une évacuation quelconque, la suspension d'un flux habituel et régulier, donnent naissance au vomissement, et cela de plusieurs manières. Dans les maladies aiguës, la diarrhée arrête le vomissement et réciproquement le vomissement fait cesser la diarrhée. Dans le cours des phthisies combien de fois voit-on les sueurs et la diarrhée alterner à des reprises assez nombreuses et ces deux excrétions s'arrêter et se suspendre par un vomissement un peu prolongé ? La rétention des urines dans la vessie fait vomir. Le défaut des règles entraîne des nausées et des vomissemens. Il faut en dire autant de la suppression d'un flux hémorroïdal devenu habituel et comme périodique. Souvent même alors le vomissement entraîne une plus ou moins grande quantité de sang, et dans ce cas loin que ce symptôme présente les dangers qu'on serait tenté de lui attribuer, de lui supposer, l'état du malade s'améliore (1).

---

(1) Salmuth, cent. 2, ob. 54.
Rhodius, cent. 2, ob. 64.
Hoechstetter, sec. 2, cas. 6.

Une excitation quelconque du cerveau produit des vomissemens sympathiques : c'est à cette cause qu'il faut rapporter les vomissemens sympathiques de la plupart des maladies aiguës et le vomissement des apoplectiques, lorsqu'il n'est pas déterminé par une complication gastrique ; distinction importante, mais du reste fort abstruse en raison de la situation du malade et de l'urgence des secours. Ici se range aussi le vomissement qui annonce ou qui commence les attaques épileptiques.

Une irritation, une surexcitation essentielle, sympathique, ou symptomatique de l'estomac, produisent certainement le vomissement ; personne n'en doute. Mais on aurait tort de rejeter l'atonie de ce viscère du nombre des causes qui produisent aussi ce symptôme : une saignée un peu forte, une syncope prolongée, des règles trop abondantes, la faim long-temps endurée, sont autant de causes de vomissement par débilité du système entier ou de l'organe lui-même. Je range dans la même cathégorie le vomissement qu'on éprouve sur mer, celui de la plupart des hystériques et des hypochondriaques, le vomissement qui arrive par la vue ou le souvenir d'un objet dégoûtant, par le défaut de sommeil.

Étudié sous le rapport de la nature et de la composition des matières qu'il entraîne, le vomissement n'est pas d'un moindre intérêt aux yeux du séméiologiste. Dans les indigestions promptes et violentes, les individus qui en sont atteints, rendent les matières alimentaires à peine altérées par la mastication et par la digestion stomacale. Lorsque l'indigestion existe depuis quelque temps; qu'elle a commencé, de la veille, par exemple, les matières du vomissement sont des substances pultacées, muqueuses, mêlées d'une grande quantité de salive, avec une saveur amère, aigre et nauséabonde. Les évacuations de ces matières sont toujours avantageuses.

Dans l'hystérie, l'hypochondrie et la manie, le vomissement est fréquent; il n'entraîne guères que des sérosités insipides, quelquefois acerbes et amères. Ces vomissemens sont purement symptomatiques et n'apportent aucun soulagement; mais la secousse qu'ils déterminent devient avantageuse, surtout si elle est modérée.

Il faut en dire autant du vomissement qui se lie à la migraine. Il ne se compose guères que de matières muqueuses, limpides et sans aucune consistance, mêlées de beaucoup de salive. Ce n'est que par des efforts répétés et à la suite des secousses prolongées, qu'il passe un peu de bile exprimée du duodenum.

Lorsqu'il existe quelque lésion organique de l'estomac, dans les glandes de ce viscère, sur la membrane muqueuse elle-même, ou au pylore, les malades finissent par rendre des mucosités de couleur grise, brune ou même noirâtre ; alors la maladie est fort avancée et la terminaison par gangrène déjà commencée. Des lésions semblables, en s'établissant sur plusieurs points du canal intestinal, amènent des résultats assez analogues.

Durant le cours des maladies bilieuses, bien caractérisées, les malades rendent des matières jaunes, vertes, amères et dont la nature ne peut être contestée. On le voit dans l'hépatite, dans la jaunisse, dans les fièvres bilieuses, etc.

« La persévérance des éructations, ainsi que des vomissemens, dit le docteur Bally, en parlant de la fièvre jaune (1), était de mauvais augure et le danger croissait à mesure que les matières vomies noircissaient. On se persuade communément que les excrétions d'humeur épaisse bien noire et luisante, doivent être plus à craindre que celles qui sont rouillées ou brunes ; mais l'observation ne nous permet pas d'adopter une semblable opinion. On a vu des personnes guéries après avoir rendu des matières graisseuses et de couleur de suie, ainsi qu'il arriva à un chirurgien des hôpitaux du pays qui jouit après d'une santé fort vigoureuse. On lit des remarques ana-

---

(1) Bally, typhus d'Amérique, p. 278.

logues dans la brochure du docteur Salomon. Cependant M. Valentin n'a vu guérir aucun de ceux qui étaient atteints de vomissement noir; et dans toute sa pratique, Clark n'en a trouvé que quatre ».

« L'expulsion du sang par l'estomac, quoique dangereuse, n'annonce pas toujours la mort. Le docteur Exea qui fut subitement rétabli par une semblable évacuation, en est un exemple frappant. Le pharmacien Olagner reprit aussi une santé prompte, quoiqu'il eut vomi beaucoup de sang pendant son typhus ».

« Le danger était en raison de l'intensité des douleurs cardiaques; et si elles se trouvaient poussées à un tel degré que le malade ne pût conserver aucune position, on devait pronostiquer la mort. Le jugement pourra donc être favorable, s'il y a absence de ce symptôme; s'il commence à s'appaiser vers le cinquième jour; ou si l'anxiété est légère. »

Dans la dyssenterie, Degner avance qu'un très-mauvais signe était le vomissement de sang. Il a vu cependant guérir un malade qui avait présenté ce symptôme à la suite d'un émétique; mais le malade était fortement constitué et de plus habituellement sujet, dans l'état de santé, depuis plusieurs années, et probablement par suite d'une chute, à des vomissemens de cette nature.

Il ajoute que dans cette même maladie, le vomissement de matières fétides, purulentes, ou autres, semblables à des excrémens, étaient du plus fâcheux augure (1).

Dans les fièvres muqueuses, il survient des vomissemens de mucosités blanchâtres, plus ou moins consistantes, mêlées d'un fluide visqueux, liquide, et d'une fadeur insupportable. Il s'y mêle souvent des vers de toutes les espèces, tantôt vivans et tantôt morts (2).

Dans l'ileus, c'est un signe funeste que le vomissement de matières fétides purulentes et comme de matières fécales très-déliées, La mort sera très-prochaine, si à ce vomissement se joint la prompte cessation des douleurs abdominales sans raison suffisante.

Les vomissemens qui se composent de matières muqueuses, mêlées de bile, sont en général utiles,

Les vers rendus par le vomissement constituent un signe toujours favorable; mieux vaut toutefois qu'ils sortent morts que vivans.

Les vomissemens de matières bilieuses, rouillées, trop considérables ou trop prolongés à la suite des plaies et des contusions de la tête, sont redoutables.

Les vomissemens de sang, lors d'une maladie

---

(1) Degner, de dyssenteriâ, p. 23.

(2) Wagler et Rœderer, op. citat. passim,

fébrile, sont mauvais ; ils sont fâcheux dans le cours d'une maladie aiguë, bien plus fâcheux encore si le sang est noir et fétide.

Le vomissement de toute matière corrompue, noire, livide, fétide, dans le cours d'une maladie aiguë, est de mauvais présage, surtout s'il s'y joint une débilité extrême, l'insomnie, la surdité et le délire. Voyez l'histoire de la maladie de la femme qui demeurait sur la place des Menteurs. Le douzième jour de sa maladie, elle rendit par le vomissement des matières noires et fétides ; elle expira le quatorzième.

Tout vomissement symptomatique est fâcheux : je l'ai dit plusieurs fois ; mais si la matière d'un tel vomissement est de la bile pure, d'un jaune décidé, foncé, elle ajoute encore au danger du pronostic. Le vomissement d'une bile verte, porracée, est d'un pronostic encore plus fâcheux.

Le vomissement de matières noires, en apparence sanguinolentes, séreuses, acides et comme corrosives, faisant effervescence avec les carbonates, matières dites atrabilaires, annonce dans les maladies aiguës une mort prochaine.

Le vomissement de sang noir, soit liquide soit grumelé, quoique accompagné d'un pouls très-mauvais, des signes de la plus grande faiblesse, n'est cependant pas dans les maladies aiguës d'un pronostic aussi funeste que le vomissement dit atrabilaire.

Si les matières rendues par le vomissement déposent des substances comme hachées, une espèce de marc d'herbes, on reconnaît à ce signe le vomissement iliaque, tant aigu que chronique et qui est toujours accompagné du plus grand danger (1).

Les vomissemens purulens qui ne se rencontrent pas très-fréquemment dans la pratique, ont lieu à la suite d'abcès formés dans le foie, de dépôts qui se développent dans l'estomac ou dans les intestins, etc. Ces vomissemens sont toujours salutaires, quoiqu'il eut été plus avantageux que l'évacuation de la matière purulente prit la voie des déjections alvines. Du reste c'est toujours de l'ensemble des symptômes concomitans que doivent être déduits les signes fournis par les vomissemens de cette nature.

Envisagé sous le point de vue de ses significations générales proprement dites, le vomissement est ou symptomatique ou critique.

S'il se présente dans la période d'augmentation de la maladie; s'il se répète fréquemment, et qu'il se prolonge long-temps; s'il tourmente en vain le malade ; s'il n'a aucune influence, ou s'il n'en a qu'une fâcheuse sur la marche générale

---

(1) Leroy, du pronostic dans les maladies aiguës, §. 161-166.

de la maladie ; s'il n'apporte pas une diminution notable dans les autres symptômes, et une sensible amélioration dans l'état du malade, on doit le réputer symptomatique et fâcheux.

Mais si le vomissement se déclare spontanément au début d'une maladie gastrique, sans aucun signe d'inflammation ; si, dans les autres maladies, il a lieu aux temps critiques, au milieu d'un certain nombre d'autres signes favorables ; si le malade se plaint d'anxiétés, de lassitudes générales, d'une sorte de prurit de l'estomac, d'amertume de la bouche, de salivation abondante ; si, après le vomissement, le malade se sent soulagé, et si réellement on s'aperçoit qu'il y ait une amélioration réelle, que les urines, auparavant claires et blanches, deviennent sédimenteuses, que le sommeil remplace l'agitation et que le calme de l'esprit fasse place aux inquiétudes, on peut regarder le vomissement comme critique.

Il faut bien moins compter, parmi les heureux effets du vomissement, les matières qu'il entraîne et dont il débarrasse l'estomac, les intestins, le foie, etc., que la suppostion qui s'y joint de la cessation du spasme, des irritations qui existaient auparavant ; que les secousses salutaires qu'il imprime à tout le système, et dont l'effet doit être le rétablissement de l'équilibre général, dans un moment où la nature y est d'ailleurs disposée ; qu'une ex-

citation salutaire avantageusement propagée jusques dans les vaisseaux capillaires exhalans et absorbans ; qu'une action tonique, universellement
répandue , et que rien ne saurait remplacer. C'est
surtout en calculant d'une manière judicieuse ces
différens effets du vomissement, que l'on parviendra à en établir les justes significations. On
voit tous les jours des vomissemens suivis d'une
amélioration très-grande , quoique les matières
évacuées aient été nulles, ou à peu près. Sydenham
en avait fait la remarque : *Sæpè miratus sum ,*
dit-il , *dum fortè materiam vomitu rejectam
aliquando curiosè contemplabar , eamque nec
mole valdè spectabilem , nec pravis qualita-
tibus insignem , quî factum fuerit ut ægri
tantùm levaminis indè senserint : nempè , vomitu peracto , sæva symptomata quæ et ipsos
excruciarant et adstantes perterrefecerant , mi-
tigari solent ac solvi* (1).

Les vomissemens spontanés dans le typhus et
dans toutes les maladies aiguës , graves , qui
ne sont pas suivis de soulagement, sont mortels (2).

Plus le vomissement est fréquent et durable,
et plus il est à craindre. Quelquefois il entraîne
ainsi la paralysie ou la rupture de l'estomac,

---

(1) Observ. medicæ , s. 1 , cap. 4, p. 56.

(2) V. Sarcone , Hildenbrandt , Huxham , Sydenham , etc.

comme l'ont vu Sperling, Lommius et Hoffmann (1).

Le vomissement qui survient dans le cours de la diarrhée chronique, est moins à craindre que la diarrhée qui se joint à un vomissement habituel.

Le hoquet qui succède au vomissement dans les maladies, doit nous faire tenir sur nos gardes.

Dans les maladies aiguës, légères, la céphalalgie jointe à une sensation de pincement, à une irritation modérée de l'orifice de l'estomac, donne bientôt naissance à un vomissement bilieux ordinairement salutaire. Le moindre frisson qui advient dans cette circonstance, accélère le vomissement, et ajoute à ses salutaires effets. Cléonactis, qui demeurait au-dessus du temple d'Hercule, avait mal à la tête depuis le commencement de sa maladie. Le vingt-quatrième jour il éprouva du frisson et du refroidissement au cerveau ; il vomit, peu après, une grande quantité de matières jaunes et bilieuses qui le soulagèrent beaucoup. Le quatre-vingtième jour, la fièvre cessa, et la maladie fut complètement jugée.

Les ruptures de l'œsophage, et plus encore de l'estomac lui-même, d'ailleurs toujours mortelles, sont quelquefois le résultat ou l'effet des vomis-

____

(1) Hoffmann. Dissert. de vomitu. opera. Supp. t. 2, §. 47, p. 261 à   .

semens trop violens, trop souvent répétés et trop long-temps prolongés.

Le docteur Pye a vu un vomissement très-fréquent et très-fort chez un goutteux, devenir vraiment critique dans cette maladie. Le fait a été rapporté par Zimmermann (1).

Il est rare de voir une maladie aiguë un peu longue se terminer complètement et être jugée en entier par le seul vomissement; excepté toutes fois les fièvres gastriques.

Lorsqu'au début d'une maladie aiguë le malade est tourmenté par un vomissement laborieux, opiniâtre, symptomatique, on a lieu de s'attendre que cette maladie sera grave et dangereuse. La petite vérole fait cependant exception. Le plus ou moins de danger de cette maladie ne paraît pas répondre au vomissement plus ou moins laborieux et opiniâtre qui a lieu durant son prélude.

Si, dans le cours d'une fièvre aiguë, le malade se trouve tourmenté de nausées fréquentes et sans effet ou sans résultat, ce symptôme annonce du danger (2).

Si à la suite d'une maladie grave, et au milieu des symptômes qui semblent commencer la

____

(1) Expérience, t. 2, p. 84.

(2) Leroy, du pronostic dans les maladies aiguës, §. 158, 159 et 160.

convalescence, le malade ne savoure pas les alimens, et que leur impression ne provoque que
des nausées et même le vomissement, craignez
la rechute; particulièrement si l'on ne s'aperçoit
d'une augmentation des forces, si l'haleine reste
forte et fétide, s'il y a encore altération, pâleur
de la face, insomnie, agitation, gonflement des
paupières, etc.

SIGNES DÉDUITS DE LA POLYPHYSIE,

OU DES FLATUOSITÉS:

L'air n'est pas seulement pour l'homme et les
autres êtres vivans un fluide ambiant, au milieu
duquel ils se meuvent et dans lequel ils viennent
tous puiser un des principaux élémens de la vie;
il est encore un des produits, l'un des résultats de
la vitalité qui le fournit par voie d'exhalation, et
peut-être aussi le principe constituant, l'agent
élémentaire de tous les corps organiques. Repor-
tons un instant la pensée sur les analyses végétales
et animales; sur les sécrétions ou les exhalations
gazeuses des plantes; sur la vésicule aérienne
ou la vésicule natatoire de presque tous les pois-
sons, etc.

Considéré plus spécialement chez l'homme, l'air
existe dans l'économie, 1° par voie d'injection;
introduit qu'il est en nature, en substance à l'aide

de la respiration, áu moyen de la déglutition,
par l'absorption cutanée ou par les lavemens:
2° par voie de la fermentation alimentaire ; la première décomposition des alimens donnant lieu à
une soustraction d'air, à un véritable dégagement
de gaz, souvent très-considérable : 3° par voie d'exhalation vitale, par sécrétion ; tels sont quelques
vents intestinaux, les vents qui circulent dans le
domaine du tissu cellulaire, le météorisme dans
les maladies aiguës, la tympanite, les pneumatoses,
l'emphysème spontanée, etc.

Envisagés comme cause, envisagés surtout
comme effet, les vents, *flatus*, φὺσн, πνεύμα,
jouent dans les maladies un plus grand rôle qu'on
ne le pense communément. Le plus souvent ils se
trouvent dans l'économie dégagés en trop grande
quantité, ou dirigés vicieusement sur des points où
ils deviennent plus ou moins nuisibles. Cette double altération, ces deux modes de lésions bien déterminés, seront démontrés par des faits incontestables. Mais n'y a-t-il pas aussi des conditions
dans lesquelles ces fluides aériformes manquent
à l'économie et péchent par défaut. Leur sécrétion dans le corps humain n'a-t-elle pas un
emploi déterminé, un but d'utilité fixe ; ou
cette exhalation n'est-elle que superflue et
maladive ? Nous n'avons aucune donnée pour résoudre cette question. Je citerai néanmoins ici le
passage suivant du docteur Landré-Beauvais : « il

y a des cas où l'expulsion des flatuosités est désa-
vantageuse. Les organes digestifs sont quelquefois
si relâchés que les changemens dans les alimens
ont peine à s'opérer : alors il vaut mieux que les
gaz soient retenus et irritent pendant un certain
temps l'estomac et la partie supérieure du tissu
alimentaire. C'est dans ces circonstances que
Christ. L., Hoffmann et Vedekind ont tant
loué les éructations qui étaient repoussées chez
les hypocondriaques. »

Les congestions flatueuses existent tantôt à l'état
symptomatique, tantôt à l'état critique. La première condition est infiniment plus commune. A
peine s'il est un léger dérangement de santé, une
simple indisposition, une maladie quelconque dans
laquelle les vents ne se soient présentés comme
un symptôme plus ou moins incommode, comme
un effet plus ou moins grave de la maladie principale : aussi à la suite de toutes les ouvertures de
cadavres trouve-t-on les intestins et la capacité
abdominale plus ou moins distendus par de l'air.
Ordinairement l'estomac et les intestins grêles
contiennent du gaz acide carbonique, et les gros
intestins de l'azote et de l'hydrogène.

Toutes les circonstances qui retardent, prolongent, suspendent et dérangent le travail
de la digestion, donnent lieu à une production plus ou moins considérable des vents : *eruc-*

tationes post cibos et potus evenire solent (1).

Les fièvres muqueuses, les congestions vermineuses ont pour symptôme très-ordinaire des accumulations souvent considérables de vents dans les intestins et dans l'estomac (2).

On a remarqué plusieurs fois, dans le cours de diverses angines, des emphysèmes considérables du cou et de la poitrine; plusieurs fois aussi l'emphysème a été la suite des toux convulsives, de la coqueluche, de la toux chronique des phthisiques.

Rien n'est plus commun que des flatuosités extrêmes dans l'hystéricie, dans l'hypochondrie, dans la manie et en général dans toutes les affections nerveuses. Sous ces conditions morbifiques on a souvent eu à noter des emphysèmes de l'abdomen, du cou, du sein, etc. Levret a vu des affections hystériques se juger par des rots utérins.

____

(1) Hipp. de flatibus.

Quoiqu'en aient pensé des commentateurs fort recommandables, entr'autres Erotian et Galien, le traité *de flatibus* ne me paraît pas appartenir à Hippocrate. Je trouve dans ce travail une marche didactique, une suite et une étendue de raisonnemens, une absence de faits et d'observations, de longues et de fastidieuses répétitions, qui s'éloignent beaucoup trop de la manière originale et des principes sévères du père de la médecine.

(2) Wagler et Rœderer, p. 64-67 et suiv. Van-den-Bosch, §. 71-72.

Dans tous les cas de lésion organique des viscères abdominaux, dans les engorgemens, les obstructions et les squirrhes de ces organes, dans les phlegmasies de ces parties, il y a toujours des amas plus ou moins considérables de vents. Les flatuosités sont inséparables de l'ileus et ajoutent à ses dangers. Il existe quelques faits d'ileus dans lesquels des tumeurs venteuses ont servi de guérison à la maladie principale.

Les flatuosités abdominales se joignent fréquemment aux affections arthritiques, invétérées, et dont les accès reviennent fréquemment, ainsi qu'aux rhumatismes qui affectent une marche analogue.

Il n'est pas rare de voir des douleurs vagues, très-intenses, qui se portent tantôt sur un point et tantôt sur un autre, et qu'on qualifie de rhumatismes, se terminer, surtout après des frictions, soit sèches soit médicamenteuses, par un grand nombre de rots ou de vents sortis spontanément et avec force. Ces faits, que quelques praticiens méprisent, se présentent fréquemment à l'observation; et des médecins estimables en ont tenu note (1). Les malades atteints d'hystéricie en four-

____

(1) With. Traité des maladies nerveuses, passim; et t. 1, p. 475.

Arbuthnot, Traité des effets de l'air sur le corps humain, p. 48-49.

nissent de fréquens exemples. Le docteur Maloui
a décrit, sous le nom de fausse goutte, une épid‹
démie de rhumatismes qui régnait à Paris en 175
et qui se terminait fréquemment par des emphy
sèmes (1). Le docteur Vidal de Marseille, dans l
travail déjà cité, rapporte des faits de lumbago ‹
de rhumatismes qui se sont terminés par la tyn
panite. On en lit deux observations intéressant‹
dans les consultations d'Hoffmann (2).

Lorry dans son savant traité *de morbis cut‹
neis*, remarque que la plupart des maladies de
peau, et particulièrement les dartres, sont accor
pagnées de flatuosités. Il n'est point de fièvr‹
éruptives qui ne se terminent quelquefois et d'u
manière inquiétante par des emphysèmes ou d
pneumatoses partielles ou générales : cela est pl
fréquent après la scarlatine. On trouve dans l
annales de Wurtzbourg, un exemple d'emphysèn
co-existant avec un érysipèle (3).

Combalusier, Traité des maladies venteuses.
Vidal de Marseille, Essai sur le gaz animal, p.
et suiv.

Frank, de curand. homin. morb. lib. 6, p. 1, §. 70ç

(1) Acad. royale des Sciences, an. 1651. Mémoire
p. 157.

(2) Cent. 2 et 3, s. 3, p. 253, cas. 66-67.

(3) Thomann, t. 1, p. 175.

Dans les fièvres érysipélateuses, les phlyctènes ne contiennent souvent qu'un fluide aériforme.

Dans la petite vérole, on observe fréquemment des pustules en assez grand nombre, qui ne contiennent que de l'air. On l'observe aussi dans les boutons de la miliaire, de la scarlatine et des pemphigus : mais dans la petite vérole il se déclare en outre une pneumatose générale ou un emphysème, dont les dangers varient suivant l'époque de la maladie, à laquelle ces épigénomènes se manifestent. L'emphysème ou tuméfaction générale de la peau, vers le cinquième ou septième jour de la maladie, en est un symptôme inséparable, et n'a guère aucune valeur. Celui qui survient pendant l'acte même de la suppuration est mortel. Celui qui se déclare lors de la desquamation est grave, mais susceptible de guérison (1).

Des pneumatoses assez considérables se joignent à l'apoplexie, dont elles augmentent les dangers : j'en ai vu plusieurs exemples, et j'en trouve aussi dans la collection des médecins de Breslaw (2).

L'emphysème s'unit souvent aux accidens variés causés par les divers poisons, et surtout par

---

(1) Klein, interpres clinicus. Edidit. F. J. Double, Parisiis, 1809, p. 99.

(2) Ouv. cité, p. 368.

les poisons narcotiques, comme l'un des fâcheux effets, l'une des conséquences graves de l'empoisonnement (1).

La chirurgie a recueilli des faits d'emphysème déclaré sur tel ou tel point, à la suite de trop lourds fardeaux portés sur la tête et les épaules, à la suite de chutes, de contusions (2) ou de blessures; pendant les efforts des accouchemens laborieux, l'emphysème survenant tantôt à la femme, tantôt à l'enfant. Elle a fait connaître plusieurs emphysèmes traumatiques, soit qu'à la suite de plaies de nature diverse l'air atmosphérique ait pénétré du dehors dans le tissu cellulaire, soit qu'exhalé dans l'économie même, le fluide aériforme s'accumule vicieusement sur un lieu déterminé du tissu cellulaire, dans une cavité, etc. Le cerveau lui-même, le cœur et les vaisseaux sanguins ne sont pas à l'abri de ces accumulations. La luxation de l'humerus a occasionné un emphysème observé par Dessault, et mentionné par Bichat. Dans

____

(1) Wepfer, de cicut. aquat.

(2) Koelpin, de emphysemate notabiliori. acta societatis med. Havn. t. 1, p. 272 et 281.

Morgagni, de sedib. et caus. morbor. epist. V, art. 24, epist. VII, art. 14 et 23.

Bonnet, sepulchret. anat. s. 2, additam. ob. 11-12.

Bichat, Anatomie générale, t. 1, p. 15.

toutes ces circonstantes, et sous toutes ces conditions, les dangers se déduisent de la nature et de l'importance du lieu où se fait l'accumulation de l'air, de l'étendue de l'emphysème et de l'ensemble des symptômes concomitans.

On a vu des fièvres intermittentes et rémittentes guéries, ou du moins leurs accès terminés, par des flatuosités considérables qui se dégageaient par la bouche et par l'anus. Sauvages cite l'exemple d'un emphysème à la face, à la poitrine et aux jambes à la suite d'une fièvre quarte. Frank parle d'une tumeur emphysémateuse au bas-ventre liée aux accès d'une fièvre tierce, et qui disparaissait avec l'accès.

Les vents qui sortent par l'anus avec force, dans la dyssenterie, sont d'un très-bon augure. *Flatus pedendo emissi judicantur motus viles et nullius momenti ad curationem*, dit Baglivi ; *et tamen si in dyssenteria flatus qui prius non aderant per inferiora exire incipiant, brevi sanitatem promittunt, ut nos aliquoties observavimus* (1).

Dans l'iléus parvenu à un haut degré, c'est un signe mortel que les malades rendent une grande quantité de vents fétides, et qui sortent comme à l'insu du malade : on peut affirmer alors que la

---

(1) Baglivi, prax. med., lib. 2, cap. 3, §. VII.

maladie se termine par gangrène ? *iliaco pessime habenti si flatus multi ac fœtidi pedendo erumpant, brevi mortem minantur ; quale exemplum vidimus Romæ, anno 1693 in iliaco sexagenario* (1).

L'emphysème des intestins produit le vomissement,

Dans le cours des fièvres catarrhales, les malades éprouvent quelquefois des douleurs vagues et comme des vents qui errent en divers sens sur diverses parties : j'en ai vu beaucoup d'exemples durant les fièvres catarrhales qui ont régné cet hiver. Il se forme fréquemment des pneumatoses du tronc et des extrémités ; les tégumens dans une étendue plus ou moins grande deviennent tendus, tuméfiés sans altération de leur couleur naturelle, et laissent entendre une sorte de crépitation sous la pression qui les explore ; tous ces accidens cèdent à une éruption plus ou moins considérable de vents par haut et par bas. Le docteur Vidal, dans son excellent essai sur le gaz animal, a, l'un des premiers, donné à cette remarque toute la lucidité qui lui appartient, d'après des observations répétées durant le catarrhe épidémique de 1775-76.

L'emphysème, les pneumatoses sont une terminaison que les maladies ont affectée dans des épi-

----

(1) Baglivi, prax. med., lib. 2, cap. 3, §. VII.

démies dont on nous a conservé l'histoire. Frank en cite plusieurs, et la médecine vétérinaire possède un assez grand nombre de faits semblables.

On a vu que dans la peste il se déclare des emphysèmes considérables, peu de temps après la mort ; on a vu ces mêmes pneumatoses dans les maladies pestilentielles précéder la fatale catastrophe, seulement de quelques heures.

On trouve souvent dans les ouvertures de cadavres des phlyctènes considérables, remplies d'air. Il n'est presque pas de partie du corps humain sur laquelle on n'en ait observé.

Le docteur Chirac (1) décrit une épidémie de fièvres subintrantes qui a régné à Rochefort, et pendant lesquelles il se déclarait constamment *une enflure générale, flatueuse,* qu'une légère moiteur dissipait.

Baglivi, en parlant de la péripneumonie, s'exprime ainsi : *Si, morbo declinante, abdomen de flatibus nunc intumescat nunc detumescat, bonum ; sanantur enim ut plurimum* (2).

On a vu quelques cas de fièvres putrides se terminer heureusement par le pneumatocèle, et un plus grand nombre encore par des rots, par des vents amers, fétides et rendus en très-grande

---

(1) Traité des fièvres malignes.
(2) Prax. med., p. 37.

quantité. Celse et Huxham ont constaté les bons effets de ces mouvemens de la nature, surtout si l'art y joint le salutaire secours des émétiques (1).

L'accumulation des vents dans l'estomac s'annonce par les symptômes suivans : tumeur convexe, élastique, sous le sternum, avec douleur au cœur et palpitations; anorexie; dyspnée; oppression de la poitrine; douleur mordicante à la région précordiale; cardialgie; rots avec des nausées; agitation extrême; déglutition difficile; contraction spasmodique de la gorge; altération, etc.

Dans les gastrites et les entérites, les pneumatoses du canal digestif sont un effet nécessaire de la maladie : et telle est l'expansion que peuvent prendre les gaz dans ce canal que, retenus sur tel ou tel point, au moyen des spasmes, des obstructions ou des matières fécales, la rupture de l'organe en a été quelquefois la suite. Des syncopes violentes et comme mortelles; des douleurs inexprimables; les sueurs froides; des coliques atroces de l'estomac, etc., sont souvent l'effet de ces flatulences des intestins.

Des douleurs pleurétiques venteuses; des douleurs vagues aux épaules, aux lombes, aux reins; le sein considérablement tuméfié et comme em-

---

(1) Celse, lib. 1, cap. 3.

Huxham, opera, t. 1, p. 238.

physémateux ; des vertiges avec bruissement des oreilles et presque des symptômes apoplectiques ; des palpitations du cœur, avec inégalité et intermittence du pouls ; des tumeurs rénittentés de l'hypochondre gauche, simulant les inflammations et les engorgemens du foie ; la rétraction des testicules et de la verge, tous ces symptômes se présentent sous l'action de la polyphysie et se dissipent avec l'évacuation des vents par haut et par bas.

Il est des pneumatoses sthéniques que l'art ainsi que la nature font cesser par des évacuations sanguines, avec des débilitans de diverse nature. Il en est, au contraire, qui se développent sous l'influence de l'asthénie : celles-ci sont toujours plus rebelles, plus graves et plus fâcheuses.

Les pneumatoses nerveuses spasmodiques sont les plus communes et les moins à craindre, lorsqu'on parvient à en bien déterminer la nature.

De toutes les accumulations de vents, dont la pathologie générale nous fournit des exemples, les deux plus notables sont le météorisme pour les maladies aiguës, et la tympanite pour les affections chroniques.

J'ai énuméré ailleurs les signes fournis par le météorisme (1).

____

(1) V. t. I, p. 386 et suiv.

La tympanite qui est le résultat d'une lésion organique, est certainement mortelle.

Stoll a vu la phthisie se terminer par une tympanite. J'en ai actuellement un exemple sous les yeux.

Les tympanites qui dépendent d'une cause externe, d'un froid ressenti, de boissons glacées prises après avoir eu très - chaud, et celles qui succèdent à une fièvre intermittente, sont susceptibles de guérison : toutefois on doit toujours se tenir en garde contre les récidives qui manquent rarement d'être funestes. Les femmes qui pendant la grossesse, ou à la suite des couches, sont prises de tympanite, en guérisent ordinairement ; mais il est assez commun de voir la maladie se reproduire sous l'influence de telle ou de telle autre condition morbifique, et alors le cas est toujours grave.

La plupart des maladies du bas-ventre venues à l'état chronique, laissent craindre la tympanite.

L'explosion des vents dans la tympanite est rarement critique.

La tympanite est quelquefois une terminaison de l'enterite spontanée et du mauvais usage des excitans.

La tympanite complique quelquefois l'ascite (1).

______

(1) Hoffmann, consult. opera, t. 4, cent. 2-3, l. 3, cas. 68, p. 266.

Dans d'autres circonstances, ces deux maladies sont la conséquence l'une de l'autre, quoiqu'il arrive bien plus fréquemment que l'ascite succède à la tympanite. Du reste la distinction de ces deux affections n'est pas toujours aisée, et leur coïncidence de même que leur succession restent assez constamment mortelles.

SIGNES FOURNIS PAR LES DÉJECTIONS ALVINES.

Les médecins ne se donnent certainement pas assez à l'inspection des déjections alvines; empêchés qu'ils en sont, les uns par une fausse honte, les autres par une répugnance mal entendue, certains par des opinions exclusives et par des idées théoriques que la nature repousse et que l'expérience condamne.

Cette partie de la séméiotique se présente cependant dans la clinique avec d'immenses avantages. Aucune autre sécrétion n'est autant évidemment ni aussi promptement critique que celle-ci; aucune surtout n'arrive à juger un plus grand nombre de maladies d'espèces différentes. Voyez la collection d'observations si éminemment instructive des épidémies d'Hippocrate, dans laquelle vous retrouvez presque toujours la nature abandonnée à ses seules forces, livrée à ses propres mouvemens, dégagée de toute influence de la part des secours de l'art. Eh bien là le plus grand nombre de malades ont vu leur santé se rétablir par les salutaires effets des déjections alvines. C'est la voie de solution que la nature affectionne dans la plupart des maladies aiguës, dans les fièvres éruptives, etc. : et c'est surtout en suivant cet utile exemple et en cherchant à imiter ou à prévenir ces mouvemens efficaces que l'art obtient de brillans et de solides succès (1).

Bien qu'il soit assez difficile de déterminer les qualités des déjections alvines dans l'état naturel; encore qu'il n'y ait rien de fixe sur le nombre de ces déjections, et qu'on puisse citer d'étonnantes variations sur ce sujet; quoique enfin la quantité, la couleur et la consistance de cette sécrétion se montrent variables à l'infini, même chez les personnes en santé, on peut cependant avancer en général que les individus qui se portent bien, vont à la garde-robe une fois par jour. Leurs selles bien moulées sont d'une consistance telle qu'elles ne paraissent ni molles ni dures. La matière en est humide, homogène, jaunâtre. L'odeur est celle des matières fécales ordinaires. Enfin l'excrétion qui s'en fait facilement et sans douleur, est au contraire suivie d'une particulière sensation de bien-

---

(1) V. Freind. commentar. de febribus. comment. 7, p. 28 et suiv.

être et comme de débarras, que tout le monde a éprouvée et que l'on ne saurait décrire.

Un tel état des déjections alvines atteste l'intégrité des fonctions digestives et l'intégrité du mouvement péristaltique des intestins ; deux ordres de fonctions dont l'influence sur la vie et sur la santé occupe le premier rang dans l'économie.

Remarquons toutefois que sans nuire d'une manière notable à la vie ni à la santé, plusieurs circonstances peuvent apporter de plus ou moins grands changemens à cet état normal des déjections alvines. Chez les enfans, les selles sont plus fréquentes, plus liquides, plus blanches et moins fétides. Pendant l'automne, et sans doute par l'influence de l'humidité et de la température de l'air jointe à l'action des fruits de la saison, les selles sont plus liquides et plus abondantes : aussi est-il d'observation clinique que les déjections critiques aussi bien que les diarrhées essentielles ou symptomatiques, deviennent bien plus communes à cette époque de l'année. Les climats chauds, l'usage immodéré du vin, des liqueurs spiritueuses et des alimens épicés rendent les matières fécales, plus rares, plus fétides, plus consistantes et plus sèches. Le lièvre, les préparations ferrugineuses et quelques fruits, les colorent en noir ; les épinards leur communiquent une teinte verdâtre ; elles sont rendues jaunes par l'emploi de la rhubarbe, du safran, blanches par la diète lactée, etc.

Après avoir long-temps suivi et médité les salutaires efforts de la nature dans les maladies aiguës,
les médecins ont cherché à les imiter et à les reproduire à volonté : en toutes choses l'homme est
bien aise de mettre un peu du sien. De là vient l'emploi des évacuans, à l'aide desquels, on doit en convenir, nous sommes arrivés à simplifier, à abréger
un grand nombre de lésions, et qui exercent un si
grand empire sur le domaine des sécrétions , spécialement sur les déjections alvines. Aussi faut-il
une forte application de l'esprit et une grande justesse de jugement pour distinguer dans la marche
des maladies, celles des modifications des déjections alvines qui sont le produit des remèdes administrés, et celles qui naissent des mouvemens
spontanés de la nature. Celles-ci se trouvent constamment en rapport avec l'ensemble des symptômes dont elles ne sont qu'une partie, qu'une conséquence. Les autres concourent, au contraire,
rarement et seulement d'une manière toute for-
tuite avec ces mêmes symptômes.

Dans la seconde classe de modifications des déjections alvines, on retrouve les selles critiques ou
salutaires et les selles symptomatiques ou nuisibles.
Les matières rendues attestent la crise, quand
elles sont abondantes, pultacées, d'un jaune tirant
plus ou moins sur le brun, liquides sans ténui-
té , homogènes ou seulement comme composées de

substances féculentes, mélangées de fragmens de matières fécales. Il s'y mêle quelquefois un peu de sang, sans danger. Du reste plus les déjections alvines critiques se rapprochent de ces mêmes déjections dans l'état de santé, plus elles sont salutaires.

Les borborygmes, ou sortes de craquemens des intestins, les bruissemens, les coliques, des douleurs dans la région lombaire, la tuméfaction du bas-ventre, les vents, le pouls intermittent avec tension de l'artère, sont autant de symptômes qui précèdent et qui annoncent les flux de ventre critiques.

Les selles critiques qui sont suivies d'une amélioration sensible dans l'état général du malade, qui arrivent d'ailleurs aux époques des crises et au milieu des autres signes sécréteurs, ont surtout lieu par les temps humides et tempérés, durant les constitutions automnales, ainsi qu'on en voit des exemples dans la troisième constitution du premier livre des épidémies d'Hippocrate, et ainsi que cela a été confirmé par tous les observateurs de maladies catastatiques.

Au contraire les déjections alvines sont symptomatiques ou mauvaises, quand elles se joignent à une chaleur générale et mordicante du corps, à la tension et à l'aridité de la peau, à la sécheresse de la langue, à une soif intense, à de l'anxiété précordiale, à une agitation continuelle, à la fré-

quence du pouls, avec plus ou moins de dureté et
d'inégalité, à un regard triste et abattu, à la douleur du bas-ventre, douleur que le toucher rend
encore plus intense.

Dans cet état de choses, les matières rendues
sont liquides, tenues, inodores ou fétides, de couleurs diverses. L'excrétion s'en fait assez fréquemment, avec plus ou moins d'irritation et de douleur, dans les premiers temps de la maladie et au milieu d'un affaiblissement qui va toujours croissant.

La liberté du ventre, en santé comme en maladie, est toujours avantageuse. Au contraire, il
est fâcheux que le ventre reste paresseux, qu'il
soit dur, resserré; il est plus fâcheux encore qu'il
y ait constipation absolue.

La constipation a lieu de deux manières; ou les
matières fécales ne se séparent pas dans les intestins grêles, et ne sauraient par conséquent être
versées dans les gros; ou bien une fois séparées
dans les premiers intestins et versées dans le cœcum, le colon et le rectum, elles sont retenues là
par une faiblesse générale, par l'atonie des intestins, et par le relâchement des muscles du bas-
ventre, enfin par une excitation générale quelconque. La constipation, fâcheuse dans l'un et
l'autre cas, en maladie surtout, l'est encore davantage dans la seconde condition.

Des borborygmes des vents très-fétides, le

ballonnement, la tension, la dureté et la sensibilité du ventre, caractérisent la seconde sorte de
constipation : la première se laisse reconnaître par
l'absence de ces signes et de plus par la mollesse
et le relâchement des régions abdominales.

Un froid très-intense, des chaleurs considérables, les constitutions pléthoriques et les tempéra-
mens robustes, l'abus des plaisirs de l'amour, les
méditations et les études trop prolongées, les soins
et les soucis domestiques, quelques alimens, les
boissons spiritueuses, certains fruits, une classe
entière de médicamens donnent lieu à la constipation. C'est une maladie endémique dans quelques
contrées, à Rome, par exemple : c'est aussi l'état
habituel des vieillards.

La grossesse entraîne la constipation d'une manière presque purement mécanique : ce sont de ces
considérations qu'il ne faut pas oublier dans l'éva-
luation des symptômes, pour arriver heureusement
à la formation des signes.

Toute excitation générale ou locale, mais un
peu intense ; la fièvre ; l'inflammation ; des phlegmasies locales, violentes ; un état nerveux assez fortement prononcé, en privant sans doute les intestins
de la mucosité qui les lubréfie dans l'état de santé,
donnent lieu à ce genre de constipation, qui consiste dans la stagnation et l'endurcissement des
matières fécales vers les derniers intestins.

La constipation doit être rangée au nombre des

prodromes généraux des maladies aiguës; et d'un
autre côté, on voit que la diarrhée devient un
mouvement critique, salutaire dans la plupart de
ces mêmes maladies (1).

La constipation précède, annonce et favorise
la formation du plus grand nombre des maladies
chroniques.

La constipation est toujours mauvaise dans les
maladies qui directement ou indirectement intéressent la tête : on le voit surtout dans l'apoplexie,
dans le délire. La constipation est alors un des
plus graves accidens.

Dans les pertes utérines il faut éviter avec soin
et par des moyens convenables, les constipations
opiniâtres et prolongées.

La constipation jointe à l'engourdissement des
extrémités laisse craindre la paralysie des intestins.

Si après une dyssenterie grave, il se déclare
une constipation forte et opiniâtre, on doit présager une lésion profonde dans le canal intestinal.

La tuméfaction douloureuse des hypocondres
avec resserrement du ventre, dans les maladies

---

(1) V. ma dissertation sur l'imminence des maladies,
§. 11, p. 18; et Hoffmann, dissert. de judicio in morbis
ex urinâ aliisque excretionibus opera, in - fol. t. 1,
p. 386.

aiguës, est d'un fâcheux pronostic : le danger s'aggrave, si le délire survient.

Les individus qui ont le ventre paresseux sont sujets aux vents, particulièrement lorsque la constipation est due à un état spasmodique fixé sur les intestins.

Dans les cas d'obstructions profondes situées sur un des points de la cavité abdominale, il y a constipation, et le peu de matières fécales rendues a une couleur blanche plus ou moins prononcée.

Dans l'hypocondrie, dans l'hystéricie, dans la manie et dans la mélancolie, attendez-vous toujours à la constipation, et mesurez sur l'intensité de ce symptôme le degré et les dangers de chacune de ces maladies.

Lorsque la constipation est un des symptômes de l'inflammation des intestins, du squirrhe du pylore, de la matrice, du canal intestinal, la constipation partage tous les dangers attachés à la maladie principale.

Le resserrement du ventre dans toutes les périodes des fièvres gastriques, des fièvres putrides, des fièvres malignes et qui persiste pendant la durée entière de la maladie, est d'un mauvais présage.

Durant le cours de la petite vérole, une constipation opiniâtre, est toujours à craindre : elle l'est moins dans la variole discrète que dans la confluente.

Dans la période d'irritation de la plupart des maladies aiguës, le ventre est paresseux ou resserré : on ne serait pas plus fondé à déduire un mauvais pronostic de ce symptôme, qu'on ne serait admis alors à le combattre par les évacuans.

Dans le cours des maladies, la constipation a souvent lieu parce qu'il existe d'autres évacuations considérables. La nature et l'effet salutaire ou nuisible de ces évacuations fixent alors le pronostic lié à la constipation.

La constipation est avantageuse dans les premiers jours qui suivent les couches; si d'ailleurs l'état général de la femme est favorable (1).

Aux approches des crises, la constipation qui n'est pas de longue durée est salutaire.

La constipation est en quelque sorte l'état habituel de la convalescence. .

En général on remarque le resserrement du ventre dans les maladies chroniques de la peau : ce symptôme se montre toujours plus ou moins opiniâtre et plus ou moins fâcheux.

Dans la phthisie, la constipation opiniâtre devient fatigante et incommode; elle est fâcheuse sous ce rapport qu'elle ne tarde pas à donner naissance à la

______

(1) V. Ettmuller, opera, t. 2, p. 1141.
Levret, Art des accouchemens, p. 145.
Pezold, de prognosi in acutis, p. 120, §. 135.

diarrhée colliquative. La constipation marche assez de pair avec les sueurs nocturnes, et elle en présente tous les dangers. La diarrhée remplace assez ordinairement et les sueurs et la constipation.

Lorsque la constipation est l'effet d'une cause mécanique, qui empêche le passage des matières sur un des points du canal intestinal, ou à son extrémité inférieure, le pronostic doit varier suivant la nature de l'obstacle. Ainsi la constipation qui dépend de la rétroversion de la matrice, par exemple, n'offre aucun danger, et il suffit, pour la faire cesser, de redonner à l'utérus sa position naturelle. On a vu des pierres très-volumineuses de la vessie, des excroissances charnues de cet organe, produire une constipation bien plus fâcheuse. Les hernies intestinales sont une cause très-fréquente de constipation. Les sujets attaqués de hernie, depuis très-peu de temps, supportent difficilement la constipation qui en est ordinairement la suite. Si le passage des matières est absolument suspendu, les accidens les plus graves et la mort elle-même surviennent bientôt. La constipation, effet de l'intussusception est très-dangereuse. Des engorgemens cartilagineux ou des excroissances charnues dans le canal intestinal, des retrécissemens, des squirrhes et des ulcérations, occasionnent une constipation dont on peut rarement désigner la cause, mais qui n'en est pas moins rebelle à tous les moyens que l'on emploie pour la combattre. La constipa-

tion est bien moins à craindre lorsqu'elle est déterminée par un état spasmodique de quelque
portion du canal alimentaire, par les effets des
oxides de plomb, par des hémorroïdes gonflées,
par quelque abcès qui se forme aux environs du
rectum, ou enfin par des matières accumulées et
endurcies dans cet intestin (1).

L'état opposé à la constipation devient dans les
maladies tant aiguës que chroniques, une source
féconde d'instruction séméïologique : et je dois
dire que la constipation est le plus souvent, pour
ne pas dire toujours, un signe plus ou moins fâcheux; tandis que la facilité et la fréquence des
évacuations alvines se montrent fréquemment favorables. Citons ici le passage suivant d'Hoffmann:
*In universum etiam animadvertimus non tan-
tùm hoc tempore sed et alio, ubi similes putri-
dæ continuæ febres regnarunt, semper melius
fuisse cum ægris quando alvus fuerit lubrica
et fluida, quam ubi obstructa et contricta; tunc
enim majores anxietates, cephalalgiæ, circà
fauces affectûs inflammatorii, vel purpura
alba, malum sævissimis symptomatibus sti-
patum, successerunt (2).*

---

(1) Landré-Beauvais, Séméiotique, §. 478, p. 189.
(2) Hoffmann, dissertatio medico-practica sistens his-
toriam febris malignæ epidemicæ petechisantis hactenus,

La diarrhée se montre au séméiologiste sous forme critique ou symptomatique : il est bien essentiel d'asseoir les caractères de ces deux manières d'être de la diarrhée. Voyez ce que j'ai dit plus haut sur ce sujet.

S'il se déclare un cours de ventre dans le principe d'une fièvre aiguë, laquelle ait débuté par les symptômes d'une maladie grave, ce serait donner une preuve d'inexpérience que de se flatter qu'à cette période de la maladie ce cours de ventre pût être critique : il concourt, au contraire, avec les autres symptômes à faire connaître que la maladie sera grave et dangereuse (1).

Le cours de ventre qui survient dans une maladie aiguë peut devenir avantageux sans être complètement critique. La qualité des déjections, et surtout le soulagement marqué qu'en éprouve le malade, le font reconnaître. Dans la maladie de Clazomène, les déjections furent copieuses et tenues depuis le commencement de la maladie jusqu'au quatorzième jour; mais le malade les supporta bien, il en fut même soulagé. Le quarantième jour il fut guéri.

Dans une fièvre putride qui régnait catastatique-

---

halæ grassantis 1699. V. aussi Baillou, consil. med., lib. 2, comment. ad histor. 5.

(1) Leroy, Pronostic, §. 170, p. 44.

ment en Angleterre l'an 1719, un grand nombre
d'individus éprouvèrent au douzième jour de la
maladie, une diarrhée suivie de prostrations des
forces sans aucune diminution des accidens fâcheux. Cette évacuation très-considérable et uni-
quement symptomatique n'empêchait cependant
pas la maladie de se terminer vers le seizième jour,
par des sueurs abondantes (1).

Messieurs les partisans exclusifs de l'irritation
fournissent de fréquentes occasions d'observer
cette diarrhée opiniâtre et quelquefois fâcheuse,
qui se manifeste vers le onzième jour des maladies
gastriques simples ou des fièvres bilieuses, lorsqu'on n'a pas satisfait à l'indication bien saisie de
l'émétique dès les premiers jours de la maladie.
Je suis heureux d'avoir à m'appuyer ici de l'expérience de Sydenham, l'un des médecins les plus
dignes de foi en matière d'observation surtout (2).
D'un autre côté la diarrhée est, au contraire, provoquée par l'emploi de ces mêmes émétiques, lorsqu'on les employe à contre-temps dans les cas
d'inflammation par exemple. Cette sage distinction
dictée par la nature, mais que les idées exagérées

____

(1) Clifton Wintringham, comment. nosolog. constit.,
1719.

(2) Sydenham, opera, t. 1, p. 31-43. V. aussi Tissot,
fièvre bilieuse de Lausanne, p. 60, stade 3.

ou les opinions exclusives n'admettent point, n'avait pas échappé à l'habile médecin que je viens de citer (1).

Tout cours de ventre purement symptomatique, dans les maladies aiguës, doit être mis au nombre des signes défavorables.

Le cours de ventre séreux, copieux, fétide, symptomatique, est commun dans les fièvres malignes; il annonce le danger. Ce cours de ventre est d'autant plus fâcheux, il épuise d'autant plus vite les forces du malade, que les selles sont plus fréquentes et plus copieuses.

On doit être fort inquiet sur le sort d'une femme en couches que saisit un pareil cours de ventre, surtout s'il survient dans les premiers jours de l'accouchement, et qu'il se trouve accompagné d'autres symptômes fâcheux. En somme, ici, comme dans le plus grand nombre de cas, le flux de ventre critique devient avantageux, et celui qui est symptomatique funeste. Le flux de ventre critique n'arrive ordinairement qu'après le troisième ou le quatrième jour de l'accouchement, et celui qui est symptomatique survient souvent beaucoup plus tôt. Dans la diarrhée critique les matières excrémentielles sont, comme on le sait, pultacées, jaunes ou blanches, et quelquefois marbrées de

---

(1) P. 63, constitutions des années 1661-2-3-4.

l'une et de l'autre de ces couleurs. Le flux critique porte une notable amélioration dans l'état de la malade, et il ne supprime ni les lochies ni les urines: ces deux sécrétions diminuent seulement de quantité, mais sans être altérées dans leur couleur, dans leur odeur ni dans leur consistance. L'accouchée a de l'appétit; elle dort bien; son pouls est tranquille et son ventre souple. Au contraire, dans le dévoiement symptomatique les déjections sont d'abord bourbeuses et noirâtres; elles deviennent ensuite grisâtres et séreuses, quelquefois aussi glaireuses et sanguinolentes : dès-lors les lochies se suppriment, le ventre devient ballonné, etc. Ce flux alvin opprime les forces, altère les fonctions, il diminue considérablement la quantité des urines et les rend briquetées.

La diarrhée est presque toujours symptomatique et funeste durant le cours des fièvres malignes des enfans.

La diarrhée est au contraire toujours utile dans les affections vermineuses ; pendant le travail de la dentition ; lors des convulsions, et en général, durant le cours des maladies communes de l'enfance.

Sarcone, dans la maladie épidémique de Naples, dont il a laissé l'histoire, a noté comme signes généralement utiles, la liberté du ventre qui existe sans météorisme, sans vomissement, et qui loin de diminuer les forces, les augmente graduellement;

la diarrhée qui survient à l'époque de la coction, et qui n'est pas liée à d'autres symptômes de fâcheuse nature ; le cholera qui, se manifestant dès les premiers jours de la maladie, semble l'attaquer comme dans ses racines (1).

Dans le typhus, dit Hildenbrandt (2), une diarrhée spontanée et modérée, qui survient dès les premiers jours, entraîne après elle des changemens salutaires, si les autres accidens qui l'accompagnent sont d'ailleurs modérés. Le chevalier Pringle assure que quelquefois la maladie contagieuse a été complètement jugée par cette voie. Dans la période nerveuse la diarrhée est constamment dangereuse, lorsqu'elle n'est point critique. Du reste la diarrhée n'est pas toujours strictement nécessaire pour produire une crise salutaire ; car des selles ordinaires ou un peu plus liquides produisent avec une facilité particulière le même soulagement. Les malades sentent ce soulagement d'une manière assez distincte pour le signaler avec une singulière précision.

Une diarrhée légère est avantageuse sans doute à la fin des fièvres lentes nerveuses, mais il ne fau-

______

(1) Istor. ragion. §. 438.

(2) Hildenbrandt, Traité du typhus contagieux, p. 168 et 180.

drait pas regarder comme telles des évacuations alvines, crues, tenues et colliquatives. Dans ces cas, des matières fécales, livides et plombées, quelle que soit leur consistance, sont mauvaises.

La diarrhée dans le principe des fièvres malignes, surtout si les matières rendues sont séreuses, est d'un mauvais augure : plus tard et au milieu de signes critiques, elle est avantageuse. La diarrhée critique est de toutes les sécrétions la plus fréquente et la plus salutaire à l'égard de ces fièvres.

Dans la fièvre pestilentielle qu'il a observée en 1740, Huxham a vu la diarrhée heureusement critique chez la plupart des malades, surtout lorsque les matières rendues étaient bilieuses, brunes et sans trop de sérosité. Mais des matières sanieuses, sanguinolentes et aqueuses, étaient toujours mauvaises : elles avaient, dans tous les cas, une odeur insupportable tant pour les assistans que pour les malades eux-mêmes.

Durant le cours des péripneumonies et des pleurésies, la diarrhée critique termine souvent la maladie avec avantage. La diarrhée symptomatique n'est pas toujours fâcheuse dans ces maladies. Stoll cite plusieurs cas dans lesquels une semblable diarrhée n'a pas empêché la maladie d'arriver à une heureuse terminaison (1).

---

(1) Stoll, ratio. med., t. 1, p. 16.

La diarrhée, dans les maladies chroniques de la poitrine, est presque toujours funeste.

En général, les sueurs arrêtent ou suspendent les mouvemens diarrhoïques ; mais une sueur de bonne nature qui se joint à une diarrhée d'ailleurs critique, en assure d'avantage les salutaires effets.

La diarrhée non critique, accompagnée de sueurs froides et abondantes, est mortelle.

Dans les maladies du foie, surtout dès le principe, les évacuations alvines fréquentes, faciles et liquides sont salutaires. Toutefois, dans les affections chroniques de ce viscère, craignez l'hydropisie si la diarrhée dure trop long-temps.

La constipation est sûrement l'état le plus habituel chez les maniaques, ainsi que je l'ai déjà dit. On remarque cependant chez eux une diarrhée assez fréquente et qui se présente sous deux formes. Dans la première, les déjections ont lieu sans douleurs, elles soulagent le malade et diminuent singulièrement les accès ; souvent cette espèce de diarrhée spontanée a tous les caractères d'une évacuation critique. Dans la seconde il existe chez ces malades, un dévoiement symptomatique très-douloureux accompagné d'un sentiment de chaleur brûlante qui se manifeste quelquefois durant les accès de manie, ou vers leur déclin, en automne surtout. Les douleurs sont poussées quelquefois jusques aux angoisses extrêmes; on a vu certains malades se rouler à terre et mourir peu de jours après (1).

Une diarrhée un peu forte est fâcheuse dans les inflammations en général; elle l'est aussi dans le principe de la plupart des maladies aiguës, à raison de la chûte des forces.

La diarrhée précède quelquefois l'éruption de la petite vérole confluente; elle dure même un ou deux jours encore après que l'éruption s'est faite : cela ne s'observe jamais dans les petites véroles discrètes, dit Sydenham (2).

Les médecins de Breslaw ont vu dans les petites véroles qui régnaient épidémiquément en 1700, toutes les diarrhées fâcheuses; sous ce rapport sans doute, que cette sécrétion détournait plus ou moins la nature de l'important travail de l'éruption. Cependant dans plusieurs épidémies de petite vérole, on a constaté les avantages de la diarrhée durant le cours de chacune des périodes de la maladie. Chez les enfans atteints de la petite vérole, la diarrhée remplace quelquefois la salivation et en conserve tous les avantages. On trouve en général une grande incertitude et beaucoup de variations dans la fixation des avantages ou des dangers du flux de ventre, relativement aux maladies éruptives aiguës, ce qui est

---

(1) V. Pinel, Aliénation mentale, p. 357 et 361.
(2) V. opera, t. 1, p. 81.

pour moi un utile avertissement de ne pas regarder seulement à ce symptôme dans ces maladies, mais de le comparer toujours à l'ensemble des signes pour en bien déterminer la valeur (1).

Les médecins de Breslaw ont vu le flux de ventre constamment salutaire dans une sorte d'épidémie d'épiphoras et d'ophtalmies, qu'ils eurent occasion d'observer en 1701 (2).

On observe assez cons. ..ment la diarrhée colliquative dans les maladies cutanées graves, tant aiguës que chroniques, et qui tendent à la fatale catastrophe.

Il n'est pas rare de rencontrer une sorte de diarrhée périodique chez les valétudinaires, et surtout chez les individus attaqués d'hystérie ou d'hypochondrie ; ce flux de ventre est toujours avantageux : Stahl en avait déjà fait la remarque.

Le flux de ventre, quelle qu'en soit la nature, n'est guère salutaire ; et il est encore moins critique dans les fièvres intermittentes et rémittentes pernicieuses. Six observations de Torti, mettent cette proposition hors de doute (3).

---

(1) V. sur les avantages de la diarrhée dans les fièvres éruptives graves : Hasenhorl, dissert. de febre petechiali. Sandifort, thesaurus dissertationum ; t. 1, p. 101.

(2) Historia morb. Vratislav, p. 237.

(3) Therapeutices specialis, p. 79 et seq.; lib. 1, cap. 9.

La diarrhée est utile dans les leucophlegmasies, mais seulement dès le principe de la maladie; plus tard, ces évacuations ne font qu'ajouter à la faiblesse générale.

La diarrhée, la dyssenterie et le cholera, ont plusieurs fois constitué le symptôme prédominant et pernicieux des fièvres intermittentes et rémittentes malignes.

Une sorte de cholera sec et chronique, se présente fréquemment sous forme symptomatique, dans l'hypochondrie et l'hystéricie; alors ces deux maladies sont poussées à un très - haut degré.

Le cholera a servi de crise à plusieurs maladies aiguës.

Dans tous les cas de diarrhée ou de dyssenterie, c'est un signe avantageux que les déjections prennent graduellement de la consistance; cela est avantageux même dans les diarrhées critiques qui suivent les maladies aiguës : alors la convalescence est aux portes. Mais la suppression subite et sans raison suffisante de la diarrhée ou de la dyssenterie, avec constipation, météorisme, dégoût, perte sensible des forces, etc., est d'un sinistre présage. Cette proposition s'applique avec la même justesse aux cours de ventre qu'on peut observer tant dans les affections chroniques, que dans les maladies aiguës.

La diarrhée qui succède à la dyssenterie est

avantageuse, encore qu'elle ajoute à la faiblesse générale.

Le vomissement qui se joint à la dyssenterie est d'un funeste présage.

Quelquefois les maladies aiguës se jugent par la dyssenterie. La dyssenterie est critique lorsque les malades la supportent sans beaucoup de peine et qu'elle n'est pas de longue durée; quand il y a en même temps cessation ou diminution notable de la fièvre et des autres principaux symptômes de la maladie; lorsqu'enfin les évacuations, de sang surtout, n'étant pas copieuses, les forces du malade restent en bonne et heureuse condition: toutefois il est rare que de telles crises soient suffisantes.

Sydenham-(1) a vu successivement la dyssenterie ou la diarrhée servir de crise à la fièvre continue qu'il a observée en 1675.

Les déjections dyssenteriques, dit Leroy (du Pronostic, § 187), qui surviennent dans le cours d'une maladie aiguë, sont ou salutaires ou d'un pronostic plus ou moins fâcheux, suivant qu'elles soulagent sensiblement le malade ou qu'elles sont purement symptomatiques.

Si avec la dyssenterie un fiévreux est atteint de hoquet, ayez de grandes sollicitudes; s'il survient

_____

(1) Opera, t. 1, p. 137.

ensuite de la difficulté d'avaler et d'autres symptômes d'angine, sonnez les plus pressantes alarmes.

Il ne faudrait pas confondre dans les maladies,
la dyssénterie avec le flux hémorroïdal. Dans le
premier cas, les matières fécales précèdent les
évacuations sanguines ; dans le second, c'est le
contraire.

Les déjections liquides, abondantes et fréquentes, diminuent les forces et occasionnent des
défaillances, souvent même la mort. Voyez les
histoires des maladies de la femme qui demeurait
chez Pantimède, et du jeune homme de la place
des Menteurs.

Les selles qui sont liquides, couleur de jaune
d'œuf, symptomatiques, annoncent quelques dangers. Celles qui sont liquides, vertes, porracées
ou noires, sont d'un augure encore plus fâcheux.
Appollonius d'Abdère, qui mourut le trente-quatrième jour de sa maladie, rendait alternativement
par les selles, des matières noires, vertes, crues,
mordicantes, laiteuses. Dans quelques cas bien
rares pourtant il arrive que de semblables déjections deviennent critiques et salutaires : c'est lorsqu'il y a eu auparavant quelques indices de coction, dans les urines surtout; et que lors du jugement de la maladie, celles-ci contiennent un sédiment blanc et léger, ainsi qu'on le remarque dans
l'observation de Mélidie, dont les urines furent
jusqu'à la fin d'une bonne couleur. Le septième

jour,les déjections se montrèrent tenues, bilieuses, mordicantes et noires. Il parut enfin dans les urines un dépôt blanc, homogène et léger. Le onzième jour la maladie fut complettement et favorablement jugée.

Mieux vaut dans la dyssenterie, qu'il y ait parmi les déjections une grande quantité de sang pur,que de simples filamens noirs et fétides. Voici ce qu'a observé Degner, dans l'épidémie qu'il a décrite : *Sanguinis sinceri excretio per alvum non erat morbi symptôma essentiale et simpliciter pathognomonicum neque tam mali ominis : ii enim qui multum sanguinis per alvum fundebant, quod tamen perpaucis evenit, minus periculose laborarunt quam ii quorum feces parum sinceri sanguinis secum efferebant, sed solum modo album, spumeum, mucum viscosum,velut intermixtis sanguinolentis striis: hi namque vehementiora abdominis tormina sentiebant, crebrius alvum ponebant et virium majorem jacturam patiebantur* (1).

Les déjections de sang noir caillé, moulées en forme de boudins, sont quelquefois une suite naturelle d'une forte hémorragie du nez, dans laquelle le malade aura avalé beaucoup de sang. On doit aussi s'attendre à de pareilles déjections après les vomissemens de sang.

____

(1) Degner, de dyssenteriâ, p. 23.

Torti rapporte plusieurs faits de fièvres intermittentes et rémittentes pernicieuses, dont le
symptôme notable était des évacuations alvines
sanguinolentes et noires. Le quinquina en a fait
justice (1).

Les déjections de sang noir, soit liquide, soit
caillé, surviennent aussi quelquefois dans les
maladies aiguës, sans qu'il ait précédé ni forte
hémorrhagie du nez, ni vomissement de sang, ou
du moins sans qu'on puisse l'attribuer à ces accidens. *Ejestio alvi nigra repentina velut sanguinis et cum febre et sine febre mala* (2).
Plusieurs faits de ma pratique particulière viennent à l'appui de cette proposition. On peut en
voir, dans Morgagni, un cas intéressant, sous ce
rapport surtout que le malade guérit quoiqu'il
eut offert un ensemble de signes fort allar-
mans (3).

On en trouvera une autre observation fort con-
cluante dans Baillou; mais ici le malade mourut le dix-septième jour de la maladie (4).

---

(1) Therapeut. specialis, p. 199, lib. 4, cap. 1.—
Pag. 246, lib. 4, cap. 4, etc.

(2) Hipp. in Coac., s. 6, n° 42.

(3) Morgagni, de sedibus et causis morbor. epist. 31,
S. 7-8.

(4) Ballonii, opera, t. 2, l. 1, consil. 98, p. 397.

Malgré l'extrême faiblesse du pouls et de l'ensemble des forces vitales ; malgré l'excessive altération de la physionomie qui accompagnent ordinairement de telles déjections, elles ne sont cependant pas à beaucoup près aussi funestes que les déjections atrabilaires. Le malade en échappe ordinairement s'il est bien traité ; elles paraissent même dans certains cas, avoir quelque chose de critique (1).

Des matières fécales noires et acides, faisant effervescence sur la brique, sont mauvaises dans toutes les maladies aiguës (2).

Les déjections bilieuses et mousseuses sont très-suspectes dans les maladies aiguës, surtout chez les malades qui éprouvent de la pesanteur dans les lombes, et des douleurs aux reins.

Tout flux de ventre rougeâtre est mauvais dans les maladies aiguës. Il est pernicieux quand il s'y joint de l'insomnie, de l'assoupissement, de la céphalalgie et des douleurs aux lombes. Voyez l'histoire de la maladie de la femme d'Æceta.

Les déjections grises ou blanches, dans les maladies aiguës, dans les fièvres bilieuses surtout, sont mortelles, et particulièrement si elles coïncident

----

(1) Leroy, du Pronostic, §. 186.

(2) V. Hoffmann, de judicio in morbis ex urina aliisque excretionibus, t. 1, p. 385.

avec une lésion du foie, avec la frénésie ou le délire. Appollonius d'Abdère eut dans le commencement de sa maladie, l'hypochondre droit tuméfié et douloureux. Quelques jours après les déjections se montraient blanches et assez semblables à du lait caillé. Il mourut frénétique, le trente-quatrième jour de sa maladie.

Cette teinte blanche et grisâtre des selles, dans quelque occasion qu'elle se rencontre, annonce toujours que la sécrétion de la bile ne se fait pas, ou qu'elle se fait mal ; en un mot, qu'elle est plus ou moins dérangée. On peut assurer qu'il existe alors un état de crudité ou d'irritation plus ou moins considérable. Dans le cours des maladies aiguës c'est déjà un mauvais signe lorsqu'il se présente en même-temps des symptômes d'ictère ; mais c'en est un bien plus fâcheux encore, quand ces symptômes manquent.

Pendant l'affreuse peste de Marseille, encore de nos jours de lugubre mémoire, on avait remarqué qu'une diarrhée forte, avec évacuation de bile jaune assez semblable à de la rouille de fer délayée, ou à de la brique pilée, devenait un indice assez certain de la contagion. Tous les individus chez lesquels on remarquait cet accident, étaient bientôt saisis de la maladie, et succombaient peu après (1).

------

(1) Chesneau, liv. 1, chap. 6.

On a cherché à attacher aux évacuations alvines des maladies vermineuses, un caractère déterminé ; et on a dit qu'elles étaient blanches,
muqueuses et comme filandreuses. Mais en consultant avec soin l'observation clinique, en méditant attentivement l'ensemble des faits fidèlement
recueillis et loyalement publiés, on trouve dans
des cas de maladies vermineuses incontestables,
que les selles ont été bilieuses, muqueuses, sanguinolentes, vertes, bigarrées, ou de couleurs
mélangées, etc. Dans quelques cas aussi on a vu
qu'elles se composaient de matières ou de substances membraniformes cendrées, grumelées, de
diverse nature et de différentes couleurs.(1).

Les déjections bilieuses pures sont salutaires,
même dans les maladies qui, par leur siége, paraissent étrangères à ce genre de crises, ou qui
par leur nature sembleraient éloignées de telles
solutions : les pleurésies et les péripneumonies,
par exemple.

Se faire pour soi-même et transmettre aux
autres des idées nettes, claires et positives, sur
la valeur qu'il convient d'attacher à la couleur
verte des déjections alvines dans les maladies,
n'est point du tout chose facile. La nature, toujours si féconde dans ses productions, est ici d'une

---

(1) Van-den-Bosch, épidémies vermineuses, §. 77,
p. 304.

si infinie variabilité, que pour embrasser et classer ce grand nombre de faits; il ne suffit pas d'un travail médiocre. Après avoir lu long-temps dans le grand livre de la nature, et médité pendant plus long-temps encore les bonnes collections de faits, on voit que ces déjections vertes porracées, se rencontrent dans les maladies aiguës comme dans les affections chroniques; dans les lésions organiques comme dans les simples lésions nerveuses, etc. L'apparition des menstrues, une vive émotion, les produisent quelquefois. On les retrouve liées à la plupart des maladies des enfans, où même aux plus légers dérangemens de santé qui ont lieu à cet âge. Il suffit pour les produire, d'une indigestion du côté de la nourrice ou du côté de l'enfant, d'une digestion viciée, d'un travail pénible de dentition, d'une disposition vermineuse même assez légère, de convulsions surtout; et dans tous ces cas, cette sécrétion n'a d'autre signification que celle qu'elle emprunte de la cause qui lui a donné naissance.

Les coliques violentes, la diarrhée forte, la dyssenterie, toutes les irritations vénéneuses du tube intestinal, peuvent amener aussi des évacuations semblables.

L'hystéricie, l'hypocondrie, la manie, et toutes les affections nerveuses essentielles ou symptomatiques, donnent également lieu à des déjections de matières vertes, même assez intenses.

On observe ensuite des déjections alvines vertes et porracées, dans les fièvres intermittentes simples auxquelles s'associe un symptôme nerveux quelconque, et aux approches des accès violens de fièvres remittentes et intermittentes pernicieuses; ici ces déjections caractérisent toujours un danger plus ou moins grand (1).

Dans la fièvre pétéchiale épidémique, dont Kloekhoff nous a laissé l'histoire et qui présentait toujours des symptômes nerveux plus ou moins intenses, les évacuations alvines étaient presque constamment vertes et porracées, et le danger se montrait assez généralement en rapport avec l'intensité de ce symptôme.

On retrouve enfin des déjections de cette nature dans toutes les maladies aiguës essentiellement nerveuses, dans les fièvres pestilentielles, dans les fièvres malignes, etc. Les autopsies cadavériques pratiquées à la suite de ces maladies montrent l'estomac, la vésicule du fiel et les intestins remplis de matières de la même nature. Il faut en dire autant des autopsies à la suite de la rage.

Dans les maladies aiguës graves, dans les fièvres intenses accompagnées surtout de symptômes nerveux, fortement tranchés, ces déjections sont d'un mauvais présage.

____

(1) V. Torti, Casimir medicus, Senac, Morton.

Dans les maladies chroniques, elles sont l'indice de la gravité de la maladie (1).

En général, les selles de couleurs variées et les selles qui changent fréquemment de teinte dans la même maladie, sont d'un pronostic douteux.

D'abondantes déjections alvines, des évacuations copieuses de bile, qui surviennent à la suite des purgatifs, bien qu'elles n'en soient pas un effet immédiat, font concevoir les plus grandes espérances; des résultats contraires font naître les plus vives craintes (2).

Les déjections alvines entièrement inodores sont d'un mauvais présage; elles annoncent une grande inertie, un affaiblissement considérable dans les organes de la digestion, ou du moins elles signalent un caractère d'irritation et un état de crudité hautement prononcés. Cet état des déjections n'est pas rare dans la lientérie, par exemple, et il est alors d'un fâcheux augure.

L'odeur des déjections alvines dans l'espèce humaine est fétide et d'une nature particulière; au bout de quelque temps ces déjections contrac-

---

(1) Starck, dissertatio de alienatâ bilis qualitate, etc. Opuscula Schroederi, t. 1, p. 365 et suiv.

(2) V. pour faits à l'appui, Glass., de febribus, comment. 7, p. 115.

ent par degrés une odeur qui tient de l'aigre, sans cependant avoir encore le caractère de putridité qu'exhalent ces matières dans certains cas de maladies : encore cette espèce de putridité offre-t-elle des modifications fort variables, mais qu'il est impossible d'exprimer. La putridité des matières fécales rendues vers la fin des maladies putrides ou malignes n'est pas la putridité des mêmes matières évacuées par les individus arrivés à la dernière période de la phthisie. La fétidité des sécrétions alvines dans les dyssenteries putrides n'est pas la fétidité cadavéreuse de ces mêmes sécrétions lors de la gangrène des intestins. Les déjections pendant les maladies vermineuses ont aussi leur fétidité spécifique, etc.

Les matières fécales livides, noires, d'une odeur cadavéreuse, dans une maladie aiguë et au milieu d'autres symptômes de sinistre présage, annoncent une inflammation forte des intestins et la manifestation de la gangrène ; terminaison toujours mortelle.

Dans les maladies putrides et malignes, dans les fièvres pétéchiales, surtout lors de la période d'augment de la maladie ou vers sa fin, les déjections exhalent une indicible fétidité. Elles sont vertes, livides, noirâtres, souvent mêlées de sang ; leur évacuation se trouve ou accompagnée ou précédée des plus violens ténesmes. Quelquefois aussi elles sont rendues sans aucune participation volon-

taire et tout-à-fait à l'insu du malade ; alors le
danger est très-grand.

Le mode d'excrétion des déjections alvines devient pour le séméïologiste d'une haute considération. Les selles rendues avec facilité et satisfactio
sans douleurs ni épreintes, sont d'un bon augure.

Hors des maladies, de grandes douleurs pendant l'excrétion des déjections alvines sont l'indice
des fissures du rectum. Les douleurs sont telles
que les malades éloignent le plus qu'ils peuvent le
moment d'aller à la garde-robe, et cependant le
séjour des matières dans l'intestin en leur donnant
plus de volume, plus de consistance et plus de sécheresse, en rend l'évacuation plus pénible. Un
spasme violent et durable du muscle sphincter
externe de l'anus, évidemment causé par une ou
plusieurs gerçures placées dans les rides rayon-
nantes de cette ouverture, donnent naissance
à ces douleurs dont il faut au moins avoir été
le témoin pour s'en faire une idée. M. Boyer
a le premier répandu le plus grand jour sur cette
maladie et sur son traitement.

Des envies fréquentes d'aller à la garde-robe
avec douleur, ténesme et épreinte sont le prélude
des dyssenteries.

Les déjections qui sont précédées ou accompagnées de violentes ou de longues douleurs des
reins sont fâcheuses. Silenus mourut le onzième

jour de sa maladie, après avoir présenté tous ces symptômes (1).

Dans les maladies aiguës le ténesme qui marche avec le hoquet est mortel. Il n'en est pas de même du ténesme de la dyssenterie et de la diarrhée que l'on voit accompagné quelquefois de vomissemens; celui-ci est grave : mais j'ai vu plusieurs malades guéris après des symptômes de cette nature.

Le ténesme qui dure plusieurs années et à la suite duquel les malades rendent des selles peu abondantes, muqueuses, sanguinolentes ou purulentes, annonce une lésion grave des intestins.

Le ténesme se rencontre quelquefois comme symptomatique de l'hystérie très-forte.

Le ténesme chez les femmes enceintes, s'il est violent et durable, peut conduire à l'avortement. Toutefois il y a dans quelques cas, chez les femmes grosses, un léger ténesme produit par la situation du fœtus, et qui est sans inconvénient. Il en est de ce symptôme comme de la difficulté et de l'ardeur de l'urine en pareilles circonstances.

L'ulcération et les squirrhes de la vessie, de l'utérus, du rectum, les fissures à l'anus, les chutes du rectum, donnent lieu à des ténesmes d'intensité diverse. C'est toujours le danger de la lésion organique qui détermine les dangers de ce genre de ténesme.

____

(1) Hipp. epidem.

Les évacuations alvines qui ont lieu sans que le malade puisse les retenir, encore qu'il s'aperçoive de cette excrétion, sont de fâcheux présage. Le pronostic sera bien plus funeste si les selles ont lieu sans la participation du malade et sans qu'il s'en aperçoive.

Dans les plaies et les contusions de la tête un peu fortes, dans l'apoplexie et dans la paralysie, dans quelques cas d'épilepsie, les évacuations alvines ont lieu à l'insu du malade et sans aucune participation de sa volonté. Ici l'accident est symptomatique de la lésion principale, dont il partage toutes les chances : aussi a-t-on vu des malades guérir après de semblables circonstances pathologiques ; seulement il faut craindre alors que la paralysie n'ait gagné la moële épinière, condition toujours redoutable.

Ces évacuations alvines indépendantes de la volonté et de la sensation du malade, dans la dyssenterie, sont mortelles : on peut assurer alors qu'il existe une atonie paralytique portée au plus haut degré, la gangrène ou le sphacèle des intestins (1).

Les fortes syncopes entraînent des évacuations de ce genre sans aucun danger, sans nul indice d'irritation et par la seule atonie générale de l'organisation.

----

(1) Degner, de dyssenteria, §. et p. 19.

Au milieu des épidémies dyssenteriques, de fréquentes évacuations alvines déterminées par la seule influence de l'imagination à raison de la crainte qu'inspire la maladie régnante, sont un mauvais signe : on peut assurer que la maladie se déclarera chez ces individus et qu'elle prendra un mauvais caractère (1).

C'est une chose qu'on n'a pas assez observée, ou du moins sur laquelle on n'a pas assez réfléchi, qu'un grand nombre de malades atteints soit de fièvres graves, soit de maladies chroniques fortes, éprouvent, peu de temps avant la fatale catastrophe, un besoin irrésistible d'évacuations alvines, et qu'ils cessent de vivre pendant l'acte même de ces évacuations, presque toujours très-abondantes. Le malade s'est débondé, disent les gardes et les assistans, et il est mort. L'observation remonte à Hippocrate qui avait noté que Criton de Thase rendit par les selles une abondante quantité d'humeurs pures bilieuses, et qu'il mourut peu de temps après.

SIGNES FOURNIS PAR LES VERS.

A la suite des évacuations alvines, nous serons tout naturellement amenés à dire un mot des vers

____

(1) Degner, de dyssenteria, §. 23, p. 82.

considérés comme source de signes dans les maladies.

Que les médecins ne soient pas d'accord sur le
mode de génération des vers dans le corps humain; qu'ils soient embarrassés de décider d'où
ces animaux proviennent lorsqu'ils les rencontrent
dans certains organes, et à peine s'il est quelques
points de l'économie sur lesquels on n'en ait pas
découvert, cela se conçoit : l'état de nos connaissances ne saurait donner solution à de semblables
questions. Mais qu'il y ait des praticiens qui consi-
dèrent l'existence de ces animaux intestins comme
entièrement innocente, et qui se refusent à leur
accorder la moindre influence morbifique ; tandis
qu'au contraire, un grand nombre d'autres médecins pensent qu'il n'est presque pas de maladie
dont les vers ne puissent devenir la cause, presque
pas de symptôme pathologique auquel ces animaux n'aient donné naissance : voilà ce que les
progrès de l'observation ne sembleraient pas devoir comporter, et ce qui est pourtant de toute
vérité.

Quant à nous, les faits soigneusement observés
seront toujours l'unique règle de nos jugemens;
et c'est d'après cette base que nous chercherons à
assigner la réelle influence des vers considérés
comme signes dans les maladies.

Combien de malades ont rendu des vers dans
le cours de leurs affections; combien d'ouver-

tures de cadavres ont constaté la présence de ces insectes dans les intestins, sans qu'il en ait résulté la plus légère incommodité apparente ! Combien on citerait de cas au contraire où on a eu à combattre plus ou moins long-temps toute la série des symptômes vermineux sans que rien ait réellement pu constater l'existence de ces hôtes incommodes, ni durant la maladie, ni après la mort?

Nous n'avons comme indice bien certain de l'existençe des vers dans le corps humain, que leur présence dans les déjections ; encore est-il possible qu'il n'en existe pas d'autres que celui ou ceux qui viennent d'être rendus.

Il est peu d'ouvertures de cadavres dans lesquelles on n'ait à constater la présence des vers, des trichurides particulièrement, dans les intestins, dans le cœcum surtout.

S'il existe presque toujours des vers dans le corps humain, il n'est pas étonnant que les selles critiques en entraînent aussi bien que la plupart des purgatifs. La perturbation générale, et, dans le cas de sécrétions alvines critiques, la perturbation intestinale, que le travail de la crise provoque, chasse ces animaux de leur nid, de leur réceptacle : dans ce cas là l'évacuation des vers peut être considérée comme un des signes de cette utile perturbation critique.

L'évacuation des vers est d'un bien plus haut intérêt dans les maladies des adultes que dans celles des enfans. Dans le premier cas, c'est un phénomène assez insolite : dans le second, il est lié à la plupart des maladies aiguës.

L'évacuation des vers annonce que ces insectes existent comme complication ou comme effet de la maladie, ou comme un simple accident antérieur même à la maladie et qui lui serait étranger. Aussi faut-il toujours rapprocher ce symptôme-là de tous les autres ; mais aidé ainsi des autres significations, il devient à la fois et un avertissement de l'existence de la maladie vermineuse et l'indice de ses dangers. *Signat et monet.*

Considérés comme complication, les vers ajoutent toujours à l'intensité et à la gravité des maladies : c'est ce que Pringle et Vanswieten ont observé dans les camps pour la dyssenterie ; pour les fièvres intermittentes, rémittentes et continues (1).

Les vers qui dans les maladies sont rendus avec des déjections alvines, d'ailleurs critiques sous tous les rapports, sont certainement d'un pronostic avantageux.

On trouve dans les épidémies d'Hippocrate un certain nombre de maladies ayant présenté durant leur marche des évacuations de vers. On remarque presque toujours que la douleur au creux de l'estomac en a été un des symptômes précurseurs;

———————

(1) Vanswieten, comment. t. 4, p. 698, §. 1362.

mais on a beau méditer l'ensemble de ces faits, les analyser avec soin, on n'arrive à aucun nouveau résultat, à aucune autre conclusion séméïologique qui mérite d'être offerte aux praticiens.

C'est surtout dans les fièvres muqueuses que la complication vermineuse vient se présenter fréquemment et avec intérêt. Dans ces maladies, l'évacuation des vers est toujours avantageuse. Les vers qui sortent morts sont d'un pronostic plus favorable que ceux qui sont rendus vivans.

Dans la maladie muqueuse décrite par Wagler et Rœderer, les malades ont rendu fréquemment et avec avantage des ascarides, des lombrics et des trichurides. On retrouvait ces mêmes vers à l'ouverture des cadavres; les trichurides dans le cœcum; les lombrics dans le jejunum et l'ileum; et les ascarides dans le rectum. Souvent l'évacuation de ces vers constituait elle-même la crise de la maladie : *ipsa quoque vermium excretio inter crises erat, sive ore aut vomitu, sive per alvum, inter excrementa mucosa, prodierint* (1).

Durant l'épidémie observée par Sarcone, il y a eu fréquemment des vers rendus par les malades, sans qu'on ait pu assigner à ce symptôme aucune valeur déterminée.

___

(1) Wagler et Rœderer, de morbo mucoso passim et specialiter, ad. p. 60-61-62-63-71, s. 2.

Dans la maladie pestillentielle qui régna à Moscou en 1770 et 1771, et dont Samoïlowitz et Mertens nous ont laissé l'histoire, on vit frequemment les malades rendre des vers autant par la bouche que par l'anus, sans que cet accident annonçât jamais rien de bon, quoiqu'il ne fut cependant pas essentiellement lié à la peste.

Il est des constitutions épidémiques durant lesquelles les complications vermineuses sont plus fréquentes et plus graves; alors aussi les déjections plus ou moins chargées de vers sont également plus salutaires. Andry, Vandenbosch et d'autres praticiens citent des faits répétés de fièvres putrides et malignes, dans lesquelles les déjections vermineuses ont servi de crise à la maladie. Dans ces cas, ce sont surtout des lombrics que les malades ont rendus. Forestus, dont on néglige beaucoup trop les observations, en a recueilli plusieurs faits durant l'épidémie qui régnait à Alkmaër en 1553 (1).

---

(1) Forestus, opera, t. 1, p. 197, lib. VI, obs. 4. Schol.

V. aussi Académie des sciences, an. 1780. Hist.

Vanswieten, comment., t. 4, p. 720, §. 1368, et t. 2 p. 405, §. 723.

SIGNES FOURNIS PAR LES URINES.

CONSIDÉRATIONS GÉNÉRALES.

C'est une chose intéressante à noter dans l'histoire de l'esprit humain, que notre crédulité et la disposition que nous avons à nous laisser abuser sur toutes les choses qui ont rapport au bien-être soit physique, soit moral. Ce n'est pas seulement de nos jours, ce n'est pas seulement en médecine, que l'on retrouve de fréquentes applications de cette réflexion. Les aruspices et les augures, par exemple, des anciens différaient-ils beaucoup de nos uromanes ? Il n'est pas moins absurde de vouloir prédire la destinée d'un empire ou le sort d'un individu, par le vol des oiseaux, par le mouvement des victimes avant le sacrifice, et par l'état de leurs entrailles après la sanglante cérémonie ; que de prétendre reconnaître toutes les maladies, juger leurs dangers, et lire leur traitement dans un verre d'urine. On a, dans le moyen âge, cherché à accréditer l'un, comme on a cru l'autre dans l'antiquité. Aujourd'hui ces deux piperies se trouvent heureusement placées au même rang ; et il ne me restera rien à faire pour réfuter l'uromancie, reléguée à présent entre les mains d'un petit nombre de charlatans obscurs qui n'arrivent plus à faire qu'un aussi petit nombre de dupes (1).

Réunies aux autres sources de signes, les urines peuvent merveilleusement concourir à former des données séméiologiques : seules, elles ne pourraient qu'égarer le médecin, et compromettre le sort des malades. Les urines restent souvent les mêmes, elles sont entièrement identiques dans une foule de circonstances diverses, et dans un grand nombre de maladies opposées. Qui ne sait que l'urine claire, tenue et blanche, par exemple, se présente dans une foule de cas différens ou contraires : dans la première période ou dans la période d'irritation de presque toutes les fièvres ; dans la manie, l'hystérie, l'hypochondrie ; dans toutes les affections nerveuses ; dans l'athsme ; dans la cardialgie ; dans l'épilepsie ; dans la migraine, etc., etc. : non seulement les urines sont telles durant les accès de ces maladies, mais elles le sont aussi quelquefois même avant l'invasion. Dans les affections scorbutiques et dans les fièvres inflammatoires

______

(1) Si l'on désire de plus amples détails sur cette question, on peut lire la dissertation de Rega, ayant pour titre : An ullâ scientiæ medicæ investigatione aut experimento quispiam posset ex solâ urinarum inspectione morborum naturam, ac medelam dignoscere : Dissertatio quodlibetica, Lovanii, 1734. V. aussi ce qu'en ont dit Stahl, Boerhave, et autres.

fortes, les urines présentent une teinte rougeâtre assez analogue.

Si l'on compulse avec soin les meilleures descriptions de maladies épidémiques, on verra combien dans chacune de ces épidémies les urines ont offert de notables différences, quoique l'ensemble des circonstances morbifiques fût assez semblable. Durant le cours de l'épidémie décrite par Sarcone, quelle que fût la forme de l'épidémie, on retrouvait indifféremment comme symptômes, et dans les mêmes circonstances, tantôt des urines aqueuses, pâles et très-claires, tantôt des urines manifestement troubles et obscures (1).

En lisant les auteurs qui se sont occupés de fixer la valeur de ce point de séméiotique, on s'étonne de la variété des significations assignées par divers praticiens ou encore par le même à tel ou tel autre état des urines. Enfin c'est une chose consacrée par l'expérience, que les urines se présentent sous un aspect très-fâcheux dans des maladies fort légères d'ailleurs, et qu'au contraire les urines conservent leur état naturel dans les cas les plus désespérés. Hildenbrandt, dans son traité du typhus, dit positivement que l'urine est le signe le plus incertain dans cette maladie. Elle peut être tout-à-fait naturelle, et le malade périr ; ce que Hippocrate et Sauvage ad-

---

(1) Istor. ragion, §. 427.

mettaient comme caractéristique dans cet ordre
d'affections. Les urines restent souvent naturelles
durant l'hydropisie de poitrine, même au milieu
des plus grands dangers de cette maladie.

Voyez en outre combien les urines varient
dans la même maladie, suivant les périodes diverses, à laquelle on les observe; et dans la même
période, selon une foule de circonstances accidentelles qui exercent pourtant sur cette sécrétion
une très-haute influence. Les urines du matin ne
sont pas les mêmes que celles du soir. Il suffit de
causes même assez légères, de quelques boissons,
de certains alimens, pour changer les urines
dans le cours des maladies, et apporter tant
à leur quantité qu'à leur qualité des modifications
importantes.

Appréciées à leur juste valeur, et d'après ce
que l'expérience a appris de plus constant sur
l'état de ce fluide dans les maladies, il est certain
que les urines sont fréquemment, et d'une manière assez certaine, un des signes des principaux
changemens que l'état pathologique introduit dans
la constitution, l'un des indices de l'état des forces
dans l'économie, l'un des caractères de la période
de crudité ou de coction, quelquefois aussi le présage de la crise qui va se faire même par une
autre voie de sécrétion. Mais rarement elles constituent seules une solution suffisante, une crise

complette des maladies, surtout dans les fièvres.
Je n'ai jamais vu de fièvre jugée d'une manière
absolue par les seules urines : presque toujours il
s'y joint des mouvemens diarrhoïques, des sueurs,
des abcès qui terminent réellement la maladie et
qui lui servent de solution. Non seulement cette
assertion résulte de ma pratique spéciale ; mais
elle est aussi le résumé de mes lectures, de mes
recherches et de mes souvenirs. Solano, d'après
Nihell, assure n'avoir jamais vu de crise complette par les seules urines (1). Dehaen remarque qu'il n'a recueilli dans sa pratique, qu'un
seul fait de maladie aiguë exclusivement jugée par
les urines sédimenteuses (2). Hoffmann a noté le
même résultat d'observation dans son histoire de
la maladie pétéchiale épidémique qui a régné à
Hales en 1699 (3) : jamais il n'a vu les urines
seules constituer une solution suffisante de la
maladie.

En parcourant les importantes observations
consignées dans les épidémies du père de la médecine, on trouve que, même dans celles où les
urines se sont montrées le plus utiles, toujours
cette sécrétion a été accompagnée ou suivie

---

(1) Novæ observationes circà prædictiones ex pulsu :
ex Anglico reddidit. Will. Eroortwick, §. 7, p. 7.

(2) Dehaen, ratio medendi, t. 4, p. 46.

(3) Hoffmann, opera, t. 2, p. 80 et seq.

d'une autre qui a réellement constitué le jugement définitif de la maladie. Je citerai, entre
autres preuves, les observations d'Aristodème,
de Périclès, de Chærion, de Cleonactis. Dans
toutes, l'on voit le plus souvent que ce sont
les sueurs qui ont fourni le complément de la
crise. Toutefois on trouve dans le quatrième
livre des épidémies le fait du vigneron Ménandre,
dans la maladie duquel les urines ont été seules
une voie complette de crise salutaire.

Les urines indiquent aussi quelquefois l'effet
prospère, sur l'économie, des médicamens que l'on
emploie. Ainsi durant l'emploi des sudorifiques,
la diminution ou la suppression des urines, annoncent que les mouvemens de la nature vont
aboutir à la diaphorèse. Torti a remarqué que,
dans les fièvres intermittentes pernicieuses, l'heureux succès, l'action favorable du quinquina est
d'abord rendu sensible sur les urines qui deviennent plus abondantes et de meilleure qualité (1).

Lorsqu'on entreprend de réunir et de rédiger
les notions acquises sur la séméïologie des urines,
ce qui frappe le plus est sans doute la confusion,
le vague et l'incertitude qui règnent dans cette
matière : et si l'on cherche à se rendre compte
de cette profonde obscurité, on trouve comme

―――――――

(1) Torti, therapeutices specialis, lib. 1, cap. 6, p. 59.

causes qui y ont diversement contribué, les rêves des uromanes, la légèreté qu'apportent les médecins à l'examen de ce signe, les nombreuses et puissantes impressions que reçoit cette sécrétion d'une foule de circonstances secondaires ou accidentelles, etc.

Voulez-vous étudier avec fruit les modifications infinies des urines dans les maladies, ayez d'abord un ordre adopté d'examen, tel qu'on puisse présenter ce fluide à votre observation de la manière la plus convenable. Ainsi l'on devrait trouver dans les chambres des malades un nombre assez considérable de verres à urines. Ce seraient des verres portés sur un pied ; le corps du verre étant cylindrique et le fond plat et uni, de telle sorte que l'on puisse juger par la vue de la quantité, de la forme, de la couleur, du sédiment, de l'énéorème et de la pellicule. On aurait plusieurs de ces verres, afin de pouvoir recueillir les urines des différentes époques de la nuit et de la journée et aussi des diverses époques où il se serait manifesté quelque mouvement notable dans la marche de la maladie.

Il faudra s'enquérir ensuite de la quantité d'urine que le malade rendait à-peu-près dans l'état de santé. Il faudra savoir s'il urinait rarement ou si au contraire cette excrétion était fréquemment répétée dans les vingt-quatre heures ; si elle l'était plus le jour que la nuit ; si l'urine était rendue facilement à plein jet, sans effort, ni douleurs. Après s'être fait ainsi, autant que possible, une idée claire des urines dans l'état de santé, on comparera les urines de la maladie avec ces premiers résultats, et l'on aura les données les plus certaines que la médecine puisse fournir sur ce sujet.

Chacun sait que dans l'état naturel ou de santé:

1° L'urine sort sans douleur ni effort, avec facilité, à la volonté du malade, et plusieurs fois dans les 24 heures.

2° Qu'elle n'est ni abondante ni rare, toujours un peu au-dessus de la quantité des liquides *ingérés*.

3° Qu'elle est limpide, claire, de couleur paille ou ambrée, et un peu plus consistante que le vin blanc, telle à-peu-près que l'hydromel.

4° Qu'au moment où elle sort, elle n'a guères que l'odeur aromatique des substances animales, et la température du corps humain : ce n'est que lorsqu'elle commence à se décomposer, qu'elle contracte l'odeur spéciale d'urines ; plus tard elle a l'odeur du lait aigri, et enfin elle acquiert une odeur alkaline fétide.

5° Qu'au bout d'un certain temps, on y aperçoit un léger sédiment blanchâtre et homogène, et qui gagne avec peine le fonds du vase.

Les qualités que l'urine présente dans l'état
de santé, sont tout naturellement celles que nous
devons rechercher dans les urines de la maladie ;
pour juger combien elles diffèrent, ou jusques à
quel point elles se ressemblent. Nous aurons
donc à examiner :

1° Le mode d'excrétion de l'urine.

2° La quantité de l'urine.

3° Sa couleur.

4° Sa consistance.

5° Son odeur.

6° Sa température.

7° Les substances qu'elle contient, c'est-à-
dire la pellicule ou néphèle, l'énéorème ou
nuage, le sédiment ou hypostase.

On a aussi voulu dans l'examen médical des
urines, comprendre la pesanteur spécifique de ce
fluide. Vanhelmont qui en a eu, je crois, le premier la pensée, a fait à ce sujet un assez grand
nombre de recherches, et n'est arrivé à aucun résultat pratique tant soit peu utile. *Tuta est interim,*
dit-il, *methodus examinandi urinas per pon-
dus* (1) ; et cependant il ne donne que des détails
minutieux sur cette partie de l'observation à la-

____

(1) Vanhelmont, opera, in-fol. in lib. Scholarum hu-
moristarum passiva deceptio dicto. cap. 4, p. 135, 2° col.
n° 3o et suiv.

quelle il n'aurait pas manqué de se livrer davantage
si elle eut été plus fructueuse. Hoffman dont le goût
pour l'observation est assez connu, a aussi fait mention quelquefois de cette condition des urines. Il
en a recommandé l'étude dans son traité *de judicio in morbis ex urinâ.* (1) Il en fait mention
aussi dans quelques passages de ses œuvres ; mais
sans en avoir obtenu d'autres avantages que Vanhelmont. Quand on n'aurait pas l'expérience de
ces deux médecins et celle de quelques autres
praticiciens qui ont suivi leurs traces à cet égard,
il serait aisé de voir et de préjuger que ce mode
d'examen des urines qui entraîne trop d'apparat
et trop de perte de temps, ne saurait offrir une
instruction proportionnée. Les signes lumineux
que pourrait fournir la pesanteur spécifique des
urines, rentrent nécessairement dans ce que nous
aurons à dire sur la consistance et les sédimens
de ce fluide.

Signes fournis par le mode d'excrétion des urines.

Ici se rattache sans contredit tout ce que la séméiotique des urines offre de plus lucide, de plus

---

(1) Tom. 1, s. 1, cap. 14, §. VI, p. 376, in-folio.

constant et de mieux déterminé. Les sources d'où découlent les signes qui appartiennent à cette série sont patentes ; elles tombent sous les sens qui les atteignent de plusieurs manières et sous diverses faces ; et les expressions les plus rigoureuses peuvent nous les transmettre à nous-mêmes ou nous servir à les communiquer aux autres. Joignez à cela que les significations que nous en déduisons, comme valeurs séméïologiques, se rapportent presque toutes à l'appréciation des forces vitales : or ce point ou ce but des pronostics est, je l'ai dit et démontré plusieurs fois, le résultat le mieux attesté, la base la plus fixe de la séméïotique.

Etudiées dans la manière dont elles sont rendues, les urines peuvent être faciles ou difficiles, fréquentes ou rares, nulles, douloureuses ou insensibles, impossibles ou involontaires.

Plus le mode d'excrétion des urines se rapproche de l'état naturel, et plus le pronostic doit être favorable : il n'y a d'exceptions à cette règle que celles qui seraient dictées par la considération d'autres sources de signes.

La difficulté d'uriner et l'ardeur ou même la douleur que cause cette excrétion par le passage du fluide deviennent toujours, dans les maladies aiguës, d'un fâcheux pronostic. Dans le principe des maladies c'est le signe d'une irritation violente : on peut assurer alors que la maladie sera et longue et forte. Plus tard, la dysurie est le présage d'une inflammation consécutive des voies urinaires; et l'indice d'une faiblesse considérable, si la difficulté d'uriner existe sans douleur.

J'ai vu des crises d'affections nerveuses poussées à un tel point que les urines d'abord claires, tenues et limpides, comme l'eau de roche, ne sortaient en outre qu'en déterminant une irritation et même une douleur assez vives sur l'extrême région des voies urinaires.

Quand la dysurie ne provient que de la contractilité diminuée des parois de la vessie, ou de l'affaiblissement des muscles du bas-ventre et de tous ceux qui concourent à l'émission de l'urine, il suffit alors, pour en faciliter la sortie et pour apporter par conséquent un soulagement toujours avantageux, il suffit, dis-je, de faire quitter aux malades la position horisontale, et de les engager à se placer de bout ou du moins à se tenir, dans le lit, sur leurs genoux.

C'est un mauvais signe que les urines sortent trop fréquemment, et d'autant plus mauvais qu'elles sont rendues en plus petite quantité.

L'écoulement des urines goutte à goutte, la strangurie ou *stillicidium urinæ*, symptomatique et accidentel dans les maladies aiguës, est un mauvais signe.

Toute urine qu'on rend avec douleur et en petite quantité, est d'un fâcheux augure. Silène, au huitième jour de sa maladie, rendit des urines en petite quantité et avec douleur : il mourut le onzième jour.

Par cela même que l'excrétion de l'urine est assez fréquente dans l'état naturel, la rétention de ce fluide devient fâcheuse.

La suppression d'urine peut être occasionnée par le spasme et par la paralysie des reins (1) ; elle prend alors les dangers attachés à ces causes générales de maladies.

La rétention de l'urine déterminée par des obstacles mécaniques, est fâcheuse : rarement cet accident manque d'avoir des suites plus ou moins désagréables.

La rétention de l'urine dans les maladies aiguës, encore qu'on lui oppose le cathétérisme comme palliatif, est d'un fâcheux augure : elle se lie presque toujours aux dérangemens des fonctions du cerveau. Elle est bien plus à redouter que la constipation.

Il existe, dans les annales de l'art, quelques faits d'épilepsie et d'apoplexie survenues à la suite de longues rétentions d'urines (2).

____

(1) Dessault, Journal de chir., t. 1, p. 76.

(2) V. Zacutus Luzitanus, prax. admir. lib. 1, obs. 33. Vanswieten, t. 3, p. 421, — Tissot, Traité de l'épilepsie, §. 61, p. 140 et suiv. — Henricus, opera, in-fol., 414, de morb. capitis, cap. 23. — Boerhaave, prælectiones academ., t. 3, p. 315. Gœttingue, 1741.

La suppression des urines est fréquente dans les petites véroles confluentes, surtout chez les enfans (1).

Dans les maladies aiguës, la suppression des urines précède souvent et avec avantage les sueurs critiques.

La suppression d'urines qui succède aux frissons ou au refroidissement, est funeste dans les maladies aiguës. Silène eut les extrémités froides, peu à près il survint une suppression d'urines; la maladie se termina par la mort. La femme qui avait une esquinancie eut un frisson violent le troisième jour de sa maladie; les urines se supprimèrent : le cinquième jour elle mourut.

La suppression inopinée des urines dans les maladies aiguës, aux approches des crises et sans aucune circonstance atténuante, est mortelle. Dans l'histoire de la maladie de la femme Cyzique, on voit les urines se supprimer subitement le quatorzième jour et la mort suivre de près. Dans la maladie du jeune Mélibée, les urines se supprimèrent tout à coup le vingtième jour; il expira le vingt-quatrième.

La rétention d'urines jointe au météorisme du bas-ventre, est de fort mauvais présage.

____

(1) V. Sydenham, opera, t. 1, p. 251.

La suppression des urines dans la dyssenterie est fréquente et n'a aucun inconvénient (1).

Dans la fièvre jaune, on cite peu d'exemples de malades ayant guéri après avoir éprouvé une suppression d'urines (2). Cette suppression est l'indice d'une mort prochaine. Mais la libre sortie de ce fluide devient d'un heureux présage, lors même qu'il est d'un jaune intense et qu'il colore fortement le linge (3).

On voit souvent dans les maladies aiguës que les malades oublient d'uriner. Si au bout d'un certain temps de cette espèce de rétention d'urines, on leur demande d'uriner, si on leur offre le vase destiné à recevoir ce liquide, ils urinent comme à l'ordinaire; et souvent l'urine ne s'éloigne guère de l'état naturel : c'est un signe de fort mauvais présage.

Dans les maladies aiguës les urines qui coulent involontairement, et à l'insu des malades, sont mortelles. La femme qui demeurait sur la place des Menteurs, rendit involontairement beaucoup d'urines le huitième jour de sa maladie : elle mourut le quatorzième. Mieux vaut sans doute que les urines sortent avec douleur.

______

(1) Degner, de dyssenteria, p. 184.

(2) Clark, p. 18.

(3) Bally, Typhus d'Amérique, p. 281.

Les urines involontaires, mais de l'émission desquelles les malades ont la consciene, quoique leur volonté n'y participe en rien, sont moins fâcheuses.

L'incontinence des urines dans les fièvres est le plus souvent mortelle, à moins cependant qu'elle ne coïncide avec d'autres signes heureusement critiques.

L'incontinence de l'urine qui ne tient qu'à l'affaiblissement des facultés vitales des organes sécréteurs n'offre guère de danger, à moins toutefois qu'on ne l'ait laissée se prolonger trop longtemps.

L'écoulement involontaire des urines, symptomatique des hernies, par exemple, demeure, quant à son pronostic, sous la dépendance absolue et immédiate de la maladie principale.

L'incontinence des urines dépendant de la paralysie de la vessie ou des organes sécréteurs est incurable. Celle qui provient de la sensibilité ou de la contractilité augmentée de ces parties, cesse d'elle-même ou par l'emploi convenablement administré des moyens appropriés.

L'incontinence de l'urine qui tient à la présence des calculs rentre sous le domaine de l'existence de ces corps étrangers et des chances qu'offre l'opération indiquée. Celle qui naît d'un vice organique est incurable et mortelle.

Signes déduits de la quantité des urines.

On ne peut ramener à aucune mesure déterminée la quantité des urines rendues dans l'état naturel. Cette quantité est tellement variable que chaque individu, chaque âge et presque chacune des infinies circonstances qui se rattachent à la vie fournissent des résultats différens. La nature et la quantité des alimens solides, la nature et la quantité des liquides, certains médicamens, l'activité des organes urinaires, l'état de l'organe cutané et de la transpiration, la constitution de l'atmosphère, la nature du climat et des saisons influent singulièrement sur les urines, pour en augmenter ou en diminuer la quantité. Ainsi la sécrétion de l'urine est plus abondante chez les individus qui se nourrissent de légumes et de fruits; qui boivent de la bière, du cidre et autres liquides aqueux; chez ceux qui transpirent peu; chez les habitans du nord; durant les saisons froides et humides; chez les individus qui vivent dans la mollesse et dans l'oisiveté; chez ceux qui mènent une vie retirée, etc. On assigne communément, dans l'état naturel, vingt-huit onces pour le moindre terme de ces proportions variables, par chaque vingt-quatre heures; et soixante-quatre onces pour le terme le plus élevé.

Une longue abstinence rend les urines très-rares, peu abondantes, âcres, fétides, rouges.

Les femmes enceintes, à mesure qu'elles avancent dans la grossesse, éprouvent une diminution notable dans les urines. Ce fluide prend alors une odeur forte, une âcreté considérable, et il produit en sortant une sensation douloureuse; il suffit de quelques bains pour remédier à cet accident.

La quantité des urines diminue beaucoup dans tous les cas d'obstructions des viscères abdominaux et dans les hydropisies naissantes.

Durant le cours de l'hydropisie, c'est toujours un mauvais signe que les urines restent peu abondantes et troubles.

Dans l'état de santé, la diminution notable des urines, sans cause manifeste, c'est-à-dire sans une diminution marquée de la quantité des liquides pris en boisson ou en lavemens, sans qu'il se soit préalablement manifesté de sueurs abondantes, sans une diarrhée antérieure, etc. constitue un des prodrômes généraux de l'état morbifique.

L'urine diminue sensiblement lorsque, soit dans l'état de santé, soit durant les convalescences, l'embonpoint augmente. Cela arrive aussi dans les cas de notable accroissement du corps.

Dans les maladies aiguës, la diminution con-

sidérable des urines , sans une cause qui en rende
raison d'une manière rassurante , est d'un fâcheux
présage. Cela est encore plus vrai si les urines sont
claires et tenues. Voyez les observations de maladies
du jeune fils de Melibée , de la fille d'Eurianax ,
de la femme qui demeurait chez Pantimède, de
celle qui était chez Tisamène, et de la femme
d'Æceta.

Aux approches des convulsions les urines sont
bien moins abondantes.

Lorsque la nature prépare une crise importante,
il y a diminution ou même suppression totale des
urines ; cela est très - sensible quand il va se
faire une crise complète par les sueurs ou par les
selles.

Parmi les cas nombreux de pathologie qui entraînent l'augmentation des urines, le plus notable est sans contredit le diabètes. Frank en
a vu un exemple dans lequel le malade rendait
jusqu'à 5o livres d'urines par jour (1). La consomption en est une suite inévitable.

Un travail de dentition long et pénible , les
affections rhumatismales et goutteuses , les maladies nerveuses , l'hypochondrie et l'hystéricie
surtout donnent lieu à une abondance plus ou

---

(1) Epitome de curandis hominum morbis.

moins marquée des urines. Si l'énurèse est poussée trop loin, la maladie est au moins rebelle.

La quantité considérablement augmentée des urines, précède quelquefois de plusieurs jours l'invasion des accès d'hystérie et d'hypochondrie.

Dans tous les cas où la diminution préalable des urines a constitué un état morbifique plus ou moins grave, l'augmentation de cette sécrétion est salutaire.

Dans les hydropisies et dans la néphrite, c'est un signe de très-heureux augure que les urines se montrent bien plus abondantes que les liquides pris en boisson. Dans les convalescences longues et difficiles, dans les cas d'amaigrissement lent et opiniâtre ce même état des urines laisse craindre une consomption presque toujours mortelle.

Quelquefois l'hydropisie se termine par un diabètes mortel, et réciproquement les diabètes se change en une hydropisie incurable.

Dans tous les cas de lésion organique du foie il est avantageux que les urines sortent en grande quantité. L'abondance de l'urine sédimenteuse est un signe avantageux dans l'hépatite (1).

______

(1) Traité de la structure des fonctions et des maladies du foie; traduit de l'anglais, de Saunders, par P. Thomas, p. 166.

L'abondance des urines est d'un heureux présage et quelquefois elle est même curatrice dans les affections de poitrine (1). Les urines rares à la fin des inflammations de poitrine laissent craindre l'hydrothorax.

Un écoulement abondant d'urines tout-à-fait naturelles termine et juge fréquemment la fièvre éphémère.

Des urines très-abondantes et de plus accompagnées d'un sédiment favorable, qui se manifestent au milieu d'un ensemble suffisant d'autres signes critiques, constituent dans quelques cas rares la crise complète des maladies aiguës, ou du moins l'annoncent le plus souvent.

Redoutez au contraire, dans les maladies aiguës les urines trop abondantes, claires et tenues, qui se montrent dès le principe, qui restent telles plusieurs jours, et qui n'apportent aucun soulagement. Les moindres dangers que le malade ait à courir sont la lenteur de la maladie, et quelque affection chronique durant la convalescence.

Les urines, dans les fièvres intermittentes, sont abondantes pendant la période du frisson;

---

(1) Voyez quelques faits à l'appui de cette sentence, dans l'histoire de la maladie et de la mort de Barthez, Journal général de médecine, t. 27, p. 270.

elles sont rares durant le stade de chaleur, et presque nulles lors de la sueur, si celle-ci est considérable.

Dans l'apoplexie, c'est un signe favorable, *cœteris consentientibus*, qu'un écoulement abondant des urines.

L'abondance des urines dans le cours et à la fin des maladies aiguës est quelquefois le résultat de l'affaiblissement général des forces et de la paralysie partielle de la vessie ; cet état est fâcheux. On trouve alors la région hypogastrique ballonnée.

Des urines abondantes ont quelquefois servi de crise aux affections rhumatismales aiguës. J'en ai vu plusieurs exemples : et le même résultat d'observation clinique se trouve annoncé par Hildebrandt. (1)

Signes fournis par la couleur des urines.

La couleur des urines est une des premières qualités de ce fluide qui se présente à l'observation. J'ai déjà dit que, dans l'état naturel, les

---

(1) Ratio medendi in scholâ practicâ Vindobonensi pars altera. Viennæ anstriæ 1814, conspectus anni medici 1808, p. 13.

urines étaient claires, légèrement citrines, jaunâtres, et comme dorées. Il est aisé de préjuger que, dans les maladies, plus elles se rapprocheront de ce type naturel, et plus les signes qui en naîtront seront favorables; tandis qu'au contraire plus elles s'éloigneront de ce même type, et plus leur signification sera fâcheuse. Toutefois l'expérience enseigne une foule de modifications que je vais indiquer.

Je dois dire auparavant que quelques causes accidentelles altèrent, et alors sans danger, la couleur des urines : ainsi une grande chaleur, des travaux pénibles, des sueurs prolongées, le défaut de boissons délayantes, une longue abstinence, leur donnent une couleur rouge, plus ou moins foncée. La rhubarbe, les betteraves, la garance impriment la même teinte à ce fluide. De grandes quantités de boissons aqueuses, de violentes préoccupations d'esprit, les passions vives du cœur, le rendent clair et limpide; la diète lactée lui communique une teinte blanchâtre. Dehaen a remarqué que la pulpe de casse, chez les personnes qui en prennent une certaine quantité, faisait prendre à l'urine une teinte verdâtre.

Chez les individus faibles et d'un tempérament froid, lymphatique et mou, les urines restent pâles; elles se montrent plus ou moins colorées chez ceux qui sont actifs, robustes et forts.

Dans l'état pathologique, considérées sous le

rapport de la couleur, on retrouve les urines 1° pâles et aqueuses, 2° blanchâtres ou lactescentes, 3° jaunes, 4° rouges, 5° noires.

Des urines pâles, aqueuses et limpides, rendues d'ailleurs en petite quantité, sont le prélude de l'invasion des accès chez les asthmatiques, les hystériques, les maniaques, les hypocondriaques et les épileptiques.

Des urines claires, aqueuses et plus abondantes que la boisson, laissent craindre l'hydropisie (1).

L'urine se montre souvent blanche dans les maladies inflammatoires et dans toutes les périodes de ces mêmes maladies.

On voit, d'une manière assez constante, les urines tenues, aqueuses et toujours blanches dans les maladies aiguës, longues, et dont le jugement reste aussi long-temps en suspens. Si de telles urines se montrent abondantes, lors de la plus grande intensité de la maladie, et peu de jours avant la crise, il y a du danger. Entre autres preuves à l'appui de cette sentence, citons la belle observation de la maladie de Philiste de Thase, quatrième malade du troisième livre des épidémies.

Ces mêmes urines, dans les phlegmasies parti-

---

(1) Collection des médecins de Breslaw, p. 195.

culières des viscères, sont fâcheuses, surtout si elles se prolongent, et si le malade urine fréquemment et en abondance.

La chute des forces, particulièrement si elle est rapide dans les maladies aiguës, donne naissance à des urines pâles, aqueuses et abondantes.

On retrouve encore de semblables urines dans les longues convalescences, surtout à la suite des dyssenteries et des fièvres éruptives; dans les cachexies; dans les leucophlegmaties; dans les grandes hémorrhagies ; dans l'anasarque ; dans la chlorose ; dans la leucorrhée ; dans la menstruation irrégulière, spécialement dans celle dont les dérangemens ont lieu par défaut.

Les urines sont aqueuses et claires dès la période d'imminence de la néphrite, lors des plus légers dérangemens des organes digestifs, dans l'imminence et même durant la période de froid des fièvres intermittentes.

Dans les maladies aiguës, les urines qui sont restées constamment aqueuses, claires et limpides, doivent faire présager ou une rechute, ou une mutation de maladie, si le malade entre en convalescence; et, dans le cas contraire, la prolongation indéfinie du mal, ou même la mort.

Dans les fièvres lentes nerveuses, l'urine est claire, tenue et limpide, ou de couleur de bière coupée. Il n'y a point du tout de sédiment, ou

du moins il est très-léger, inégal et comme furfuracée.

Dans les maladies aiguës, les urines qui restent long-temps claires et tenues, sont d'un fâcheux augure, à moins qu'il ne se manifeste
alors, par une autre voie, quelque excrétion critique. Pithion de Thase, après avoir eu constamment les urines claires, vit sa maladie se
juger par un abcès qui s'ouvrit.

Dans la dyssenterie épidémique de 1743,
Hoffmann a vu l'urine claire et rendue en petite
quantité, constituer un signe essentiellement
mortel.

Aux approches d'une suppuration lente, externe ou interne, les urines deviennent claires.

Dans les scrophules, quand le malade est me-
nacé d'une suppuration sourde ou évidente, les
urines, ainsi que les autres excrétions, deviennent claires, ou ne charrient plus les débris de
substances cellulaires qu'on voit sortir dans ces
affections (1).

L'urine qui, après avoir été pâle et aqueuse, se
colore peu à peu, et dépose, bientôt après avoir
été rendue, un léger sédiment, annonce chez
les individus actuellement atteints de migraine,
que les douleurs vont promptement cesser.

---

(1) Bordeu, Scrophules, p. 202; ouvrage remarquable
par les vues profondes de thérapeutique transcendante.

Dans la plupart des maladies de la prostate, l'urine a l'apparence laiteuse.

Les urines lactescentes dans les diabétès, annoncent que la maladie est poussée à un haut degré. Frank a vu un malade atteint de diabétès rendre constamment de seize à vingt livres d'urines laiteuses par chaque vingt-quatre heures. Il y avait par suite une consomption poussée au plus haut degré (1).

Dans les fièvres muqueuses, dans les maladies catarrhales, dans les congestions vermineuses, les urines se montrent manifestement laiteuses, et c'est quelquefois d'après ce caractère des urines, que j'ai heureusement signalé des maladies vermineuses (2).

Les analyses chimiques ont constaté l'existence du lait dans les urines, pour des cas non spécifiés. L'observation clinique n'a encore rien appris sur la valeur séméiologique de cette particulière condition du fluide urinaire.

La considération de la couleur des urines, prise

---

(1) Épitome de curandis hominum morbis, t. 5, p. 40 et 41.

(2) V. Hoffmann, consult. cent. 2-3, s. 4, cas. 152, t. 4, opera, p. 351.

Van-den-Bosch, historia constitutionis epidemicæ verminosæ, p. 321.

isolément, n'a aucune valeur absolue dans le croup;
mais il en est autrement quand ce signe est en rapport avec d'autres de valeur analogue. Les urines
blanches et sédimenteuses sont suivies de la mort,
si elles ont lieu avant la coction, et pendant que
l'assoupissement, l'altération de la voix, la difficulté de respirer, la faiblesse et l'intermittence
du pouls durent encore. Mais si au contraire
cet état des urines se montre après la période
de la coction, et avec un ensemble de signes
favorables, on peut le regarder alors comme
critique. Cette distinction prouve suffisamment
que le sédiment lactescent des urines n'est d'un
bon augure, que parce que dans le croup, comme
dans toutes les maladies, cet état des urines est
un signe de coction et de crise. On a donc eu
tort de penser que ces urines étaient salutaires
et suivies de guérison, parce qu'elles entraînent
une plus ou moins grande quantité de matières
muqueuses. Les expériences du docteur Schwilgué
ont démontré que ces urines ne présentent aucun
des caractères chimiques des mucosités, ni des
concrétions membraniformes (1).

Dès le début des fièvres pétéchiales, l'urine
se montre d'abord pâle et aqueuse; bientôt elle
se colore en jaune, devient semblable à de la

____

(1) V. mon Traité du croup, p. 472 et suiv.

lessive , ou même elle est teinte d'un peu de sang, mais sans sédiment; enfin durant quelques jours, elle sé colore encore davantage , prend la teinte de la bière forte, et acquiert une odeur insupportable. Au milieu de tous ces changemens , la maladie suit sa marche, et arrive à une heureuse terminaison , si rien d'ailleurs ne s'y oppose.

Les urines blanches , muqueuses, et laissant déposer une grande quantité de mucosités , sont des signes assez certains de l'existence des hémorroïdes à la vessie, quand il s'y joint d'ailleurs un sentiment de pesanteur, d'embarras et de douleur à cet organe. (1)

Les urines jaunes ou safranées , mais vivement colorées au point souvent de présenter une teinte bilieuse assez forte, sécrétées d'ailleurs en petite quantité, constituent un des signes de l'hépatite, et plus généralement elles deviennent l'un des indices des maladies bilieuses. La maladie est d'autant plus forte, que cette couleur se montre plus intense. L'acide muriatique verdit cette urine; ce qui indique la présence de la bile.

____

(1) De hœmorroïdibus vesicæ mucosis dissertatio inaug. auctor. V. Detharding et Knaut Haller, disput. med., 7, p. 775.

Depuis long-temps, et presque dès l'enfance de l'art, l'observation clinique avait indiqué comme un fait le passage, la transsudation de la bile dans les urines chez les ictériques et dans quelques autres cas pathologiques. Après avoir long-temps et fort vivement sans doute contesté cette vérité à la médecine, la chimie vient enfin de la reconnaître et de la proclamer.

Bianchi a remarqué que, dans la jaunisse critique, l'urine ne perd presque rien de ses qualités, du moins quant à la consistance et à la couleur, tandis que dans les autres espèces de jaunisses, ce fluide est d'une couleur jaune plus ou moins foncée, et qu'elle communique au linge qu'elle touche une teinte semblable (1).

L'urine qui conserve sa couleur naturelle dans l'ictère est d'un présage avantageux ; on doit espérer que la maladie ne résistera pas long-temps.

La couleur rouge des urines, d'ailleurs épaisses et consistantes, est le caractère générique des maladies inflammatoires tant locales que universelles. Toutefois l'expérience clinique indique l'existence de semblables urines dans un grand

_____

(1) Bianchi, histor. hepat., t. 1, pars. 3e, p. 317.

nombre de cas de simple congestion gastrique et dans les maladies bilieuses; mais alors, ainsi que l'a remarqué Bianchi, la couleur est toujours opaque et tirant sur le jaune, tandis que dans l'état inflammatoire, le rouge est plus vif et plus transparent (1).

Les urines rouges, épaisses et rares, jointes à l'aridité, à la sécheresse de la langue, et à une chaleur âcre répandue par tout le corps, sont le signe certain de l'existence d'une phlegmasie interne.

La rougeur des urines est un des effets de la chaleur fébrile : il devient utile du reste de remarquer que toute augmentation naturelle ou artificielle de la chaleur dans l'économie, communique cette teinte aux urines. Voyez l'effet des liqueurs, des violens exercices, du calorique, etc.

Les urines rouges enflammées sans hypostase, mais tenant seulement quelques portions de mucosité en suspension, sont un signe de délire.

Les urines trop hautement colorées en rouge, dans les maladies aiguës, sont d'un mauvais présage, et l'on ne peut être rassuré sur l'état du malade qu'autant que les urines auront repris

______

(1) Ibid., t. 1, p. 305-6.

leur état naturel, au milieu d'ailleurs d'un en-semble suffisant d'autres signes favorables.

L'ardeur et la rougeur considérables des urines, surtout sans sédiment, caractérisent un état d'ir-ritation porté à un haut degré.

Les plus fâcheuses de toutes les urines, dit Blagivi, sont celles qui présentent une couleur rouge très-ardente.

Dans le principe des maladies aiguës, si la couleur rouge des urines se joint à la surdité, si d'ailleurs les urines présentent seulement un léger énéorème, craignez le délire. (1)

La couleur rouge des urines qui se prolonge après quelques indices de crise, annonce que la maladie n'est pas jugée, et que la rechute pourra avoir lieu.

L'urine rouge et couleur de brique est un signe pathognomonique des fièvres intermittentes, surtout si l'urine offre un sédiment abondant et de même nature.

Les affections scorbutiques invétérées ou fortes prennent aussi, comme caractère, une rougeur intense des urines.

Dans les cas de pressant danger j'ai presque constamment vu, chez les hydropiques, les urines

---

(1) P. Martian, p. 435.

diminuer beaucoup de quantité, et prendre une teinte d'un rouge noirâtre avec un sédiment briqueté ou furfuracée.

L'urine rouge safranée et rendüe en petite quantité dans les fièvres intermittentes, signalo la tendance à la continuité.

Dans les fièvres intermittentes, peu d'heures après le paroxysme et aux jours apyrectiques, les urines deviennent plus rouges, plus épaisses, et déposent facilement.

Dans cet ordre de fièvres, tant que les urines conservent la couleur rouge foncée, et qu'elles déposent un sédiment briqueté, on ne doit pas compter sur la guérison. Si les accès cessent, on peut s'attendre à la rechute. Au contraire, si les urines reprennent leur état naturel on peut prédire la cessation prochaine des paroxysmes (1).

L'urine rougeâtre avec un sédiment briqueté a plusieurs fois très-heureusement servi à Syden-ham, à Morton, à Lauter pour caractériser les fièvres intermittentes pernicieuses.

Le sang mêlé en plus ou moins grande quantité aux urines, leur donne une teinte d'un rouge

____

(1) Tous les praticiens en ont des exemples. On en trouve un dans le cas de Cléonactis, sixième malade du premier livre des épidémies.

particulier et souvent brunâtre, dans les affections organiques des voies urinaires, dans les cas de présence de calculs qui déchirent la vessie, dans les hémorroïdes vésicales, après des coups, ou des chutes qui ont rompu, ouvert des vaisseaux dans les reins ou la vessie.

L'urine sanguinolente, dans les maladies aiguës, est toujours un mauvais signe et d'autant plus que le sang s'y trouvant mêlé en plus grande quantité, communique aux urines une couleur plus intense, plus foncée et plus noire.

On observait assez souvent des urines fortement sanguinolentes dans les épidémies de petite vérole, lorsque la maladie était confluente et grave. Tenez ce signe pour mortel si vous observez en même-temps des taches noires parmi l'éruption et quelque hémorragie.

La couleur noire des urines étudiée d'abord dans les fièvres, devient une source d'interminables ambiguités, si l'on s'attache exclusivement à ce signe : au contraire, elle concourra à guider le séméïologiste dans la voie ordinaire du pronostic, si l'on tient sans cesse ce signe en comparaison ou en rapport avec tous les autres.

Presque partout, au lit des malades comme dans la méditation des meilleures collections d'observations, les urines noires se présentent comme un signe de très-funeste présage; et cependant j'ai vu plusieurs maladies aiguës se terminer heureusement quoique les urines eussent présenté cette couleur.

En consultant, par exemple, les faits consignés dans les épidémies d'Hippocrate, on trouve, comme exemples de terminaisons funestes, après des urines brunes ou noires, les observations de maladies de Pythion de Thase, de la femme de Cyzique, de la femme qui demeurait auprès de la fontaine froide, du jeune homme de la place des Menteurs, de la femme malade à la suite de couches, de Philisque, d'Erasine, d'Appollonius d'Abdère, de Silène, et dans toutes ces observations on voit sans cesse coïncider avec cet état des urines une foule de signes plus alarmans les uns que les autres.

D'un autre côté, sans abandonner cette inépuisable source d'instruction clinique, on remarque que Méton a été guéri le cinquième jour, quoiqu'il eût eu des urines noires, tant avant la crise qu'après la crise; que la femme de Thase eut le troisième jour, des urines noires et que sa maladie se jugea par les sueurs et les menstrues; qu'Hérophon est entré en convalescence le dix-septième jour de sa maladie, quoiqu'il eût eu des urines noires dès le premier jour. Il en est de même d'Héropyte, de la femme d'Epicrate et de Nicodême, mais dans chacun de ces six faits, il n'a jamais manqué un assez grand nombre de signes favorables, ni les indices de crises salutaires par des abcès, par des hémorragies, par les sueurs, par les selles, etc. Ici surtout les praticiens doivent avoir égard au mode d'excrétion. Si l'urine, quoique noire, sort comme dans l'état naturel, on peut en bien augurer ; il en sera tout autrement si les urines sont rendues avec douleur , fréquemment, en petite quantité à la fois, sans que le malade s'en apperçoive, etc.

Galien, Hollier, Aubry et Dehaen ont noté les urines noires comme salutaires dans quelques circonstances. Pujati l'a vérifié sur lui-même, ayant été atteint de la maladie qu'il a décrite (1).

L'urine noire qui, subitement et sans raison connue, devient tenue et claire est très - dangereuse.

L'urine noire qui dépose un sédiment noir est encore plus pernicieuse.

Dans la colique des peintres, dans la colique néphrétique très-forte et dans les coliques bilieuses graves, les urines noires, épaisses, semblables à du café à l'eau, sont avantageuses (2).

Dans les maladies aiguës, les urines brunes,

----

(1) De morbo naroniano auctore Pujati, p. 216.

(2) Bianchi, histor. hepat. t. 1 , p. 577. Vanswieten, §. 996.

telles qu'on en observe quelquefois chez les ictériques, sont mauvaises.

Huxham a vu l'urine noire dans l'épidémie de
fièvres pétéchiales dont il nous a laissé l'histoire.
Cet état des urines a constamment été d'un fâcheux présage. Il a fait la même observation à
l'égard des fièvres putrides et malignes.

Dans l'ictère, l'urine est fréquemment d'un
rouge-brun obscur, et elle communique au linge
une teinte jaune plus ou moins foncée; les urines
noires ont été plusieurs fois critiques dans cette
maladie, j'en ai vu deux exemples (1).

J'ai vu des accès de fièvre quarte très-opiniâtre,
se juger complettement par une abondante quantité d'urines très-brunes, rendues durant plusieurs
jours de suite.

Le docteur Schmidt, cite un fait d'urine noire
critique, dans un cas d'hypochondrie : les annales
de l'art en contiennent de semblables.

Quelques faits indiquent l'existence de la couleur bleue des urines dans des circonstances variées. Ces faits, pour la plupart, sont assez
inexactement constatés ; et jusques-là ni mon
expérience, ni mon érudition n'ont pu en déduire
aucune conclusion séméïologique valable.

---

(1) V. des faits analogues dans Schenck, lib. 3, observat.

C'est un mauvais signe dans les maladies aiguës,
que les urines passent fréquemment d'une couleur
à l'autre, et changent ainsi rapidement de teinte.
Le moindre danger que l'on ait à redouter, est
certainement la durée outre mesure de la maladie.

Signes fournis par la consistance des urines.

Depuis les urines tenues et aqueuses des affections nerveuses, par exemple, jusques aux urines
épaisses et bourbeuses des catarrhes vésicaux, il
est une foule de modifications assez difficilement
assignables dans la consistance des urines, et sur
lesquelles il est cependant essentiel d'insister,
pour expliquer les signes auxquels elles donnent
naissance. Je vais tâcher d'être autant métho-
dique et aussi lumineux que le sujet le comporte.

En traitant de la couleur des urines, j'ai donné
dans les plus grands détails les signes qui appartiennent aux urines tenues, pâles et aqueuses ; je
n'aurai donc à m'occuper ici que des urines
épaisses et troubles.

Les urines troubles se présentent à l'observateur de trois manières différentes.

    1° Elles sortent telles de la vessie et du canal
    de l'urèthre.

2° Rendues d'abord claires, on les voit se troubler et devenir épaisses très-peu de temps après la sécrétion.

5° Enfin elles ne se troublent que long-temps après avoir été rendues.

Les urines qui sortent troubles de la vessie, sont celles qu'on nomme jumenteuses, parce qu'elles ressemblent au pissat des chevaux : elles se rapprochent aussi beaucoup de la bière.

Dans les cas de dérangement vague de la santé, ou dans l'imminence des maladies, les urines épaisses et troubles, semblables au pissat de cheval ou à de la bière forte, annoncent toujours des douleurs de tête ; et si à ce symptôme il se joint dans le cours d'une maladie aiguë une soif intense, de l'agitation, des inquiétudes et de l'insomnie, vous pouvez présager le délire. On en voit un exemple dans la maladie d'Evalcide, à la fin du 7ᵉ. livre des épidémies.

Les urines rendues épaisses, troubles et rouges et qui ne laissent point former de sédiment dès le principe d'une maladie aiguë, font craindre la putridité.

Les urines jumenteuses et sans sédiment dans le cours d'une maladie aiguë, sont mauvaises ; témoin l'observation de la femme de Philinus (1).

____

(1) 4ᵉ mal. du 1ᵉʳ liv. des épidém. d'Hypp.

Elles sont, au contraire, utiles si elles ne tardent pas à présenter un sédiment homogène et un peu abondant. Voyez l'histoire de la maladie de Périclès (1).

Les urines jumenteuses se lient fréquemment aux céphalalgies symptomatiques des maladies aiguës, et alors elles sont d'un mauvais augure ; sous ce rapport qu'elles annoncent, que la maladie sera grave et longue. Ces mêmes urines sont, au contraire, d'un pronostic favorable dans les maladies chroniques et par exemple dans les rhumatismes.

L'urine épaisse et trouble, rendue en grande quantité, présentant ensuite un sédiment abondant, homogène, rouge ou jaune, devient d'un heureux présage dans les péripneumonies (2).

C'est un bon signe dans les maladies, lorsque vers la fin et à l'époque critique, les urines acquiérent de la consistance et qu'elles deviennent épaisses et troubles avec sédiment. Plutôt et avant qu'il ne se manifeste d'autres signes de coction ou de crise, ce même état des urines est fâcheux.

Si l'urine, après avoir été consistante, épaisse en temps opportun, devient subitement et sans cause qui rassure, aqueuse et claire, on doit crain-

----

(1) 6e mal. du liv. 3 des épid. d'Hipp.

(2) Huxham, opera, t. 2, p. 195.

dre, à l'époque de la crise, les convulsions, le délire et la mort, *cæteris præterea consentientibus*. Huxham l'a vu plusieurs fois dans une péripeumonie catastatique (1).

Durant les grands froids et dans la santé la plus parfaite, on voit les urines, d'abord rendues claires, se troubler presque aussitôt et devenir épaisses et consistantes. Alors elles ont, en général, une teinte d'un jaune pâle ou blanchâtre, qu'on ne retrouve pas lorsque ce même phénomène a lieu par cause de maladie. La même chose se remarque chez les individus bien portans qui viennent d'éprouver de grandes fatigues. Ici toutefois l'urine est plus vivement colorée.

L'urine se trouble peu de temps après avoir été évacuée dans les cas d'obstructions et d'engorgemens qui se dissipent spontanément et par les seuls efforts de la nature, ou qui cèdent à des remèdes efficaces, aux secours bien entendus de la médecine. Cela a lieu aussi durant le travail critique de la vitalité dans les maladies, dès les premiers pas faits vers la convalescence et dans le cours de cette dernière période de la maladie.

Les urines qui, à peine tombées dans le vase destiné à les recevoir, deviennent troubles et jaunes, sont un des signes de l'embarras gastri-

____

(1) Huxham, opera. t. 1, p. 333.

que; celles qui deviennent troubles et blanchâtres ou muqueuses, appartiennent aux fièvres muqueuses.

Lorsque les violens accès de néphrite tendent à leur fin, tout le monde sait que les urines deviennent bientôt, après avoir été rendues, épaisses, troubles et sédimenteuses.

Dans les fièvres intermittentes, à la fin de l'accès, et surtout aux jours apyrectiques, l'urine peu de temps après sa sortie, se montre remarquablement épaisse, trouble, sédimenteuse et grasse.

Les urines sont épaisses, consistantes et brunes dans les maladies arthritiques ; dans les néphrites chroniques, ou dans celles qui, étant aiguës, donnent lieu à des accès fréquemment répétés; dans l'ictère; dans le scorbut; et même dans l'âge avancé, sans aucune influence morbifique.

L'opacité et la consistance que les urines ne prennent que long-temps après avoir été rendues, tiennent à une véritable décomposition.

Signes fournis par l'odeur des urines.

L'urine d'une personne en bonne santé est d'une odeur aromatique, plus ou moins analogue à l'odeur des violettes. Par le refroidissement cette odeur se change en une autre bien connue et indiquée par cela même sous le nom d'odeur uriheuse. A cette odeur en succède encore une autre, au bout de deux ou trois jours, laquelle a beaucoup de ressemblance avec celle du lait aigri. Enfin celle-ci disparaît à son tour et fait place à une odeur alkaline très-fétide.

Aucune substance ne se putréfie plus promptement et n'exhale une odeur plus désagréable, plus pénétrante et plus durable, pendant sa décomposition spontanée, que l'urine; mais les diverses espèces d'urines diffèrent beaucoup entre elles, sous ce rapport. Dans quelques - unes la putréfaction a lieu presqu'au moment de l'évacuation; dans d'autres on est plusieurs jours sans apercevoir aucun changement. Fourcroy et Vauquelin ont reconnu que cette différence provenait de la quantité d'albumine et de gélatine que l'urine contient. Lorsque ces substances sont en très-petite proportion, l'urine reste long-temps sans altération; et au contraire plus la proportion de gélatine ou d'albumine est grande, plus la putréfaction commence promptement. La putréfaction de l'urine est donc en quelque sorte une preuve de maladie; car une surabondance de gélatine dans l'urine laisse toujours soupçonner quelque dérangement dans les fonctions digestives (1).

____

(1) Fourcroy et Vauquelin, Annales de Chimie, t. 1, p. 61.

N'oublions pas de noter toutes fois qu'après avoir mangé de l'ail, des olives et sur-tout des asperges, les urines qui sont évacuées ont contracté une odeur forte et toute particulière : la thérébentine et la muscade, prises à l'intérieur, communiquent aux urines que l'on rend ensuite l'odeur de la violette.

L'urine entièrement inodore sert de caractère à toutes les irritations fortes et aux maladies nerveuses avec spasme. On la retrouve telle dans les cas de syncope ou d'atonie extrême. De grandes chaleurs, des fatigues considérables, une longue abstinence, communiquent aux urines une odeur forte et désagréable.

L'urine est d'une odeur forte dans les maladies aiguës, à cause de l'excitation qui accompagne ces maladies, et parce que la sécrétion de ce fluide ne se fait qu'en petite quantité.

L'urine est fétide dans les fièvres dont la dépuration a lieu par la peau, et qui sont accompagnées ou compliquées de putridité.

Dans les catarrhes chroniques de la vessie et dans les calculs vésicaux, l'urine contracte souvent une odeur comme ammoniacale et qui est insupportable.

Dans les fièvres muqueuses, dans les congestions vermineuses, et même dans les légers dérangemens des fonctions digestives chez les enfans, l'urine répand fréquemment une odeur acide toute particulière.

Signes fournis par la température des urines.

La température des urines est dans l'état de santé la même que la température générale du corps humain ; elle ne dépasse guère trente-quatre degrés (Réaumur), quel que soit d'ailleurs le degré de température de l'atmosphère, avec lequel on sait que le corps ne se tient jamais en rapport parfait.

Mais il est des maladies dans lesquelles l'urine en sortant donne au malade tantôt un sentiment de chaleur et tantôt une sensation de froid, plus ou moins considérables.

Dans le diabétès l'excrétion de l'urine est accompagnée d'un sentiment de froid qui se fait sentir depuis les lombes jusqu'à la vessie.

Cette sensation a également lieu dans les cas d'atonie ou de paralysie des voies urinaires, de la vessie sur-tout.

On a observé quelquefois des urines froides durant le cours des fièvres malignes ; et toujours, dans ces cas, la maladie a été mortelle.

Dans les phlegmasies des organes urinaires ; et spécialement dans celles de la prostate et du canal de l'urèthre, l'urine communique la sensation d'un corps brûlant.

J'ai entendu deux fois, dans des catarrhes de la vessie poussés à un haut degré, les malades accuser une sensation de froid causée par la sortie des urines. Un de ces deux faits se trouve encore actuellement sous mes yeux : c'est un ecclésiastique de la Belgique venu à Paris pour se confier à mes soins.

Signes fournis par les départs des urines.

Les urines donnent comme dernière source d'indications séméïologiques, la considération des matières, des substances plus ou moins solides qui se séparent du liquide même. Les anciens et un grand nombre aussi de séméïologistes du moyen âge, qui cherchaient toujours à réaliser dans leurs observations les idées faciles qu'ils s'étaient forgées sur la connaissance des causes matérielles des maladies et sur les dégénérescences humorales qui, suivant eux, devaient presque toujours les constituer, accordaient une haute importance à ce point du pronostic. Ils avaient commencé par créer une série déterminée des modifications fixes que devaient présenter ces divers départs des urines, et ils avaient ensuite attaché à chacune de ces modifications des significations précises, des va-

leurs constantes. Malheureusement la nature se
refuse tous les jours à justifier ces merveilleuses
spéculations, et l'observation clinique la plus at-
tentive, la plus persévérante reste souvent en défaut quand il s'agit de vérifier ces sentences séméiologiques. On s'attend bien que je ne consignerai ici de tous ces signes que ceux que l'on
pourra retrouver dans l'occasion au lit des malades.

Les départs des urines, c'est-à-dire les matières
qui s'en séparent, sont de trois sortes; considérés
indépendamment de leur nature, et seulement
par rapport à la partie du liquide dans laquelle
ces substances viennent se montrer :

1°. A la surface, on retrouve les écumes et la
pellicule.

2°. Dans le corps même du liquide, ce sont les
différentes sortes d'énéorèmes ou de suspensions.

3°. Le fond présente les diverses espèces de
sédimens ou d'hypostases.

On observe des urines écumeuses dans les maladies muqueuses, dans le diabétès et chez les individus qui ont mangé une grande quantité de
fruits.

Il ne faudrait pas confondre cette écume des
urines qui se sépare spontanément, et en même
temps que le fluide tombe dans le vase destiné à
le recevoir, avec l'écume qu'entraîne la décomposition, la putréfaction de l'urine. Cette dernière

écume qui, comme l'autre, se rassemble à la surface du vase, mais de laquelle il se dégage des
bulles d'air, ayant une odeur forte et désagréable,
dans laquelle on distingue l'odeur de l'ammoniaque et de l'acide acétique ; cette dernière écume,
dis-je, est probablement le résultat d'une décomposition spéciale de l'urée et de la gélatine des
urines, puisque la même chose arrive lorsqu'on
abandonne quelque temps à elle-même une dissolution aqueuse d'urée, à laquelle on a ajouté un
peu de gélatine (1). Toutes fois Proust pense que
la formation de l'écume est due au dégagement de
l'acide carbonique contenu dans l'urine (2).

Quelquefois aussi il surnage sur l'urine un corps
gras, et comme des portions de graisse fondue, ou
comme des gouttes d'huile, formant à la surface
du liquide une couche générale qui la recouvre en
entier, ou bien encore des taches partielles et isolées
distinctes les unes des autres. Ces matières sont
de couleurs variées, mais le plus ordinairement
jaunes, et elles adhèrent fortement aux parois du
vase : cela s'observe spécialement dans les cas d'a-
trophie, de phthisie et de consomption. Fernel en
a recueilli un exemple remarquable ; mais il s'en

---

(1) V. Annales de Chimie, Fourcroy et Vauquelin,
tom. 32.

(2) Id., t. 36, p. 260.

faut que cela soit constant dans la pratique (1).

Haller a vu comme des gouttes d'huile surnager sur l'urine d'un homme atteint d'une maladie des reins.

Dans d'autres circonstances c'est une pellicule transparente, plus ou moins épaisse, qui se forme à la surface du liquide et qui en recouvre toute la circonférence. Cela arrive également dans les cas de consomption imminente ou commencée : mais combien de phthisiques morts de consomption, dont les urines n'ont jamais offert ce caractère (2); et d'un autre côté, combien d'individus dont les urines se sont maintes fois montrées évidemment recouvertes de cette pellicule, dans diverses maladies et même dans l'état de santé parfaite.

Durant les fièvres lentes, quelle qu'en soit la cause, j'ai souvent remarqué que les urines forment, quand elles ont été rendues depuis un certain temps, une pellicule plus ou moins épaisse, en forme de toile d'araignée.

Pendant les convalescences longues et rebelles, les taches d'huile et la pellicule de la surface des uri-

---

(1) De pulsu et urinis. Pathologia, lib. 3, cap. 11, p. 165, 1re colonne.

(2) Hoffmann, consult. et resp. med. cent. 1, s. 11, cas. 75, p. 112. Opera, in-fol. t. 4; urinam hactenùs minxit citrinam absque ullâ cuticulâ hecticâ.

nes, laissent craindre la consomption. Si l'on observe de semblables urines chez les hydropiques, la maladie pourra bien finir par la fièvre lente.

On aperçoit souvent dans le corps même du liquide des urines, comme des flocons épars, des masses de mucosités déliées qui flottent çà et là. C'est ce que les anciens appelaient énéorème. Lorsque les urines commencent à se corrompre ou à se décomposer, il se forme toujours un nuage plus ou moins grand, un énéorème plus ou moins considérable, et qui n'est autre chose que la séparation spontanée, ou le départ qui s'exécute de lui-même, de la mucosité qu'entraîne l'urine et d'une portion de la gélatine ou de l'albumine qui entre dans la composition de ce fluide.

L'énéorème est ou entièrement flottant et libre dans le corps même de l'urine, ou attaché, fixé comme par une base, par un pédicule au fond du vase qui renferme ce liquide. Les anciens avaient pensé qu'on le trouve tout-à-fait libre ou flottant dans les cas de crises insuffisantes ou incomplètes; et qu'au contraire il était fixé par sa base lors des crises parfaites. J'ai cru remarquer un tel nombre d'exceptions à cette donnée séméïologique, que je ne la présente ici qu'avec une réserve extrême.

Dehaen veut, d'après sa propre expérience, que l'on se méfie des énéorèmes formés comme en boules, soit qu'ils se tiennent comme suspendus au milieu de l'urine, soit qu'ils tendent à se précipiter au fond du vase qui les renferme.

Les urines qui fournissent, peu de temps après avoir été rendues, un énéorème léger et blanc, sont avantageuses (1).

L'énéorème noir est de très-mauvais augure.

Les matières qui se précipitent des urines pour former ce qu'on appelle le dépôt ou sédiment, considérées tant dans leur propre substance que dans l'époque à laquelle elles ont lieu, méritent l'attention du séméiologiste.

Dans les maladies aiguës Boerhaave regardait comme le meilleur présage pour le présent et l'avenir, l'urine qui dépose durant toute la maladie et jusqu'au temps de la crise achevée, un sédiment blanc, léger, lisse, homogène, formé en pointe, sans odeur et qui se précipite promptement.

Dehaen n'entreprend pas de déterminer le temps auquel ce vrai sédiment critique doit se montrer, après que l'urine a été rendue. Il pense que plus le sédiment se précipite promptement, et pendant un plus long espace de temps, et plus la crise est parfaite. Il remarque cependant qu'un sédiment qui ne s'est précipité que dix ou douze heures

____

(1) Prochaska, dissert. inaugur. de urinis. Viennæ austriæ, 1775, p. 17, in-8°.

après la sortie des urines, a été le signe d'une bonne crise (1).

En général il me parait constant, dans les maladies aiguës, que la crise doit être salutaire et complette lorsque le sédiment se présente plusieurs jours de suite, et chaque fois que le malade rend des urines ; lorsqu'il se forme promptement et en grande quantité ; enfin quand il est uniforme, léger et blanchâtre.

Si le sédiment tarde à se manifester après l'évacuation de l'urine, les chances sont moins favorables : le dépôt peut n'être que le résultat d'une décomposition chimique, d'un commencement de putréfaction.

Dans les fièvres intermittentes simples, c'est un mauvais signe que l'urine ne dépose pas du tout : cela arrive spécialement lorsque par un traitement mal entendu la maladie a été rendue opiniâtre.

C'est une chose avantageuse que les urines, ayant été claires et tenues, deviennent ensuite sédimenteuses : on peut s'attendre à une crise plus ou moins salutaire.

Dans les maladies aiguës, si les urines, qui étaient d'abord sédimenteuses, deviennent, subitement et sans cause connue, claires et blanches,

---

(1) Dehaen, l. c.

particulièrement aux approches des crises, on doit craindre une métastase.

L'urine ténue et jaune, avec un léger dépôt jaunâtre, et qui présente d'ailleurs de fréquentes variations, tantôt en bien, tantôt en mal dans le principe d'une fièvre, annonce que la maladie sera longue. On rencontre assez souvent de telles urines après les fièvres automnales mal guéries. Il est des individus chez lesquels cet état des urines est habituel dans l'état de santé : mais si l'on y prend une attention suffisante, on verra que ces individus sont hypochondriaques ; qu'ils restent sujets aux migraines ; qu'ils éprouvent, à des époques rapprochées, des dérangemens d'estomac, etc.

Dans les affections gastriques, les urines sont rares, et déposent dès le principe de la maladie.

Des urines copieuses avec un sédiment blanchâtre servent de crise, ou du moins annoncent une solution prochaine, dans les maladies rhumatismales et goutteuses.

Durant l'épidémie de Naples, les urines, déposant un sédiment furfuracé dans la seconde semaine, étaient d'un favorable augure (1).

Baglivi a vu rendre, dans une maladie articulaire, une urine abondante et épaisse qui se

____

(1) V. Sarcone, §. 438

changea bientôt en gelée; après quoi le malade se porta bien. Zimmermann a observé une crise semblable dans une maladie rhumatismale.

Chez les individus depuis long-temps attaqués de goutte, chez les rachitiques, il n'est pas rare que les urines fournissent un dépôt plus ou moins abondant et plus ou moins consistant de matière calcaire (1).

Le sédiment des urines est jaune dans les maladies bilieuses bien tranchées.

La couleur rosacée du sédiment des urines se montre spécialement dans les maladies inflammatoires.

L'urinesédimenteuse, le dépôt étant rougeâtre, devient d'un augure prospère chez les pleurétiques.

On remarque assez fréquemment une hypostase briquetée dans les urines des phthisiques arrivés au terme fatal, mais trop commun de leur maladie. La chimie apprend que le sédiment bri-

______

(1) J. H. C. Adami. de materiâ calcareâ per vias urinarias eductâ. Halleri, disput. med. t. 7, p. 795.

On peut voir aussi une observation recueillie par le docteur Bosc, et communiquée à Vanswieten, comment in Boerhaave, t. 5, p. 293.

V. encore Mémoires de l'Académie des Sciences, année 1747, hist. p. 56.

queté, rouge, rosacé, est de l'acide urique et de l'acide rosacique de Proust.

Dans les urines critiques, le sédiment a une apparence puriforme : de plus les urines sont rendues avec une sorte de douleur, ou du moins avec effort. Un autre caractère bien important que présentent les urines critiques, c'est, comme l'ont vu Joubert et Grati, et comme Morgagni l'a vérifié (1), que l'urine se trouve assez communément chargée de petits graviers qui quelquefois aussi flottent à la superficie, sans s'attacher aux parois du vase qui renferme l'urine. Morgagni disait que ce signe ne l'avait trompé qu'une fois ; et Dehaen (2), qui y attache aussi une grande importance, ne cite qu'un fait contraire : c'était un tétanos dans lequel ce signe s'est montré fautif. Ces graviers sont communément d'une couleur brune, et comme l'a observé Grati, ils sont constamment friables, c'est-à-dire, qu'ils s'écrasent facilement sous les doigts ; c'est par là qu'ils diffèrent des graviers qu'entraîne l'urine des néphrétiques. Morgagni remarque que ces petits graviers se trouvent encore très-fréquemment dans les urines des per-

____

(1) Epist. anat. de sedibus et causis morbor. ep. 8, §. 10, et epist. 49, n° 21.

(2) Dehaen, ratio. med., t. 5, p. 329 et suiv., p. 367 et suiv.

sonnes qui viennent d'éprouver de violentes douleurs de tête ou des affections apoplectiques.
Grimaud a eu occasion de voir ces petits graviers
chez un homme attaqué de fièvre gastrique, laquelle avait fortement porté ses effets sur la tête.
Le rétablissement de ce malade fut plus prompt
qu'on n'aurait osé l'espérer (1).

Des urines qui déposent une grande quantité
de matières muqueuses puriformes, lesquelles se
précipitent très-promptement au fond du vase,
qui y adhèrent fortement et ne s'en détachent
qu'en masse, portant avec elles une odeur d'ammoniaque vive, caractérisent les phlegmasies
chroniques de la membrane interne de la vessie,
quelle qu'en soit la cause. Dans les cas de calculs
il y a eu presque toujours antérieurement dans
les urines du sable ou des graviers.

Le pus qui se sépare des urines annonce un
abcès, un point de suppuration établi sur quelques portions des voies urinaires.

Dans le *diabetes mellitus* l'urine contient une
grande quantité de matière sucrée. Frank rapporte que chez un de ses malades, vingt-quatre
livres d'urines ont fourni vingt-six onces de substance saccharine.

Dans la plupart des cas de consomption toute

____

(1) Traité des fièvres, t. 1, p. 435.

l'urine contient une grande quantité de cette même matière sucrée. On en a trouvé jusqu'à trois onces par livre d'urines, quoique la quantité du fluide ne dépassât guère la quantité rendue dans l'état habituel.

Berthollet a observé que l'urine des goutteux contient ordinairement beaucoup moins d'acide phosphorique que l'urine des personnes en santé; mais dans le paroxisme de la goutte la proportion d'acide phosphorique y est beaucoup plus considérable, quoiqu'elle ne le soit pas plus que celle qui existe constamment dans l'urine saine (1).

Dans les hydropisies générales, l'urine est chargée d'albumine; elle devient laiteuse; elle se coagule par l'exposition à la chaleur ou par son mélange avec les acides. Mais dans l'hydropisie symptomatique d'une maladie du foie, il ne se trouve point d'albumine dans l'urine; l'urine est alors très-peu abondante, d'une couleur vive, et elle dépose un sédiment de couleur rosacée (2).

Quelquefois on retrouve à l'urine des femmes une apparence laiteuse; et par l'examen qui en a été fait, on s'est assuré que cette urine diffère de l'urine ordinaire en ce qu'elle contient une proportion notable de matière caséeuse.

___

(1) Journal de physique, t. 28, p. 275.
(2) Thompson, traité de chimie, t. 9, p. 283.

M. Rose s'est assuré que dans l'hépatite chronique, l'urine ne contient point d'urée : ce fait
remarquable a été confirmé par les expériences
du docteur Henri.

SIGNES DÉDUITS DE LA SÉCRETION DE L'HUMEUR SÉMINALE.

Je me contenterai d'indiquer ici cette partie du
sujet que j'embrasse, seulement pour réunir
autant que possible, dans mon traité séméïologique,
l'ensemble des sécrétions, et n'en passer aucune
sous silence.

Deux raisons ont dû me décider à en agir de la
sorte : la première, c'est qu'en parlant de la génération considérée comme fonction, j'ai eu occasion de
rapporter tout ce qu'il y a d'utile à dire sur la sécrétion de la semence ; la seconde, c'est que la séméïotique n'a presque rien à prendre dans la considération de cette sécrétion, et j'en ai donné les
raisons dans mon deuxième volume. Comment,
disais-je, les fonctions diverses dont se compose
la génération fourniraient-elles un certain nombre
de signes ? Dès les premiers dérangemens de la
santé, les organes destinés à la reproduction de
l'espèce entrent dans un état d'inertie presque absolue. Le moindre degré d'affaiblissement les
frappe d'une nullité parfaite ; et si l'on en excepte

le petit nombre d'affections dans lesquelles ces organes deviennent le siége de la lésion, dans toutes les autres maladies, nul rôle ne leur est réservé; ils ne prennent aucune part à ce qui se passe, et ils n'exercent aucune influence sur les mouvemens qui ont lieu. Leur libre action suppose une énergie de vitalité, une force d'imagination et une excitation des sens que la maladie éloigne ou même exclut entièrement (1). »

Je connais fort peu d'exemples de maladies fébriles dans lesquelles l'évacuation de la semence ait été salutaire; le premier fait que je pourrais citer à ce sujet, je l'emprunterai à Hippocrate. « Nicippe, dit-il, atteint de la fièvre, éprouva des pollutions, et ne s'en trouva pas mal. On annonça que les pollutions cesseraient avec les mouvemens fébriles, et l'événement justifia la prédiction (1). »

Frank rapporte le fait d'un jeune homme robuste, vivant de grande chère, et s'abstenant d'ailleurs sévèrement de tout plaisir vénérien, qui fut atteint d'une fièvre maligne. Il se trouvait dans le plus grand danger, lorsque, à trois différentes reprises, il éprouva pendant le sommeil, la nuit même où un médecin très-célèbre avait craint de le voir

____

(1) V. t. 2, p. 3o2 à 323.
(2) De morb. popul. lib. 4.

succomber, d'abondantes évacuations de semence.
Deux jours après il fut guéri (1).

SIGNES DÉDUITS DE LA LEUCORRHÉE.

Un écoulement plus ou moins abondant de
mucosités sorties par le vagin, chez les femmes,
et par l'urèthre chez les hommes, se présente
quelquefois dans les maladies soit aiguës, soit
chroniques. Il existe tantôt à l'état symptomatique, et tantôt à l'état critique. Cette dernière
condition est cependant assez rare.

Il ne s'agit ici ni des fleurs blanches considérées comme maladie essentielle, ni de la blen-
norragie vénérienne : l'une et l'autre de ces maladies sont étrangères à mon sujet.

Les fièvres catarrhales endémiques, dans la
capitale, se jugent assez souvent, surtout chez
les femmes, à l'aide d'un écoulement muqueux
qui se fait par les parties sexuelles, et qui ensuite devient très-fréquemment habituel. C'est
là l'origine d'un grand nombre de fleurs blanches
dans ce pays.

____

(1) Epitome de curand. homin. morb. t. 5, part. 1,
p. 254.

Une chose qui n'est pas moins commune, c'est de voir les fleurs blanches cesser durant le cours des diverses maladies catarrhales aiguës.

Quandòque criticus est fluor albus, dit Klein, d'une manière générale; *nilque in recessu habet, licet odiosus ac molestus sit, modo moderatus neque continuus existat : per hunc enim quasi universalem fonticulum excrementitii humores evacuantur* (1).

Cette évacuation, quelle qu'en soit la cause, et sous quelque condition qu'elle se montre, si elle est poussée à un trop haut point, et si elle dure trop long-temps, peut entraîner l'amaigrissement et même la consomption.

La suppression de la leucorrhée est fréquemment suivie de toux plus ou moins invétérées, et plus ou moins fâcheuses.

La leucorrhée s'est souvent offerte à nos yeux comme l'effet ou le symptôme d'une affection rhumatismale, chez les femmes comme chez les hommes. Frank a vu la même chose. *Frequentiùs ut nos ipsi non semel observavimus rheumatica materia aliundè in urethram profecta medorrhæam induxit. Similes de podagrico*

____

(1) Klein, interpres. clinicus. Paris, 1809, p. 150.

seu arthritico, aliove ab acri, observationes in factis medicis occurrunt (1).

La leucorrhée alterne avec l'asthme, le coryza, le catarrhe pulmonaire, etc.

Les sueurs des pieds, des mains et des aisselles, sont fréquemment remplacées par la leucorrhée, surtout chez les femmes, et réciproquement.

La leucorrhée est un symptôme presque inséparable de la chlorose.

Une leucorrhée insolite se joint souvent aux premiers temps de la conception, et concourt ainsi à en faire soupçonner l'existence.

SIGNES DÉDUITS DE LA SECRETION DES MATIÈRES SÉREUSES.

Toutes les parties du corps humain sont, on le sait, pénétrées d'une vapeur animale, laquelle s'exhale de partout et pénètre partout; mais elle est bien plus particulièrement sécrétée et plus abondamment répandue dans les alvéoles du tissu cellulaire, sur les surfaces des grandes cavités, qu'elle sert à humecter, à lubréfier, et dont elle empêche les frottemens vicieux et les adhérences nuisibles. Cette matière, versée sans cesse par les vaisseaux exhalans, se trouve repompée à mesure

______

(1) Frank, epitome de curand. homin. morb. t. 5, part. 1, p. 184-5.

par les absorbans, et ce n'est que dans l'état morbifique, qu'accumulée en trop grande quantité ou
devenue plus consistante et plus épaisse, elle
donne lieu aux accidens pathologiques que tout le
monde connaît; tels sont l'œdème, l'anasarque, la
leucophlegmasie et les diverses espèces d'hydropisies.

Ces épanchemens de sérosité, qui peuvent constituer quelquefois une maladie essentielle, soit
qu'ils proviennent de l'action augmentée du systême des vaisseaux absorbans, ce qui est assez
rare; soit qu'ils naissent de son action diminuée,
ce qui est extrêmement commun, ou de quelque
autre cause, ces épanchemens, dis-je, se présentent le plus fréquemment à l'observation comme
effet [ou comme symptôme d'une autre lésion;
on les rencontre quelquefois aussi comme crise,
comme terminaison et comme mutation d'autres
maladies; c'est sous ces derniers rapports qu'ils
rentrent dans le domaine que j'ai entrepris d'ex-
ploiter.

.Ces épanchemens sont quelquefois produits
par une inflammation interne, occulte ou latente.
Des horripilations, une sensation obscure et vague
de sécheresse, de tension, d'ardeur et de douleur
obtuse, en sont les indices. Il y a de plus, sécheresse de la bouche, soif, viscosité de la salive,
aridité de la peau, constipation ou paresse du
ventre; les urines sont colorées, épaisses, etc.

Quelquefois aussi ces épanchemens de sérosité naissent d'une violente inflammation, ainsi que cela arrive dans certains cas de péritonite.

Il est très-commun, à la suite des maladies de long cours, soit aiguës, soit chroniques, pendant les convalescences pénibles, à la fin des maladies éruptives, de voir naître l'œdème, l'anasarque, sans que pour cela cet état offre d'autres dangers que ceux de la prolongation de la convalescence. Quelquefois cependant ces épanchemens de sérosité se portent, par suite, dans les cavités abdominales ou thorachiques, et alors la situation est autrement grave.

Les épanchemens de sérosité qui se lient à la grossesse cessent ordinairement avec l'accouchement. J'ai vu cependant plusieurs fois ces œdèmes, ces leucophlegmasies se prolonger plus avant, et compliquer d'une manière fâcheuse les suites de couches, rendues par cela même plus pénibles et plus durables.

Les suites de couches elles-mêmes, l'état puerpéral, amènent souvent de ces œdèmes, de ces leucophlegmasies qui ont quelquefois les conséquences les plus fâcheuses.

Rien n'est plus commun que les terminaisons par l'hydropisie dans les fièvres intermittentes de longue durée.

Les affections rhumatismales se terminent fréquemment par l'hydropisie des diverses cavités, par celle des articulations surtout. Nous n'avons que trop souvent occasion de l'observer. Cotunni, dans sa nombreuse pratique, en avait fait la remarque. Frank en a recueilli ici aussi plusieurs exemples. Stoll a vu l'hydrocèle servir de solution à une affection rhumatismale.

Il est peu de maladies cutanées qui ne se soient terminées par diverses espèces d'hydropisies. La scarlatine, l'érysipèle, les dartres, la teigne, les gourmes rentrées, sont particulièrement dans ce cas.

Un grand nombre de ces épanchemens de sérosité naissent de l'abus que l'on fait trop souvent aujourd'hui des méthodes débilitantes. Les méthodes excitantes, poussées à l'excès, produisent de semblables inconvéniens.

Les épanchemens nés de l'asthénie du système sont beaucoup plus fréquens, et ils deviennent bien autrement dangereux que ceux qui proviennent d'un excès d'excitation. Les hydropisies qui sont la suite d'hémorragies graves, de diarrhées longues, de dyssenteries fortes, de l'onanisme, de l'allaitement, du diabète, de toute consomption, sont mortelles. Les épanchemens par adynamie après l'abus des excitans, sont encore plus funestes, témoin les hydropisies des buveurs.

Une hydropisie est toujours un accident grave. Il faut en dire autant de tout épanchement de sérosité, ne fût-ce qu'en considération des difficultés èt des obstacles que la nature et l'art éprouvent à opérer l'absorption de ces fluides vicieusement accumulés sur quelque point de l'économie.

Les épanchemens qui naissent après les empoisonnemens sont de très-fâcheux augure.

Les épanchemens considérables qui se forment quoique les urines coulent en abondance, et pendant qu'elles restent claires et naturelles, sont toujours à craindre pour leurs suites. Le cas n'est pas moins grave si, malgré l'emploi des moyens convenables, les urines restent rares, épaisses, grasses, brunes, fétides et troubles.

L'hydropisie a servi de crise, dans quelques circonstances, à la manie, à l'épilepsie.

Les diverses espèces d'hydropisies, considérées quant au siége de l'épanchement, se succèdent, au grand préjudice des malades. Il est cependant avantageux qu'un épanchement dans une cavité noble soit remplacé par un épanchement dans une cavité moins importante. Les mutations contraires sont toujours fâcheuses. Ces mutations, dirigées de l'abdomen vers le cerveau ou vers la poitrine, ainsi que cela arrive fréquemment, sont assez promptement mortelles. Stoll en a cité plusieurs faits (1).

____

(1) Stoll. rat. med. p. 3. p. 430.
V. aussi Storck, annus med. 1, p. 90.

J'ai vu quelquefois, dans des hydropisies qui duraient depuis long-temps, le malade, le médecin et les assistans étant fatigués d'employer de vains secours, et la maladie se trouvant livrée à elle-même; j'ai vu la sérosité s'écouler spontanément en très-grande quantité par les urines, la tuméfaction diminuer considérablement, ou même se dissiper tout-à-fait, et la mort arriver peu de jours après, au moment où le malade et les assistans se félicitaient tous de ces salutaires secours de la nature.

J'ai vu plusieurs fois l'ascite se déclarer dans le cours de la phthisie scrophuleuse, et je trouve le même fait généralisé dans l'excellent ouvrage de Hildenbrand (1).

La maladie scrophuleuse entraîne assez communément diverses sortes d'épanchemens, l'hydrocéphale surtout, et alors il reste peu de ressources.

Des vésicules remplies de sérosité, qui s'élèvent sur différens points de la peau chez les hydropiques; la peau laissant suinter une sérosité âcre, fétide ou même venant à se rompre, à se crevasser, et à former des ulcérations plus ou moins profondes, sont autant d'accidens mortels.

On voit quelquefois des fièvres de diverse na-

(1) Ratio medendi in schola practica Vindebonensi pars 1. Viennæ Austriæ 1809, cap. 3, sectio 4, p. 143.

ture, des fièvres inflammatoires, des fièvres putrides, des fièvres malignes, des fièvres bilieuses
simples, se terminer par des épanchemens dans
différentes cavités, et plus particulièrement dans
le bas-ventre. Ces terminaisons sont le plus souvent mortelles.

L'ictère et le scorbut se jugent fréquemment
par l'hydropisie, et toujours au grand préjudice
des malades. Les épanchemens de sérosité qui se
lient aux maladies goutteuses sont constamment
fâcheuses.

L'hydrocéphale aiguë, tant des meninges que
du cerveau, se présente assez communément
comme une funeste terminaison des maladies aiguës : la mort en est l'inévitable suite.

Les accumulations de sérosité dans diverses cavités et sur plusieurs points du corps, ont été sûrement de toutes les maladies chroniques les plus
meurtrières.

SIGNES DÉDUITS DE LA SYNOVIE.

La synovie est un fluide blanchâtre, transparent, visqueux, filant à la manière des syrops, et
présentant les plus grandes analogies avec les
fluides séreux. Sa quantité est très-variable dans
les différentes articulations; mais elle change à
peine dans une articulation donnée, excepté sous

les conditions pathologiques que j'aurai à indiquer.

Toutefois, ces conditions pathologiques seront
peu nombreuses. Le sujet qui nous occupe est, par
rapport à la séméiotique, fort restreint ; d'un côté,
parce que les propriétés vitales de la membrane
synoviale restent très-bornées ; de l'autre, parce
que les rapports ou relations sympathiques de
cette membrane avec les autres organes demeurent presque nuls.

Paracelse est, je crois, le premier qui ait donné
le nom de synovie à l'humeur particulière transmise aux articulations par voie d'exhalation, pour
en lubréfier les surfaces, et prévenir de fâcheuses
adhérences.

Cette exhalation se fait au travers de la membrane synoviale, qui n'est guère qu'un entrelace-
ment de vaisseaux absorbans et exhalans. Aussi
les fonctions de cette membrane, considérées
quant à la sécrétion, se composent-elles d'exhalation et d'absorption.

Cette membrane synoviale, qui constitue comme
un sac ou une poche sans ouverture, laquelle se
déploie sur les diverses articulations dont elle recouvre toutes les parties, est susceptible d'inflammation ou de surexcitation, et d'atonie ou de relâchement. L'une et l'autre de ces deux modifications de la vitalité de la membrane synoviale, de-

viennent cause de l'accumulation du fluide dans l'articulation.

On croit avoir observé que lorsque l'hydarthrose est produite par une exhalation augmentée, elle se développe avec assez de promptitude, et se présente sous forme aiguë; tandis que si l'hydropisie articulaire est due à un défaut d'absorption, elle se forme lentement et par degrés, ce qui la fait considérer alors comme une affection chronique (1).

L'accumulation de la synovie n'est, dans quelques cas, que le symptôme d'une lésion organique de l'articulation ; de l'ulcération des ligamens et des cartilages ; de la carie ; des corps étrangers développés dans la cavité articulaire ; des concrétions lymphatiques membraniformes qui s'y développent : car il se forme dans les articulations, sur les surfaces synoviales, de ces espèces de concrétions de lymphe coagulable, de la même manière que l'on voit si communément se former des concrétions membraniformes, à la suite de l'inflammation de la plèvre, de l'arachnoïde, etc.

Le liquide contenu dans les articulations affectées d'hydropysies ne diffère en rien de celui qui humecte les surfaces articulaires dans l'état naturel, à moins qu'une violente contusion n'ait donné

---

(1) Boyer, malad. chirurg., t. 4, p. 561.

lieu à l'accumulation de la synovie. Dans ce dernier cas, une certaine quantité de sang peut avoir été épanchée dans la cavité de la membrane synoviale, et peut être combinée avec la synovie. Ce mélange communique à l'épanchement une couleur brune, et lui donne plus de consistance que dans l'état de nature.

L'intumescence générale du contour d'une articulation, surtout le développement dé tumeurs molles, élastiques, fluctuantes, répondant aux points les plus faibles de la capsule articulaire, sont les symptômes qui caractérisent l'hydarthrose. Cependant il importe de savoir que des circonstances tout-à-fait différentes de l'hydropisie peuvent simuler la fluctuation. Des masses du tissu cellulaire sous-synovial engorgées, peuvent rouler entre la peau et la membrane synoviale, lorsqu'elles sont comprimées. La sensation que ce phénomène fait éprouver aux doigts qui le provoquent, est précisément la même que celle qui résulterait de la compression des parois d'une cavité élastique renfermant un liquide. La percussion est un moyen plus sûr de reconnaître un épanchement ; et dans le cas dont il s'agit on ne doit prononcer qu'après cette épreuve (1).

(1) Delpech, Précis élémentaire des maladies réputées chirurgicales, t. 3, p. 199.

L'inflammation de la membrane synoviale peut se terminer par la suppuration, indépendamment de toute ulcération. Cela est cependant fort rare, et je n'en connaissais pas d'exemple avant l'ouvrage du docteur Brodie (1).

L'inflammation de la membrane synoviale a une marche tantôt aiguë et tantôt chronique. Cette distinction, qui n'est pas aussi aisée qu'on pourrait le penser, change pourtant le pronostic. Il y a bien plus de faits suivis de guérison à l'état aigu, qu'il n'y en a pour l'état chronique.

L'accumulation de la synovie dans les articulations tient quelquefois à un vice quelconque de la constitution; puisqu'il est des exemples où plusieurs articulations, chez le même individu, ont été successivement et simultanément atteintes de ce mal (2). Cela s'observe surtout dans les cas d'affection scrophuleuse, de maladie vénérienne, de rhumatisme. C'est certainement dans cette dernière catégorie qu'il convient de ranger la neuvième observation, si curieuse, rapportée par M. Brodie.

L'hydarthrose a servi, dans quelques circonstances, de solution au rhumatisme ou à la goutte

---

(1) Traité des maladies des articulations, du docteur Brodie, traduit de l'anglais, par Léon Marchant, p. 12.

(2) Brodie, 7ᵉ obs., p. 38; 9ᵉ obs., p. 42.

des articulations. Cette solution est toujours fâcheuse; les exemples n'en sont que trop fréquens.

On connaît aussi quelques exemples de fièvre
putride jugée par des tumeurs articulaires avec
épanchement de synovie. La longueur extrême de
la maladie de l'articulation est le moindre danger
attaché à une solution semblable.

Les fièvres tiphoïdes se jugent quelquefois, et
avec avantage, par des gonflemens des articulations, par de véritables hydarthroses.

Les affections scrophuleuses présentent comme
accidens assez communs, l'hydarthrose et ses suites
fâcheuses. Souvent les diverses lésions organiques
de l'articulation ne reconnaissent pas d'autre
cause.

Le mercure, intempestivement employé, ou
poussé à de trop hautes doses, a quelquefois donné
lieu à l'inflammation de la membrane synoviale,
et à l'accumulation de fluide, qui en est la conséquence ordinaire.

L'hydarthrose est fort susceptible de rechutes.
Chacun de ces retours de la même maladie dans
la même articulation, rend le pronostic plus grave.

Le *ganglion*, espèce d'hydropisie qui se développe dans la membrane synoviale des tendons,
naît souvent à la suite d'affections rhumatismales
ayant fixé leur siége dans le voisinage de ces parties. Ces tumeurs sont bien moins graves que celles
des articulations.

La membrane synoviale des tendons présente des phénomènes inflammatoires, dans les panaris surtout, dont une espèce a son siége principal dans cette membrane elle-même.

Je pense qne la membrane synoviale des tendons devient plus souvent que la membrane synoviale des articulations, le siége de phénomènes sympathiques, dans les maladies aiguës surtout. La membrane synoviale du grand fessier, celle du psoas, celle des tendons des doigts, ont été, dans plusieurs circonstances, le siége de phlegmasies, de dépôts et d'abcès, survenus à la suite de maladies tant aiguës que chroniques.

Dans l'ankilose, il y a diminution ou même cessation absolue de la sécrétion synoviale; mais ces dérangemens de cette sécrétion sont l'effet, et non la cause, de la maladie. On peut bien, dit M. Delpelch, avoir constaté la rareté de la synovie dans cette nouvelle condition des parties, que le repos a établie le siége de l'ankilose; mais rien n'atteste que cette dernière soit le résultat de la suppression d'une sécrétion (1). Ce qui le prouve, c'est que l'hydropisie articulaire est quelquefois cause d'ankilose (2).

---

(1) Delpech, ouv. cité, t. 1, p. 612.
(2) Boyer, malad. chir., t. 4, p. 561.

SIGNES FOURNIS PAR LES SÉCRÉTIONS CUTANÉES.

CONSIDÉRATIONS GÉNÉRALES.

La peau, après avoir recouvert toute la surface extérieure du corps, va se replier et se répandre ensuite à la surface interne, où elle pénètre à travers plusieurs ouvertures. Là elle donne naissance au système entier des membranes muqueuses, lequel n'est lui-même qu'une continuité du système dermoïde. Elle sert ainsi comme d'enveloppe à toute l'économie.

L'organisation anatomique, les phénomènes physiologiques et un grand nombre de conditions pathologiques établissent les rapports les plus intimes, les analogies les plus prononcées entre ces deux systèmes (le système cutané et le système des membranes muqueuses), qui se confondent et se rapprochent, et dont les distinctions ne s'établissent et ne se prononcent guère que d'une manière graduée et presque insensible.

La peau n'est pas moins remarquable par sa situation que par son étendue. Sans cesse en contact avec les divers agens de la nature, elle en reçoit facilement toutes les impressions. Joignez à cela la considération des propriétés vitales dont elle jouit à un très-haut degré; tenez compte des importantes fonctions qu'elle remplit dans la vie;

rappelez-vous enfin les nombreuses et lesétroites sympathies qui l'unissent à tous les autres organes, à toutes les autres parties du corps, et vous pourrez concevoir d'avance comment la peau exerce une si haute influence sur tous les actes, sur toutes les opérations de la vie. Le rôle que joue dans l'économie cette enveloppe universelle de nos organes est tel que, les moindres déterminations morales viennent toutes se peindre à sa surface, à peu près de la même manière que les miroirs réfléchissent les rayons de tous les objets. Cela est plus particulièrement vrai de la peau de la figure. La pudeur alarmée s'y manifeste par un incarnat plus ou moins vif; la colère, par un rouge fortement animé; la crainte par la pâleur, etc. La frayeur et l'horreur font naître sur toute la peau ce frémissement général, ce frissonnement superficiel vulgairement appelé chair de poule.

Il n'est donc pas étonnant qu'indépendamment des lésions dont elle devient le siége primitif, la peau présente encore, dans presque toutes les conditions pathologiques, une foule de ces symptômes consécutifs qui constituent le domaine principal, la base fondamentale du pronostic, et dont l'étude devient par-là si nécessaire au praticien. A peine si l'on citerait quelques affections dans lesquelles ce tissu ne soit pas primitivement ou secondairement intéressé; à peine trouverait-on dans les vastes annales de la science une observation particulière dans laquelle on n'ait mentionné ou dû mentionner l'état de la peau. Le plus léger dérangement de la santé vient se montrer sur le système dermoïde, par l'altération de sa couleur, de sa température, de son humidité, de sa douceur ordinaires. La constriction et le relâchement de ce tissu indiquent l'exaltation ou l'affaiblissement des forces, l'éréthisme ou l'atonie. Les exutoires se sèchent, ou bien leur suppuration augmente aux approches des maladies. Des symptômes généraux bien tranchés annoncent l'invasion de la plupart des éruptions, etc.

On ne sent jamais plus vivement, on n'apprécie jamais mieux l'utilité d'une chose que lorsqu'on en est privé. Ayez un nègre pour malade, et vous verrez dans combien de circonstances vous aurez à regretter de ne pouvoir pas vous éclairer dans votre diagnostic et dans votre pronostic, de l'ensemble des inductions que présentent les seules modifications de la couleur de la peau. Il est raisonnable de penser, il est désirable surtout, que les médecins qui vivent au milieu d'un grand nombre de noirs acquièrent par l'habitude le don de saisir chez cette sorte de malades la plupart de ces nuances qui nous échappent, à nous qui n'avons que des occasions très-éloignées de nous en occuper.

Les matériaux fournis par la considération de la peau, étudiée seulement comme organe sécrétaire, sont immenses. Pour les recueillir tous, pour

les bien choisir, pour les juger avec une saine critique, pour les présenter avec méthode et clarté,
on n'est embarrassé que de la quantité. L'extrême
facilité que l'on trouve à puiser dans cette source
féconde de signes, laquelle se montre si bien, et
se présente si clairement à nos sens, n'aura pas
peu contribué sans doute à multiplier les faits, à
accumuler les résultats. Les réunir tous, les soumettre au sévère examen de l'expérience, et présenter ensuite, dans le cadre le mieux ordonné
qu'il sera possible, ceux qui auront ainsi résisté
au creuset d'une telle analyse, voilà le but auquel
je prétends.

SIGNES DÉDUITS DES SUEURS.

Transpiration insensible.

Considérée comme organe sécréteur, la peau
présente au séméiologiste :

    1°. La transpiration insensible;

    2°. Les sueurs;

    3°. L'huile cutanée;

    4°. Les nombreuses sécrétions dont le sys-
tême cutané devient le siége.

Dans l'état habituel de la santé, la peau laisse
transsuder sans cesse un fluide tenu, inodore, in-
colore, qui n'est nullement visible, qui varie en
quantité selon une foule de circonstances, telles

que le climat, le tempérament, la force des individus, l'heure du jour, la vacuité ou la plénitude
de l'estomac, l'action ou le repos, etc. C'est la
transpiration insensible.

Cette exhalation de la peau appartient exclusivement à la santé; elle ne peut ni ne doit par
conséquent être mentionnée ici que comme servant de transition à la sueur, dont la transpiration insensible ne diffère réellement que par la
quantité.

Sueurs en général.

De toutes les voies de solution que la nature
sait si bien s'ouvrir dans le vaste champ des sécrétions, pour la terminaison heureuse des maladies,
les sueurs sont sans contredit la plus avantageuse.
A moins qu'elle ne se trouve poussée à un haut
degré, cette exhalation cutanée se fait presque
sans trouble et sans dérangement. Le travail qui
lui est propre n'est guère autre que celui de la
santé; et si l'on y porte une attention suffisante,
on verra que la nature guérit un assez grand nombre de maladies et d'indispositions par ce moyen,
tout aussi efficace qu'il est simple et facile. Je
compare cette solution de quelques maladies, de
la fièvre éphémère, par exemple, de la fièvre de
lait, des affections nerveuses par spasme, des affections rhumatismales et goutteuses, des maladies
catarrhales simples, etc.; je la compare, dis-je, à

la terminaison des phlegmasies par résolution, laquelle est, de toutes les solutions connues de ces maladies inflammatoires, la plus simple et la plus avantageuse.

D'un autre côté, les sueurs sont sans contredit la plus lente et surtout la plus fastidieuse de toutes les voies de sécrétion dont la nature et l'art puissent faire choix. Il n'est point de situation plus gênante, plus pénible et plus contrariante que celle d'un homme en proie à des sueurs fortes et durables.

Les sueurs sont aussi de toutes les crises salutaires des maladies celle qu'il est le moins donné à l'art d'imiter, et cela pour plusieurs raisons. Voici les principales :

1°. Les signes qui annoncent que la nature prépare une crise de cette nature, les sueurs, restent moins patens que les signes qui annoncent les autres sécrétions critiques.

2°. Les moyens que l'art tient à sa disposition pour préparer la nature à une semblable terminaison, ont en général peu d'efficacité, et, par ces deux raisons, le temps où l'on devrait tenter ce moyen de solution offre une grande incertitude.

3°. Les sudorifiques proprement dits sont peu connus et peu efficaces.

4°. Il y a dans le cours des maladies plus de danger à provoquer inutilement et intempestivement les sueurs, que toute autre évacuation ; on s'expose trop souvent à jeter, comme on le dit vulgairement, de l'huile sur le feu : *Oleum camino addere.*

5°. Après ces principales raisons, reste encore l'incertitude relative à la durée et à la quantité des sueurs qu'on aura une fois provoquées. On doit être toujours en transes de les voir se prolonger indéfiniment, et jusqu'à de funestes effets. De même que la Providence seule a la sage prévoyance, le suprême pouvoir de *mesurer le vent à la laine de l'agneau*, de même il n'y a guère que la nature qui ait la faculté de proportionner les sueurs au but déterminé qu'elle veut atteindre.

6°. Enfin les praticiens voient se passer tous les jours sous leurs yeux des faits qui attestent la grande différence qui existe, dans l'intérêt des malades, entre les sueurs provoquées et les sueurs spontanées. Durant une crise de goutte, par exemple, des sueurs spontanées, et qui sont presque toujours modérées selon une juste mesure, soulagent, quoiqu'elles ne guérissent pas ordinairement. Au contraire, des sueurs violentes, imprudemment provoquées par les divers moyens que l'art tient à notre disposition, ont des résultats plus ou moins fâcheux ; trop souvent elles amènent une apoplexie forte, ainsi que j'en pourrais citer des exemples. Ce point de pratique n'avait pas échappé à la perspicacité de Sydenham (1).

C'est surtout aux changemens divers des propriétés vitales de la peau, c'est aux nombreuses révolutions dont elles sont passibles qu'il faut rapporter les sueurs plus ou moins abondantes, les exsudations diverses dont cet organe devient le siége; et c'est à ces mêmes changemens qu'appartiennent la plupart des maladies éruptives, celles surtout dont le séméiologiste doit s'occuper plus particulièrement; je veux parler des éruptions symptomatiques, qui viendront se placer tout naturellement à la suite des sueurs.

Les sueurs, considérées sous le rapport des immenses avantages qu'elles produisent dans les maladies, tirent sans doute leur importance de la quantité de sécrétion qu'elles fournissent, mais surtout de l'étendue de la surface sur laquelle elles agissent. Cette sécrétion s'opère d'abord sur toutes les parties extérieures du corps; elle s'opère aussi sur les parties internes des organes de la respiration et de leurs dépendances. Ajoutez que le système cutané se trouve uni par de nombreuses et par d'étroites sympathies avec tout le reste de l'économie; que ce tissu, le seul parmi les sécréteurs, a la propriété de se maintenir sans cesse en rapport avec les corps extérieurs, et qu'il est par conséquent passible de toutes les excitations pro-

______

(1) Tractatus de podagrâ opera med. t. 1, p. 311-312.

venant des agens externes, de toutes les excitations immédiatement appliquées.

Toutefois les sueurs, non plus que les autres sécrétions, soit symptomatiques, soit critiques, ou plus généralement *judicatoires*, tant en bien qu'en mal, ne sont sans doute pas dans tous les cas la cause des changemens en mieux ou en pire qui surviennent dans les maladies. Mais les sueurs et leurs altérations sont un effet tellement immédiat de ces changemens, que, pour nous, elles constituent l'un des premiers indices, un des signes suffisans des heureux efforts de la nature ou des fâcheux progrès de la maladie.

La position du corps en état de maladie, le relâchement de toutes les parties lorsqu'on est couché, le défaut d'action de l'air et de la lumière sur le derme, la chaleur prolongée du lit, la diète, les boissons et les médicamens, déterminent sur la peau des changemens dont le séméïologiste doit savoir tenir compte, et à l'appréciation desquels on ne s'est pas assez attaché. Il nous suffira d'en consigner ici l'avertissement.

Après avoir longuement médité sur l'ensemble des faits pathologiques relatifs aux sueurs, on voit que cette sécrétion se présente au séméïologiste sous plusieurs aspects généraux, que je ramènerai tous aux divisions suivantes :

1°. Les sueurs considérées dans les altérations

de leurs principales qualités physiques. Ce paragraphe embrassera :

 A. La quantité,
 B. La température,
 C. La consistance,
 D. La couleur,
 E. L'odeur,
 F. La saveur.

2°. Les sueurs considérées par rapport aux parties desquelles on les voit sourdre. Ici j'aurai à
traiter des sueurs universelles et partielles, considération fort importante aux yeux du séméïologiste.

3°. Les sueurs considérées quant à l'époque où
elles paraissent ; et c'est dans cet article que viendra se placer naturellement l'utile distinction des
sueurs critiques et des sueurs symptomatiques.

4°. Les sueurs considérées quant à la nature de
la maladie.

SIGNES FOURNIS PAR LES QUALITÉS PHYSIQUES
DES SUEURS.

Signes tirés de la quantité des sueurs.

De toutes les altérations physiques dont les
sueurs restent passibles, celles qui ont rapport à
la quantité de cette sécrétion s'offrent naturellement les premières à nos recherches. Ces altérations sont aussi celles que l'observation embrasse

le plus facilement, celles dont l'expérience a le plus sûrement apprécié les effets. Qu'on ne s'attende cependant pas à trouver ici de ces calculs mathématiques, auxquels presque tous les symptômes échappent, et dont la recherche, au moins vaine en médecine, fait trop souvent illusion à l'observateur. Les praticiens exercés savent bien ce qu'on doit entendre par des sueurs excessives, abondantes, modérées, petites ou nulles; mais ils n'ont jamais tenté de les ramener à des quantités positives; ils n'ont jamais prétendu leur assigner des expressions numériques déterminées. Les effets généraux des sueurs sur l'économie vivante sont la règle la plus certaine à laquelle on puisse soumettre les quantités variables de cette sécrétion. Du reste, toutes les fois qu'il s'agira de juger séméiologiquement ces quantités diverses, on n'oubliera pas que la propension aux sueurs varie singulièrement chez les divers individus, suivant l'âge, le tempérament, et l'idiosyncrasie particulière. Tulpius rapporte le fait d'une demoiselle qui, dès sa plus tendre enfance, était continuellement en sueur, au point de mouiller tous les jours trois ou quatre chemises. Il ajoute qu'on avait fait de grands efforts pour provoquer une forte diaphorèse chez sa mère, pendant qu'elle était grosse de cet enfant (1).

____

(1) Tulpius observat. med. lib. 2, cap. 42.

Les sueurs abondantes durant les maladies, et surtout dès le principe des maladies, ne sont jamais insignifiantes. Si, en résultat, elles n'apportent pas de l'allégement dans l'ensemble des symptômes morbifiques, on peut assurer que la maladie sera longue; on doit craindre même une fâcheuse terminaison. C'est ainsi qu'il faut entendre la sentence d'Hippocrate, ainsi conçue : *Sudor multus febri superveniens qui febrem non solvit longitudinem morbi significat* (1). Si, au contraire, ces sueurs, abondantes dès le principe de la maladie, amènent une heureuse diminution des symptômes morbifiques, il n'y a pas de doute qu'elles ne soient plus ou moins salutaires.

La considération de la nature de la maladie devient d'un immense avantage pour préjuger le bon ou le mauvais effet de ces sueurs, ainsi que je le démontrerai ailleurs. Dans le principe de toutes les fièvres nerveuses, dans les inflammations aiguës des viscères, les sueurs sont utiles ; elles sont au contraire nuisibles dans les fièvres bilieuses et dans les fièvres muqueuses fortes. Elles restent pour ainsi dire sans signification aucune dans les fièvres intermittentes.

En général, les sueurs trop abondantes pendant la durée des fièvres affaiblissent les malades;

____

(1) Hipp. lib. de judicat. n° 8, aphor. s. 4 , 56.

elles les disposent aux rechutes, à des développemens de complications graves, à de funestes mutations de maladies; elles produisent aussi quelquefois, dans le cours des maladies aiguës, la
syncope ou le délire.

Des sueurs abondantes, et accompagnées d'une
extrême prostration des forces, suivent ordinairement la syncope, sans rien changer au pronostic,
qui naît d'ailleurs d'autres considérations liées à
cet accident. Certes, on ne dira pas que dans cette
circonstance l'augmentation de la sécrétion tienne
à l'excitation.

Durant le cours des maladies, une sueur abondante, sans être critique, annonce le danger, particulièrement si elle est accompagnée d'autres mauvais signes.

L'abondance des sueurs diminue la quantité des
urines, et réciproquement.

Dans les maladies consomptives, les sueurs alter-
nent assez ordinairement avec la diarrhée; et de ces
deux symptômes il est difficile de dire quel est le
pire. 10

Dans les diabètes, les sueurs sont ou rares ou
nulles.

Jamais il n'y a de sueurs quand les hydropisies
se forment. Souvent même la sécheresse de la peau
est encore plus remarquable que la petite quantité
des urines.

En général, c'est un bon signe que la peau soit

douce, moite et légèrement couverte d'une sueur générale également répartie sur tout le corps; c'est par conséquent un signe fâcheux que la peau reste sèche, aride et entièrement dénuée de toute sueur.

Signes déduits de la température des sueurs.

C'est toujours une présomption favorable que les sueurs conservent un certain degré de chaleur; au contraire, les sueurs froides laissent nécessairement des craintes plus ou moins grandes. Si ces sueurs froides sont partielles, la mort est aux portes.

En général, les sueurs froides décèlent dans la constitution une faiblesse extrême, dont les causes, aussi bien que les significations, varient à l'infini. Dans les plaies de poitrine, comme dans celles du bas-ventre, de telles sueurs laissent craindre une hémorragie interne abondante, et la mort prochaine (1).

Les sueurs froides sont toujours fâcheuses; elles

(1) Hipp. lib. prorrhet. n°. 130.

Vanswieten, comment., t. 1, §. 302, n°. 7 et 312, p. 523.

le deviennent bien plus quand elles se montrent partiellement sur tel ou tel endroit du corps.

Les sueurs froides, dans les maladies aiguës, deviennent un des indices de la formation d'une phlegmasie locale interne; et si ces sueurs froides restent partielles, si elles se manifestent constamment au même lieu, non-seulement elles décèlent alors la nature de la lésion, mais elles en indiquent aussi le siége.

Les sueurs froides qui bientôt reprennent insensiblement une température plus élevée ne sont pas également fâcheuses. Kloekhof, dans la fièvre épidémique dont il a tracé l'histoire, dit que des sueurs de cette nature se montrent rarement critiques (1).

Dans les maladies hystériques, hypochondriaques; en général, dans les affections nerveuses chroniques; dans les syncopes, et particulièrement dans les accès de ces maladies, on rencontre fréquemment des sueurs froides, qui ne changent d'ailleurs rien à l'état général de la maladie.

Dans les phlegmasies des viscères, les sueurs froides sont un des signes qui laissent craindre les terminaisons par la gangrène et la mort.

Il suffit quelquefois d'une douleur violente pour

______

(1) Kloekhof, histor. feb. epidem. Culenburgensium anni, 1745; p. 8.

donner naissance à des sueurs froides même abondantes, quoique bientôt suivies d'un prompt retour à la santé. On en a un exemple dans les accès
de coliques fortes.

Il suffit quelquefois de l'impression de l'air extérieur pour rendre les sueurs froides. On doit se
tenir en garde contre les méprises de ces accidentels et momentanés refroidissemens.

Les sueurs froides, épaisses, ramassées par
gouttes épaisses sur le corps, et qui s'y collent
avec un degré plus ou moins considérable de viscosité, sont un signe de mort prochaine.

Le *rigor* qui précède les sueurs rend cette sécrétion plus avantageuse. On en lit un fait dans
la maladie de Chérion, cinquième malade du 3e livre des Epidémies. Il est vrai qu'il y eut en même
temps des selles et des urines critiques; mais c'est
que, ainsi que je l'ai dit, les sueurs sont fort rarement critiques. Le *rigor* commence le mouvement;
le travail de la crise et les sueurs le complètent.

Des sueurs générales, douces et chaudes, soulagent dans presque toutes les maladies; elles sont
presque toujours le résultat le plus prochain et le
plus immédiat, et par conséquent un des premiers
indices de la diminution des symptômes, de l'amélioration de la maladie. Chez les femmes en couches, par exemple, de telles sueurs concourent
puissamment à dissiper les douleurs atroces et les
fatigues inexprimables de l'enfantement. De sem-

blables sueurs sont encore la crise la plus favorable et la plus ordinaire de la fièvre de lait.

Des sueurs universelles, chaudes, et s'élevant
en vapeurs tout autour du corps des malades, si
d'ailleurs les autres signes se présentent sous de
favorables auspices, donnent lieu, dans l'apoplexie, à un pronostic avantageux. Alors l'engorgement cérébral n'est jamais considérable : *Lenis
apoplexia solvitur, superveniente sudore multo,
æquabili, rorido, calido, levante* (1). On devra,
au contraire, fort mal augurer des sueurs peu abondantes, formées en gouttes rares, froides, épaisses
et visqueuses; et même des sueurs qui, quoique
abondantes et chaudes, se trouvent jointes à un
état comateux profond, à la respiration fortement stertoreuse : *Ex spiritus molestiâ sudor
accedens lethale*, a dit Hippocrate (2).

Vers le plus haut degré de violence des fièvres
tierces, et quand l'altération commence à être cal-
mée par d'abondantes boissons, il s'élève de la
peau des malades une quantité de vapeurs chaudes,
annonçant la prochaine sueur qui va terminer le
paroxysme. La sueur qui s'écoule ensuite est
chaude et vaporeuse, comme celle qui serait provoquée par un bain chaud ; tout le corps se trouve

---

(1) Boerhaave, aphor. 1017; et Vanswielen, comment.
(2) Prænot. coac. n°. 479.

Tome III. 20

également couvert de sueurs; le pouls se montre alors grand, ondulant et mou (1).

Signes déduits de la consistance des sueurs,

La consistance augmentée des sueurs donne les sueurs épaisses, visqueuses et ténues, qui sont presque toujours mortelles, particulièrement quand elles sont froides d'ailleurs.

Quelle que soit la nature de la maladie à laquelle ils succombent, les mourans ont presque toujours le visage couvert d'une sueur épaisse et visqueuse.

Il n'est pas rare de voir de telles sueurs durant les syncopes même légères ; alors le malade revient promptement à la vie, la sueur reprend très-vite sa limpidité, sa douceur et sa chaleur naturelles. Si l'état contraire se prolonge long-temps, si le pouls va toujours baissant, il faut alors concevoir des craintes graves de cette viscosité persistante des sueurs.

On appelle colliquatives les sueurs qui se montrent à la fois abondantes, continues, visqueuses, collantes, fétides, et qui sont suivies d'un grand épuisement des forces. Dans toutes les maladies, soit aiguës, soit chroniques, les sueurs colliquatives deviennent très-fâcheuses.

____

(1) M. Landré-Beauvais, Séméiotique, p. 441.

On observe, vers la fin des grandes hémorragies, une sueur épaisse, visqueuse, et comme gluante. Elle est un des signes les plus certains de la terminaison heureuse de ces maladies.

Signes tirés de la couleur des sueurs.

Quelques auteurs, Huxham et Hodges entre autres (1), ont vu des sueurs sanguinolentes, sous les aisselles, dans les fièvres malignes et pestilentielles. Rien n'annonce que ces sueurs aient ajouté à la gravité de la maladie.

Parmi le grand nombre d'exemples de sueurs de sang qui ont été recueillis et publiés, il en est elques-uns seulement sur la véracité desquels il e doit rester aucun doute. L'analyse de cet ordre de faits présente peu de résultats séméïologiques constans. On voit seulement que, dans la plupart e ces cas, suffisamment avérés, les sueurs sanguiolentes ont été précédées de violentes affections pasmodiques, d'irritations fortes et de convulsions raves. Plusieurs de ces malades ont guéri.

J'ai vu dans quelques cas de maladie, et dans es conditions diverses de la santé, par exemple

---

(1) Huxham, de sanguine resoluto, cap. 5, tome 2. odges, de peste.

à la suite de grandes fatigues et par des temps très-chauds, des individus rendre des sueurs qui coloraient sensiblement le linge en jaune, en rouge, etc.

Je n'ai jamais pu ramener à des données séméïologiques fixes ces divers états de la sueur, soit que j'aie consulté les observations des autres, soit que j'aie eu recours à ma propre expérience. Chomel a vu, dans l'ictère, des urines sensiblement safranées (1).

Dolæus a noté des sueurs bleues partielles qui sourdaient sur toute l'étendue de l'hypochondre droit d'un mélancolique (2).

On citerait ainsi plusieurs faits analogues sans arriver à d'autres résultats généraux.

Signes tirés de la saveur des sueurs.

On concevra facilement comment il se fait que la séméïotique n'ait presque rien réuni sur la saveur des sueurs. Le goût, dans une telle matière, est une qualité si fugace, si difficilement déterminable; on éprouve une telle répugnance à se livrer à ce genre de recherches, et les résultats en

---

(1) Acad. des sciences, an. 1737, part. histor. p. 69.
(2) Mélanges des curieux de la nature.

sont si peu satisfaisans, qu'on ne doit même pas espérer grand'chose de cette source d'investigations.

Les sueurs prennent un goût de miel, une saveur bien manifestement sucrée dans beaucoup de cas de colliquation extrême et de consomption; dans le diabétès et dans la phthisie par exemple.

Elles sont acides dans les maladies graves des femmes en couches, aussi bien que dans les maladies fébriles des enfans.

Boerhaave et son commentateur Vanswieten ont vu que les sueurs acides étaient salutaires dans les maladies aiguës, et fâcheuses au contraire dans les affections chroniques (1).

On trouve quelquefois les sueurs très-sensiblement amères dans les maladies bilieuses fortes. Galien assigne de telles sueurs à l'ictère : *sæpe namque amarus planè apparuit, qualis utique morbo regio laborantibus*. Galien engageait les malades eux-mêmes à s'assurer de la saveur de leurs sueurs : *aliquandò verò ipsum qui afficitur, gustare sudorem suum, quò certiùs internascatur, jubemus* (2).

─────────────

(1) Vanswieten, comment. §. 89, t. 1, p. 129–30.

(2) Chárter, opera Galen. de sanitate tuendâ. lib. 4, c. 4, p. 120–121, t. 6.

Signes tirés de l'odeur des sueurs.

Les sueurs sont très-fétides dans les maladies adynamiques ; et si ces sueurs arrivent aux jours convenables, et au milieu d'autres signes favorables, on doit bien augurer de la maladie.

Dans les crises de goutte, plus la sueur paraît fétide, et plus elle est salutaire.

La suppression d'une autre évacuation communique quelquefois aux sueurs l'odeur particulière qui appartient naturellement à la sécrétion supprimée. Il n'est pas rare de retrouver l'odeur de l'urine dans les sueurs qui accompagnent l'ischurie. L'odeur spécifique du lait, c'est-à-dire une odeur fade et aigre, caractérise souvent les sueurs des femmes en couches qui éprouvent quelques dérangemens dans la sécrétion laiteuse.

La transpiration est généralement très-fétide dans les cas d'aliénation mentale. Son odeur offre un caractère particulier qui se fait remarquer, quelque soin que l'on prenne autour des aliénés. Cette odeur s'attache d'une manière assez durable jusqu'aux meubles et aux appartemens.

Les sueurs ont certainement une odeur toute particulière dans la petite vérole, dans la rougeole, chez les femmes en couches, dans les maladies vénériennes, dans les maladies dartreuses, etc. Toutefois il serait difficile de prouver

que cette odeur appartient aux sueurs exclusivement, et qu'elle n'est pas fournie par d'autres sécrétions. Aussi aurons-nous à traiter, dans un article séparé, des signes tirés des odeurs en général.

Des sueurs considérées par rapport aux parties où elles se manifestent.

Les sueurs, étudiées sous le rapport du lieu où
elles se manifestent, embrassent l'importante considération des sueurs universelles ou partielles,
générales ou locales, et la considération non moins
utile du lieu sur lequel naissent les sueurs partielles.

En général, et toutes choses égales d'ailleurs,
les sueurs universelles sont plus avantageuses que
les sueurs partielles.

Les sueurs partielles, dans les phlegmasies des
organes et dans les suppurations internes, sont
fâcheuses ; elles le sont surtout dans la phthisie.
Lorsque les sueurs sont abondantes au cou et sur
la poitrine, chez les phthisiques, la maladie a fait
de redoutables progrès.

Les sueurs partielles qui surviennent avec d'autres signes de mort prochaine, sont ordinairement
froides, et se manifestent à la surface du corps
correspondante au siége de la maladie : *ubi sudor, ibi morbus.* Ainsi les sueurs couvrent la tête,
chez les apoplectiques ; la poitrine, chez les asthmatiques, etc.

Les sueurs locales ne sont cependant pas fâcheuses dans tous les cas. Il suffit d'y avoir fait attention pour en avoir eu plusieurs exemples dans la pratique : *hoc experientiâ notum est*, dit Baillou, *sæpe particularis sudor plurimùm confert* (1).

Dans quelques maladies locales, les sueurs partielles sont avantageuses ; et, par exemple, les sueurs du cou et de la tête dans les angines, les sueurs des lieux intéressés par la maladie dans les affections goutteuses et rhumatismales.

Il ne faut pas oublier de noter que les sueurs se montrent bien plus facilement sur les parties qui se trouvent profondément affaiblies par une circonstance quelconque. Le docteur Albites a vu un homme auquel on avait extirpé la parotide sous l'oreille droite : toute sa vie, ce sujet a eu de fréquentes et d'abondantes sueurs vers ces parties, tandis qu'il ne suait presque jamais d'ailleurs. On a d'assez fréquentes occasions de confirmer cette observation à la suite des amputations, après les paralysies partielles, etc.

Ne négligeons pas de noter, pour éviter des erreurs graves en matière de pronostic, que, dans la fièvre continue gastrique, on observe fréquemment des sueurs partielles sur le front et sur la poitrine,

____

(1) Consil. med. lib. 1, consil. 36, p. 126, t. 2.

sans que ces sueurs partielles changent en rien la nature ni les dangers de la maladie.

Les sueurs qui, dans le cours d'une maladie aiguë, ne paraissent que instantanément et à plusieurs reprises, sont rarement salutaires; on peut assurer alors que la maladie sera longue et d'une issue douteuse.

Les sueurs habituelles du périnée annoncent un degré plus ou moins considérable d'affaiblissement dans les organes de la génération, surtout chez les hommes.

On observe souvent chez les femmes enceintes des sueurs partielles, sans que ces sueurs tiennent à aucune redoutable condition et sans qu'elles tirent à aucune fâcheuse conséquence.

Les sueurs des pieds et des mains deviennent toujours salutaires quand elles sont habituelles; il en est de même des sueurs des aines et des sueurs des aisselles. On voit souvent ces sueurs alterner avec d'autres sécrétions durables, la diarrhée, par exemple; mais surtout avec les pertes blanches.

Les individus dont la constitution se trouve naturellement débile, ceux que le travail, les méditations et les chagrins ont lentement affaiblis, éprouvent, après le sommeil et vers le matin, des sueurs plus ou moins abondantes, tantôt générales et tantôt partielles. Ces sueurs n'ont d'autres significations que celles qui s'attachent à la cause qui leur a donné naissance.

La suppression de toute sueur habituelle est un des prodromes généraux des maladies imminentes.

A la suite des maladies graves et longues, il n'est pas rare de voir se déclarer des sueurs partielles qui durent quelque temps, sans empêcher la convalescence de faire de rapides progrès. Ces sueurs sont communément utiles; elles concourent à la terminaison complète des maladies auxquelles elles succèdent.

Des sueurs étudiées par rapport aux temps des maladies auxquels elles se déclarent.

L'expérience a mis hors de tout doute que les sueurs prennent des significations bien différentes, suivant les temps des maladies auxquels elles se manifestent. C'est particulièrement sur cette vérité que repose la précieuse distinction des sueurs critiques et des sueurs symptomatiques, ainsi que nous allons le voir dans les détails aussi bien que dans le résumé de ce paragraphe.

Durant la période d'imminence des maladies, les sueurs spontanées sont souvent avantageuses, comme moyen d'en empêcher le développement. Cela est surtout vrai des maladies par infection, de celles surtout qui présentent comme caractère dominant un état nerveux plus ou moins prononcé.

Ces sueurs empêchent ou dissipent les frissons, les nausées, les vomissemens, et les douleurs en apparence rhumatismales, qui commencent la plupart des fièvres par infection. Il faut remarquer en passant que les sueurs provoquées n'auraient pas le même effet. L'expérience a prouvé que, dans de semblables conditions, la plupart des sudorifiques accélèrent l'état d'irritation et l'inflammation interne, qui appartiennent à cet ordre de maladies. Raymond, de Marseille, dans son intéressant Traité des maladies qu'il est dangereux de guérir, rapporte plusieurs exemples de sueurs habituelles qui ont eu pour résultat de prévenir diverses maladies. Lors de la peste de Marseille, en 720, dès que cette cruelle maladie parut, « je sentis, dit-il, mes aisselles, contre l'ordinaire, fort chaudes et humides, et quelquefois j'y souffrais des ardeurs et des cuissons peu supportables. Cette incommodité, qui m'était fort nouvelle, me dura tout le temps que ce fléau se fit sentir; et il ne s'évanouit que lorsqu'il eut entièrement cessé. La peste reparut au printemps de l'année suivante, et les mêmes sueurs, ardeurs et chaleurs me reprirent sous les aisselles; mais enfin elles se dissipèrent par l'entière extinction de ce fléau, dont on ne vit plus aucune trace au commencement de l'automne de cette même année. » Durant tout le cours de cette funeste épidémie, et grâce à ces sueurs,

Raymond dit avoir constamment joui d'une meilleure santé que d'habitude (1).

La sueur des pieds, si généralement utile dans l'état de santé ordinaire, cesse constamment aux approches des maladies, quelquefois même par les plus légères indispositions.

Des sueurs abondantes dès les premiers jours des maladies éruptives, nuisent plus ou moins à la marche de la maladie et au développement de l'éruption (2).

Les sueurs abondantes avant la manifestation de la petite vérole annoncent que l'éruption sera confluente. Sydenham l'a constamment observé, du moins chez les adultes (3).

Souvent, vers le milieu des fièvres éruptives, les sueurs restent purement symptomatiques. On en lira un exemple remarquable, surtout par le caractère extraordinairement âcre et corrosif que présentèrent les sueurs, dans les intéressantes Consultations d'Hoffmann (4).

----

(1) Raymond; maladies qu'il est dangereux de guérir, t. 1, p. 67-68.

(2) Sydenham. opera, t. 1, p. 72-92; et epist. 9. Cole. de variolis confluent.

(3) L. v, epid. de 67-68, p. 81.

(4) Cent. 2, 3, casus 191, p. 407.

Les sueurs accompagnent le sommeil dans toutes les lésions de la matrice, du foie, des poumons, qui doivent se terminer par la consomption. Dans la péripneumonie, les sueurs nocturnes annoncent qu'il se forme un abcès aux poumons; cela est surtout vrai des sueurs partielles du cou, du front et de la poitrine (1).

Les sueurs nocturnes, dans la fièvre lente nerveuse, sont de fâcheux augure. Dans cette maladie, les sueurs qui se présentent d'ailleurs avec des apparences assez favorables, telles que les sueurs générales, continues, chaudes, et même les sueurs franchement critiques, ont toujours l'inconvénient d'entraîner des convalescences longues et pénibles.

Dans la fièvre lente nerveuse, plus les sueurs se manifestent tard, et mieux ça vaut.

Dans les convalescences des maladies aiguës et même des affections chroniques, on rencontre fréquemment des sueurs prolongées qui, en affaiblissant encore le malade, retardent, éloignent d'autant la guérison. Les toniques, convenablement administrés, en font prompte et bonne justice.

On a cherché à déterminer avec une précision mathématique la nature critique ou symptomatique des sueurs dans les maladies, et cela d'après

_____

(1) Vanswieten, aphor. 864. comment.

le calcul numérique des jours où les sueurs surviennent. Je reste bien convaincu que le nombre
des jours est un guide fort infidèle dans ces sortes
de recherches. J'ai tenu note bien exacte des jours
où cette sécrétion arrive dans les diverses maladies, et tous les jours en ont vu se déclarer indifféremment de critiques et de symptomatiques. A
l'appui de cette assertion, je donnerai l'analyse
de la plupart des faits particuliers de maladies,
renfermés dans les Épidémies d'Hippocrate, en
ne les envisageant que sous le point de vue qui
nous occupe.

Philiscus, premier malade de la 3e section et
du 1er livre, eut des sueurs dès la première nuit
d'une maladie aiguë. Les sueurs reparurent ensuite au troisième jour. Enfin, le sixième jour, il
se manifesta des sueurs froides. Il mourut le même
jour, à midi.

Silenus, deuxième malade de la section 3e du
1er livre, eut des sueurs partielles autour de la tête
le sixième jour d'une maladie aiguë. Le huitième,
les sueurs furent froides et générales. La mort arriva le onzième jour.

Hérophon, troisième malade du même livre,
éprouva des sueurs générales au sixième jour
d'une maladie aiguë. Le neuvième jour, nouvelles
sueurs. La maladie est jugée. Il survint une rechute; nouvelle crise par les sueurs; guérison complète vers le dix-septième jour.

La femme d'Epicrate, cinquième malade de la section 3ᵉ du livre des Epidémies, est prise de fièvre à la suite de couches. Il survient des sueurs le onzième jour, avec symptômes critiques ; nouvelles sueurs accompagnées des mêmes signes le quinzième jour. La fièvre cède au vingt-septième.

L'épouse de Dromeade, onzième malade, 1ᵉʳ l., sect. 3, est atteinte de maladie aiguë pendant les couches. Sueurs froides le troisième jour ; le cinquième jour, nouvelles sueurs avec des convulsions. La malade a succombé.

Le douzième malade du 1ᵉʳ livre de la sect. 3, voit se manifester des sueurs abondantes au septième jour, au milieu de signes de crudité. Il meurt le onzième jour de sa maladie.

Le treizième malade, la femme qui habitait sur le rivage, a un rhumatisme aigu au troisième mois de sa grossesse. La maladie a été jugée par les sueurs, à des époques diverses de la maladie : il restait cependant encore quelques douleurs vagues.

Le quatorzième malade, même état, même marche, mais sans grossesse, même résultat.

Hermocrate, deuxième malade de la sect. 1ʳᵉ et du livre 3, avait une fièvre ardente très-grave. Vers le quatorzième jour, il se manifeste quelques signes de coction ; mais point de sueurs : *non sudavit*. Au vingtième jour, même état ; amélioration apparente, mais sans coction. La maladie se termina par la mort, le vingt-septième jour.

Le troisième malade de la même section et du même livre, celui qui demeurait dans les jardins d'Ealces, éprouva, au quatrième jour, des sueurs vers la tête et la clavicule. La maladie parut très-grave; mais au neuvième jour, il survint d'autres sueurs, après un *rigor*, il y eut un mieux sensible. La maladie s'aggrave encore. Au dix-septième jour, il se déclare de nouveau des sueurs générales, sui-vies d'une grande diminution des symptômes. Le vingtième, nouvelles sueurs, nouveaux amende-mens. Le quarantième jour, sueurs générales et abondantes : alors, terminaison heureuse et com-plète de la maladie.

Chérion, cinquième malade, a, au septième jour, des sueurs générales. Après un *rigor*, la fièvre cesse. Elle revient le neuvième jour. Le quator-zième, les sueurs reparaissent; le dix-septième jour elles sont abondantes; le vingtième jour de la maladie, guérison parfaite.

Le jeune homme qui demeurait sur la place des Menteurs eut des sueurs légères le deuxième jour d'une fièvre inflammatoire, et au milieu de symp-tômes critiques. Il mourut le septième jour.

La femme d'Æcete, onzième malade, à la suite d'un avortement arrivé au cinquième mois de la grossesse, fut prise d'une fièvre violente. Le premier jour il y eut sueurs partielles et froides autour de la tête. Elle mourut le septième.

La femme qui demeurait sur la place des Menteurs fut prise de fièvre violente, à la suite d'un accouchement laborieux. Le deuxième jour, sueurs froides autour de la tête ; le septième au soir, sueurs froides sur tout le corps ; le onzième, nouvelles sueurs à la suite du *rigor* manifesté le soir, toujours au milieu de symptômes de crudité et d'accidens graves. Elle expira le quatorzième jour.

Pithion, de Thase, troisième malade de la 3e section et du 5e livre, eut des sueurs partielles à la tête le deuxième jour d'une fièvre inflammatoire. Il mourut le dixième jour, au milieu d'une sueur abondante et de refroidissemens considérables.

Le quatrième malade de la même section a présenté des sueurs du cou et de la tête le premier et le deuxième jours d'une phrénésie. Il est mort le troisième.

Le sixième malade, Périclès, d'Abdère, eut des sueurs abondantes, générales et chaudes le quatrième jour d'une fièvre très-aiguë, au milieu de symptômes critiques ; le même jour, la maladie fut terminée. Il est vrai qu'il se déclara en même temps des urines sédimenteuses.

Septième malade : la vierge d'Abdère offre une maladie aiguë jugée par des sueurs le vingt et le vingt-septième jours de sa fièvre.

Huitième malade: Anaxion, d'Abdère, avait une

Tome *III.*   21

péripneumonie intense. Le onzième jour, il se déclare des sueurs partielles autour de la tête; au milieu d'une amélioration qui suivit une saignée du bras; le vingtième jour et le trente-quatrième, il y eut des sueurs abondantes. Le malade a guéri.

Dixième malade : Nicodème, d'Abdère, a des sueurs abondantes au vingtième jour d'une maladie aiguë; la maladie semble jugée. La fièvre reparaît; il se déclare, le vingt-quatrième jour, de nouvelles sueurs très - abondantes, générales et chaudes : la maladie est ainsi terminée.

Onzième malade, la femme de Thase : fièvre nerveuse, maligne, très-intense, avec des sueurs générales et chaudes; au 3e jour, guérison parfaite. Des urines critiques sont venues ajouter aux heureux effets des sueurs.

Douzième malade : la vierge de Larisse est un exemple de fièvre ardente, présentant au sixième jour, au milieu de signes critiques, des sueurs abondantes, générales, chaudes, et suivies d'une prompte guérison.

Il est remarquable que, dans tous ces faits, les sueurs ont été rarement une voie suffisante de solution, et que presque toujours la crise s'est composée d'une ou de plusieurs autres voies d'évacuation. Ainsi l'observation de la femme d'Hercules est bien un autre exemple de maladie aiguë jugée par les sueurs; mais la malade eut en même temps ses règles, dont l'époque arrivait alors, et elle eut de plus une hémorragie de la narine gauche.

C'est donc, comme on le voit, bien moins par le nombre de jours que par l'ensemble des circonstances concomitantes que l'on pourra déterminer si les sueurs sont ou critiques ou symptomatiques.

Les sueurs symptomatiques se déclarent en général aux premiers jours des maladies, durant la période d'irritation; elles ont lieu au moment où tous les autres symptômes prennent de l'accroissement; et loin d'apporter quelque soulagement à l'état général de la maladie, elles l'aggravent encore. Ces sueurs sont tantôt momentanées et fugaces, et tantôt elles se prolongent outre mesure. Enfin elles ont lieu sans avoir été précédées et sans être accompagnées d'aucun des signes de coction.

Si, pendant que la nature provoque et produit cette sécrétion cutanée, il se manifeste de l'oppression, une plus grande anxiété, une chaleur interne accompagnée de picotemens et de malaise, des frissons irréguliers, des douleurs et des crampes; si le malade est en proie à une insomnie pénible; si le pouls reste fréquent, vite et inégal; si la sueur use à chaque instant davantage les forces du malade; si les autres sécrétions diminuent ou cessent entièrement, on peut assurer que de telles sueurs troublent le travail de la coction, et retardent ou empêchent les crises qui devaient avoir lieu.

Les sueurs symptomatiques, quand elles cessent, indépendamment de l'augmentation de tous les symptômes graves de la maladie qu'elles produisent, laissent encore un abattement extrême, le pouls fréquent et dur, la peau aride, les sensations émoussées ou perverties, etc.

Lorsqu'on a observé de semblables sueurs dans les maladies, pour peu que cette sécrétion ait eu une certaine durée, on doit redouter une fâcheuse terminaison, ou du moins une lenteur fatigante dans le travail salutaire de la nature pour amener d'autres évacuations critiques, ou même des sueurs abondantes et d'un heureux résultat.

La sueur n'est point salutaire dans les maladies aiguës déjà parvenues à leur période d'accroissement; car, dans l'état d'irritation qui existe alors, aucune évacuation ne peut être critique. Cependant, lorsque les maladies ont été produites par des transpirations arrêtées, les sueurs qui surviennent promptement sont ordinairement favorables.

En général, dans la deuxième période des maladies, les sueurs sont salutaires, quand il doit survenir une éruption. Elles ont coutume d'accélérer la manifestation de la petite vérole et de la rougeole. Dans les autres cas, les sueurs qui se déclarent à cette période des affections morbifiques, augmentent la violence de la maladie, et amènent souvent les plus fâcheux résultats.

Les sueurs critiques ont lieu à la suite ou bien au moment même de la période de coction ; période dont le temps est très-variable, et suivant un nombre infini de circonstances, du moins quant au nombre des jours de la maladie. Hippocrate l'avait reconnu (1).

Ces sueurs sont générales, douces, chaudes et modérées. Elles présentent une odeur particulière qu'on ne saurait définir, mais qu'on reconnaît bien aisément quand on les a observées quelquefois. Elles forment autour du malade comme une atmosphère de vapeurs chaudes et humides, qui commencent ordinairement à s'élever de la région des flancs ou des lombes. Bien loin d'affaiblir le malade, elles lui causent un sentiment de mieux qui relève ses forces. Elles ne tardent pas à être suivies d'une amélioration bien marquée. Elles s'annoncent par un léger frisson et des démangeaisons générales à la peau, qui devient d'ailleurs uniformément rouge, douce, molle et moite. Le ventre se resserre : les urines se montrent rares et jumenteuses : le pouls se développe ; il acquiert un peu d'élévation et de fréquence ; il devient surtout

----

(1) Aphor. 36, s. 4.

large sans être fort, ondulant et mou, tel que Solano le décrit sous la dénomination d'*inciduus*.

Peu après ces sueurs, la maladie diminue ou
même cesse entièrement. La peau reste moite; le
malade s'endort d'un sommeil calme et salutaire;
le pouls perd de sa fréquence, il acquiert plus de
force; et presque toujours d'autres excrétions critiques viennent ajouter aux salutaires effets de la
sueur, et heureusement concourir, ainsi, avec elles
à l'entière terminaison de la maladie.

Les sueurs critiques ont coutume de venir
après minuit et vers le matin; celles qui se manifestent le soir sont presque toujours symptomatiques.

On ne saurait trop religieusement respecter des
sueurs manifestement critiques. C'est surtout alors
qu'il faut s'abstenir de médicamens, d'alimens, et
de ces soins de propreté que les malades réclament
souvent si haut.

*Signes fournis par les sueurs étudiées dans
leurs relations avec la nature de la maladie
dans laquelle elles surviennent.*

Quand on a recueilli avec soin l'immense collection de faits fournis par l'observation, relativement aux sueurs, et lorsqu'on veut ensuite grou-
per ces faits, pour en déduire les corollaires qui

en constituent comme le résumé, on trouve que ces corollaires varient assez dans telle ou telle autre maladie pour que les sueurs, envisagées sous le point de vue de la lésion dans laquelle on les observe, méritent des considérations toutes particulières.

C'est surtout à l'école de Sydenham que l'on puisera, comme à pleines mains, la connaissance des nombreuses influences et des effets variés des sueurs dans l'état pathologique. Jamais l'Hippocrate anglais n'a négligé l'étude de cette sécrétion. Il l'a observée sous presque tous les points de vue qui lui appartiennent ; et avec un tel guide on n'a guère à se prémunir que contre la confiance infinie qu'il accorde à cette importante source de signes.

Disons d'abord un mot des sueurs dans les fièvres intermittentes. Ici, chaque accès en général se termine par une diaphorèse plus ou moins abondante, et cette sécrétion semble juger l'accès en lui-même. J'ajoute qu'il n'est pas rare de voir les premiers accès, ceux qui constituent en quelque sorte la période d'irritation de la maladie, manquer entièrement de cette voie de solution partielle ; et les suivans, au contraire, ceux qui appartiendraient en apparence à la période de coction et de crise, ceux qui approchent de l'époque de la solution, présenter des sueurs générales et fort copieuses. On citerait plusieurs épidémies durant

le cours desquelles ces observations ont été confir-
mées. Prenons encore ici comme exemple, celui
que nous avons reconnu pour notre grand maître
dans cette matière (1).

Toutefois, il est rare que ces sueurs servent de
crise suffisante à la maladie; rien n'est plus ordinaire que de voir les accès se renouveler, malgré
ces copieuses sueurs qui les terminent. Les fièvres
intermittentes appellent alors d'autres voies de solution, et, par exemple, des éruptions de nature
diverse, l'apparition des règles, des hémorragies, etc. C'est encore là un résultat général d'observation que Sydenham avait indiqué. Il ne faudrait pas regarder comme contraire à cette opinion la pratique du médecin anglais, qui a plusieurs
fois combattu avec avantage les fièvres intermittentes les plus rebelles, à l'aide des sudorifiques
administrés avant l'invasion de la période de froid.
C'était là un exemple de l'heureux emploi des méthodes perturbatrices, exemple que l'art peut ranger avec raison à côté des résultats avantageux
que ce même praticien a également retirés de l'emploi simultané des sudorifiques et des purgatifs violens. Il ne faut cependant pas négliger de dire ici,
en passant seulement, que plus d'une fois l'une et
l'autre de ces deux méthodes ont eu pour résultat
de rendre la fièvre continue.

____

(1) Sydenham, opera, t. I, s. I, cap. V, p. 46 et seq.

Quotidiana observatio docet, dit Vanswie-ten à ce sujet, *omnium difficillimè a febribus in-termittentibus liberari illos qui copiosissimis sudoribus diffluunt, nequè sanari nisi sudores illi prius cohibeantur* (1).

Lautter, dans l'épidémie de fièvres intermit-tentes et rémittentes dont il nous a transmis l'his-toire, a noté comme funestes des sueurs très-abondantes, plutôt froides que chaudes, dévelop-pées dès le principe des accès (2).

♦ La variété des fièvres intermittentes perni-cieuses, désignée sous le nom de diaphorétique, à laquelle Torti a rapporté une maladie cruelle dont il faillit mourir, et de laquelle il a cité d'ailleurs d'autres faits, a, comme on sait, pour symptôme pernicieux des sueurs abondantes, plu-tôt froides que chaudes, développées prématuré-ment dans le cours de l'accès, se prolongeant au-delà du temps accoutumé, suivies d'une extrême prostration de forces, de douleurs ostéocopes, d'oppression, etc. (3).

---

(1) Vanswieten, comment. S. 753, p. 520. — S. 764, pag. 555.

(2) Histor. med. biennalis morbor. 1749 ad. 1751, pag. 39.

(3) Torti, therapeut. specialis, lib. 3, cap. 1, p. 137, et lib. 4, caput 2, p. 205 à 211.

Dans les fièvres catarrhales qui règnent à Paris tous les ans, catastatiquement et d'une manière plus ou moins forte, les sueurs même spontanées qui surviennent partiellement, surtout dès les trois premiers jours de la maladie, sont toujours symptomatiques. Ces sueurs que l'on chercherait à prolonger par les sudorifiques ajouteraient encore au caractère d'irritation et de phlogose inséparable de la maladie, et plus spécialement de la période morbifique qui nous occupe. On retrouve ce même résultat d'observation dans Sydenham, *Schedula de novæ febris ingressu*, où l'auteur a donné l'histoire d'une épidémie bien manifestement catarrhale aussi bien que dans le postcriptum de son traité de l'hydropisie où il a rappelé le même sujet.

Dans l'épidémie pestilentielle décrite par Sydenham, les sueurs tant spontanées que prolongées faisaient cesser les vomissemens et les déjections alvines qui tourmentaient si cruellement les malades et qui causaient si rapidement leur perte.

Hildenbrandt, en parlant de la crise favorable qui termine le plus ordinairement la période nerveuse du thyphus contagieux s'exprime ainsi : » Toute la surface de l'organe cutanée se couvre « d'une transpiration salutaire et même d'une « sueur universelle. Quoique cette sueur ne soit « pas toujours la cause de l'amélioration générale « des accidens de la maladie, elle en est sans con-

« tredit un puissant moyen; car par elle la peau
« se remet en rapport avec l'atmosphère, reprend
« les fonctions nécessaires à l'intégrité de la santé
« et au rétablissement de ce qui a été le plus trou-
« blé par la contagion. »

Cette sueur, lorsqu'elle est véritablement critique et salutaire, a coutume d'être générale, uniforme, gazeuse et sans viscosité. Elle se réunit en
gouttes claires dans certains endroits comme au
front et à la nuque. Son odeur a quelque chose de
spécifique qu'on ne peut décrire et qui ne saurait être comparé à aucune autre odeur (1).

Du reste, lorsqu'on recherche avec attention
ce que les sueurs ont offert de résultats séméiologiques dans les diverses épidémies de maladies
pestilentielles, d'affections typhoïdes, et de fièvres
jaunes, on trouve des épidémies entières dans lesquelles les sueurs n'ont jamais été critiques, d'autres au contraire, où les sueurs furent les voies
par lesquelles la nature jugea la maladie, et cela
à des époques très-diverses de l'affection.

Les sueurs sont toujours salutaires à la fin des
fièvres éruptives aiguës. Dans la petite vérole les
sueurs abondantes durant les premières périodes
annoncent que la maladie sera grave.

Dans toutes les périodes des maladies éruptives

---

(1) Traité du typhus, traduit par M. Gasc, p. 79.

chroniques, il est avantageux que la portion du système cutané devenu le siége de la maladie, donne un libre passage aux sueurs; cela prouve que la peau cesse d'être malade et qu'elle reprend ses droits aux fonctions qui lui sont départies.

Des sueurs partielles continues, fâcheuses, surtout parce qu'elles sont opiniâtres, terminent souvent les fièvres éruptives, la miliaire par exemple.

Dans les affections rhumatismales et goutteuses, pour que les sueurs soient réputées salutaires, il faut qu'elles aient lieu après la période de coction. Durant l'état d'irritation de la maladie la nature et surtout l'art n'amènent que des sueurs d'expression qui restent toujours, ou de signification nulle, ou de fâcheux augure. Ces sueurs et plus particulièrement celles que l'art s'efforcerait de provoquer ne pourraient qu'ajouter à l'irritation générale : elles donneraient même lieu à une vicieuse direction des mouvemens vers la tête, la poitrine, etc. Sydenham a parfaitement saisi et très-heureusement exprimé cette vue de clinique spéciale, lorsqu'il a dit : *sudores prolicere non tam medici quam naturæ provincia est* (1).

Des faits à la fois imposans par leur nombre et par les conditions de crédibilité qu'ils réunissent,

---

(1) Tractatus de podagrâ, p. 312.

apprennent que les sueurs abondantes deviennent très-avantageuses au milieu des convulsions rabifiques. Le raisonnement et l'expérience se réunissent pour accorder la même confiance aux sueurs qui se déclarent quelque temps après les convulsions et les spasmes : en général, quelle qu'en soit la cause, presque toujours alors les sueurs diminuent les accidens nerveux.

A la suite des chutes et des convulsions, les sueurs qui naissent spontanément hors du temps de la syncope qui en est quelquefois la suite, sont toujours salutaires ; mais c'est surtout ici que l'art aurait à se repentir de vouloir prématurément imiter la nature. Les congestions, les dépôts et autres accidens développés à la suite des coups et des chutes proviennent presque toujours de l'usage des excitans et des sudorifiques administrés dans ces circonstances.

Les sueurs sont constamment fâcheuses dans les fièvres de consomption. Lorsque par les secours de l'art on parvient à les suspendre sans qu'il se manifeste un dévoiement plus ou moins considérable, qui remplace presque toujours les sueurs, c'est avantageux ; mais si la suppression des sueurs est suivie de gonflement dans l'abdomen, comme on le remarque dans l'hydropisie, s'il se déclare des aphthes considérables et rebelles, une chaleur brûlante, etc., le danger ne fait que croître, et le terme fatal se rapproche.

Les sueurs au milieu des convulsions et du délire, sans que ces symptômes perdent de leur intensité, annoncent une mort prochaine; ce sont là les caractères dominans que présenta la maladie d'Erasinus (1).

Les sueurs qui se lient à des hémorragies favorablement critiques sont d'un heureux présage: c'est ainsi que se termina heureusement la maladie grave de Méton (2)

Dans la fièvre nouvelle décrite par Sydenham, cet illustre praticien a observé plusieurs fois que durant l'action des purgatifs, il se déclarait des sueurs qui soulageaient le malade; et cependant il ne fallait pas alors songer aux sudorifiques, car en prolongeant ces sueurs au-delà du terme assigné par la nature, les accidens reprenaient de l'intensité, et l'inflammation faisait de nouveaux progrès. Sans doute les sueurs provoquées par la nature devenaient critiques; mais comme la maladie était de nature à se juger par des crises partielles, il fallait se contenter de celles-là. Au contraire, les sueurs que l'art faisait naître étaient symptomatiques, et par conséquent nuisibles. Dans ce cas, il suffisait de la seule chaleur du lit pour aider les

(1) Hipp. epidem. liv. 1, s. 3, 7*. malade.
(2) Hipp. liv. 5, 8e. malade.

salutaires travaux de la nature, il fallait même se garder d'augmenter les couvertures. (1).

Dans le *sudor anglicus* appelé vulgairement Suette, les sueurs dès l'invasion, constituaient le premier symptôme manifeste de la maladie, et c'était sous peine de mort qu'il fallait les maintenir. La maladie se jugeait par-là dès les premiers jours. Les sueurs se montraient abondantes, fétides, colliquatives et continues; elles avaient lieu d'ailleurs avec agitation, syncopes, assoupissement, convulsions, palpitations de cœur (2)

Quand on a cherché à observer la manière dont la mort arrive dans les diverses maladies, on a vu qu'il y en a qui, par leur longueur et leur force, entraînent l'usure de la vie, l'épuisement des facultés; ici la mort est douce, facile, elle arrive sans secousses et aussi sans sueurs. Au contraire, dans les maladies violemment aiguës, qui se terminent promptement et d'une manière fatale, la mort a lieu comme au milieu d'un pénible combat; et alors le corps est couvert de sueurs froides, il y a de l'anhélation, etc.

La sueur peut aussi concourir à servir de mesure à l'exercice des convalescens : l'exercice est pro-

____

(1) Sydenham, de novæ febris ingressu, p. 358-59.

(2) Freind. histor. p. 316; et J. Casii. de ephemer. britann. p. 23.

portionné aux forces et aux besoins de la vie,
s'il n'est suivi que d'une fatigue ordinaire et
d'une sueur générale, douce et moite. Si au contraire la sueur est partielle, si elle tombe par
gouttes avec une grande fatigue du corps, restez
convaincu que l'exercice est poussé trop loin.

Signes fournis par la sécrétion de l'huile cutanée.

Indépendamment de la matière de la sueur et
de la transpiration, l'organe cutanée laisse transsuder encore une substance grasse, huileuse,
qui ne s'unit point à l'eau, et qui fait que l'eau
des bains, par exemple, se ramasse en goutte-
lettes sur le corps sans le mouiller exactement.
Ce suc huileux est plus abondant vers certaines
parties, sur la tête, aux aines et aux aisselles, au
scrotum, à la plante des pieds et à la paume des
mains, par exemple. Les vêtemens de laine dont
on couvre la peau, dans quelques circonstances,
augmentent sensiblement la transsudation de cette
substance, et c'est sûrement à l'augmentation de
cette sécrétion qu'est due la principale efficacité
de ces moyens de se vêtir. On rencontre quelques
individus qui éprouvent, par l'usage continué de
ces vêtemens, un amaigrissement considérable, lequel ne cesse qu'en quittant l'habitude de porter

ainsi de la laine sur la peau. Dans ce cas l'amaigrissement ne serait-il pas produit par une exsu-
dation surabondante de l'huile cutanée.

Cette sécrétion a certainement un but d'utilité
déterminé dans l'économie ; elle est incontestablement passible d'augmentation et de diminution.
Ces changemens n'ont pas lieu sans une influence
quelconque sur la santé. Il est probable qu'ils
jouent surtout un rôle important dans quelques
maladies cutanées. N'est-ce pas à la considérable
diminution ou au manque absolu de cette sécrétion que sont dues les gerçures douloureuses de la
peau dans un grand nombre de cas pathologiques ?
Du reste, je dois me borner à recommander aux
praticiens ce point d'étude séméïologique. Ni mes
recherches, ni mes observations ne me fournissent
rien qui puisse être offert à mes lecteurs avec
quelque avantage.

SIGNES DÉDUITS DE L'ICTÈRE.

L'ictère, considéré surtout comme un symptôme, comme un accident ou un épigénomène,
dans les maladies, fournit, en quelque sorte, une
naturelle transition, un juste intermédiaire entre
les sueurs et les éruptions.

J'ai déjà traité ce sujet dans le premier volume
de mon ouvrage, en parlant des différens signes

déduits de la couleur de la peau. J'en parlerai encore ici, autant pour consigner ce que l'expérience m'a appris depuis, que pour compléter le chapitre des sécrétions cutanées, parmi lesquelles l'ictère vient se ranger à tant de titres.

Il est peu de maladies chroniques des viscères abdominaux, dans le cours desquelles l'ictère ne vienne se présenter, même plusieurs fois, et toujours avec plus ou moins d'avantage. En général, dans l'économie animale ainsi que dans l'économie politique, tous les mouvemens qui ont lieu de l'intérieur à l'extérieur sont salutaires.

L'ictère, dont les caractères généraux sont la couleur jaune de la peau et des yeux, avec des déjections blanches et des urines incolores, peut être général ou local. Relativement à l'urine, c'est une chose assez remarquable et que la seule observation enseigne, savoir : qu'elle conserve sa couleur et sa consistance naturelles dans les ictères critiques ; tandis que dans la jaunisse symptomatique, les urines sont claires et transparentes quand la maladie débute, et qu'elles deviennent épaisses, jaunes et noirâtres lorsqu'elle se dissipe.

L'ictère s'accompagne le plus souvent d'un prurit considérable de la peau. Ce prurit, qui indique que l'organe cutané n'est pas absolument passif dans cette lésion, comme quelques-uns l'ont avancé ; ce prurit, dis-je, diminue ou même cesse en entier, toutes les fois que les urines, jusques-là pâles et limpides, se colorent plus ou moins fortement en jaune, et déposent un sédiment plus ou moins abondant, et plus ou moins coloré en jaune, en vert et en noir.

Quelques poisons, et notamment les morsures de certains animaux vénimeux, donnent lieu au développement de l'ictère : le danger se calcule sur la nature du poison, et sur l'intensité des lésions vitales et des lésions organiques auxquelles il a donné naissance.

Les jaunisses qui se présentent dans les fièvres nerveuses de mauvais caractère, celles qui sont la suite d'empoisonnemens mortels se dissipent et disparaissent même très - promptement après la mort. Je l'ai vu, notamment dans deux circonstances. M. Mounier l'avait également observé (1).

Non-seulement l'ictère est une maladie commune à l'enfance, mais c'est encore un symptôme qui se montre assez fréquemment dans le cours des maladies de cet âge : il est rare que le pronostic en soit sérieux.

Chez les enfans, l'ictère se joint quelquefois à l'épilepsie.

L'ictère, qui est un symptôme très-commun dans les dispositions bilieuses des maladies, et qui ne

____

(1) Mémoires de l'Académie des Sciences, année 1733.

fait que rendre l'affection un peu plus longue, se rencontre aussi quelquefois dans les conditions de prédominance du système sanguin; et par exemple, chez les femmes arrivées à leur révolution critique, particulièrement lorsque la suppression des règles s'est faite tout d'un coup. L'ictère se présente même dans les maladies inflammatoires. Stoll l'a vu plusieurs fois; et certes, dans ce genre d'observations il n'est pas suspect: *Vigente hieme*, dit-il, *et constitutione inflammatoriâ, icterus, non raró phlebotomiam et potús anti-phlogisticos solum admittebat, resolventia adversabatur* (1).

La jaunisse se joint aussi quelquefois à la grossesse, presque toujours au dernier terme; et alors elle cède ou à la saignée ou à l'accouchement.

On observe quelquefois l'ictère dans les phthisies pulmonaires : c'est toujours une fâcheuse complication de la maladie primitive.

L'ictère est encore, dans certains cas, symptomatique du scorbut; il ajoute peu aux dangers de la lésion principale, mais il ne les diminue pas non plus.

L'ictère se joint aussi facilement, comme symptôme seulement, aux maladies calculeuses, à l'hystérie, à l'hypocondrie et à la manie.

---

(1) Rat. med t. 3, p. 402.

Dans quelques cas, l'ictère sert de crise aux coliques hépatiques.

De même que dans les éruptions, c'est dans l'ictère une condition de favorable augure que la maladie commence par les parties supérieures, le blanc des yeux, le visage, le cou, et qu'elle gagne successivement les parties inférieures ; la maladie est encore moins longue et moins rebelle.

L'ictère n'est quelquefois que partiel, et se borne ou au visage seulement, ou au tronc, ou aux extrémités. Morgagni cite, d'après Lanzoni, un cas de paralysie affectant le côté droit, dans lequel il survint un ictère du même côté et d'une manière si exacte et si précise, que la ligne de séparation de ces deux couleurs, de la couleur jaune et de la couleur naturelle, suivait exactement la ligne verticale qui divise le corps en deux parties : *ut etiam nasi dextrum latus icteritium esset, sinistrum verô colorem naturalem retineret* (1).

Il est assez rare que l'ictère soit critique dans les maladies aiguës.

L'ictère, dans la fièvre jaune, constitue un symptôme d'un immense intérêt, quoiqu'il y ait un grand nombre de faits de cette maladie bien caractérisée, dans lesquels la jaunisse ne se soit jamais

---

(1) Morgagni, ep. anat. 11, art. 14.

manifestée. M. Deveze a dit que la jaunisse n'était qu'un symptôme non pathognomonique qui annonce l'action puissante de la cause morbifique. M. Valentin a vu des malades atteints de la fièvre jaune périr, n'ayant eu de jaune que la sclérotique, et d'autres, sans avoir eu la moindre nuance jaunâtre. Plusieurs malades succombaient, selon le docteur Frost, sans avoir montré la plus légère apparence de couleur jaune. Quelquefois aussi la jaunisse n'était que partielle.

Si l'ictère ne paraissait pas le deuxième ou le troisième jour, dit le docteur Bally, on concevait de justes craintes ; et, au contraire, on pouvait se livrer à un espoir assez fondé, si son développement n'avait lieu qu'après le septième. Ce pronostic est applicable à tous les climats. Il était vrai à Saint-Domingue, aux Etats-Unis, en Espagne, et connu du père de la médecine pour d'autres maladies. Moultric, Makittrick, Bruce, Clark, Gillespie s'étaient expliqués sur le danger de la trop prompte apparition de la jaunisse. Le premier dit textuellement que si la suffusion ictérique paraissait le deuxième ou le troisième jour, l'augure était mauvais, surtout avec un pouls faible ; mais que l'affection morbifique pouvait être considérée légère, si elle ne s'était point encore annoncée vers le sixième ou le septième jour, le pouls conservant de la force. Makittrick rapporte que, sur plus de deux cents

malades, il a connu seulement un ou deux exemples de jaunisse critique. Il venait de dire : « le
« péril est d'autant plus grand que celle des
« yeux arrive plus promptement. » Il avait vu
aussi que cette couleur se montrait le plus souvent dans l'espace de trente-six à quarante-huit
heures, à dater de l'invasion, et toujours avec
un événement fâcheux. De semblables témoigna-
ges, auxquels on pourrait ajouter un grand nombre d'autres autorités respectables et de faits authentiques, bien plus prépondérans encore, prouvent que M. Aréyula a pu se tromper, lorsqu'il a
avancé que l'ictère était un signe indifférent,
quel que fût le jour où il se manifestait. Je m'en
rapportais à peine à mes yeux, dit M. le docteur
Bally, lorsque je lisais dans l'ouvrage de Towne
que la crise régulière de cette fièvre s'annonçait
par une suffusion de bile sur tout le corps vers
le troisième jour,..., et que plus tôt arrivait la
teinte safranée, plus le pronostic était rassurant.

Lorsque la couleur de la peau passait du jaune
au brun plombé, c'était mortel. Ce changement
fâcheux fut, dans l'Espagne, plus commun en
1804 que dans les autres années (1).

Dans le cours des maladies aiguës, pour que
l'ictère exerce une influence avantageuse, il faut

---

(1) Bally, typhus d'Amérique, p. 283.

qu'il se déclare après le travail de la coction, et au milieu de l'ensemble des signes d'une crise favorable. L'ictère qui se montre hors de ces circonstances est d'un mauvais présage : *icterus febri superveniens semper timendus rarò enim sunt sine malignitate. Si sint signa coctionis et appareat circa septimum bonus est; ut enim criticus : si signa cruditatis et sit circa quartum, malus et symptomaticus ; et si febris non remittat, lethalis, vel gravium morborum nuncius* (1). Du reste, je dirai de l'ictère ce que j'ai dit des sueurs. Il s'agit bien moins de calculer numériquement les jours de la maladie, que d'en bien déterminer l'époque, la période par l'ensemble des signes. En méditant les épidémies d'Hippocrate, on trouve qu'Hermocrate devint ictérique le sixième jour d'une fièvre ardente maligne, au milieu de tous les symptômes d'une irritation extrême, et sans qu'il se soit jamais montré des signes suffisans de coction, ni les indices d'aucune crise présumable: aussi la maladie s'est-elle terminée par la mort au vingt-septième jour (2). Hippocrate a vu la même chose dans la maladie du domestique de Pharmagoras (3), sur le fils de Bal (4) et sur Le-

---

(1) Baglivi, prax. med. lib. 1, p. 83.
(2) Hipp. epid. lib. 3, s. 1, 2e. malade.
(3) Hipp. epid. lib. 1, 3e. catastase.
(4) Epid. lib. 7, text. 19.

chus (1). Au contraire, Héraclide, qui couchait chez Aristocyde, eut aussi un ictère le sixième jour d'une maladie grave; mais il se manifesta en même temps des signes critiques et de véritables crises par les hémorragies nazales, par les selles et par les urines : le malade guérit (2).

L'ictère qui se reproduit fréquemment, est presque toujours le résultat d'une lésion organique : la fièvre lente, les obstructions, la tympanite et les épanchemens de sérosité en sont ordinairement les tristes acolytes.

On voit quelquefois la jaunisse se déclarer avec chaque accès des fièvres intermittentes, et disparaître en même temps que le paroxysme. Ici l'ictère suit toutes les chances de la pyrexie périodique. D'autres fois l'ictère sert de crise complète aux fièvres intermittentes. Hippocrate notte cette terminaison, et Sénac l'a vue plusieurs fois dans le cours d'une épidémie : *evanescit juxtà Hippocratem febris intermittens se exerente ictero: idque in quâdam imprimis observavi epidemiâ* (3).

La couleur jaune de la peau devient tellement foncée chez quelques ictériques, qu'elle est pous-

---

(1) Epid. lib. 4, text. 25.
(2) Epid. lib. 1, text. 65.
(3) Senac, de reconditâ febrium intermitt. et remitt. naturâ, p. 209, lib. 3, cap. 2.

sée jusques au vert brun, ou même jusques au noir.

L'ictère noir est plus opiniâtre et plus durable. Peut-être aussi ceux qui en sont atteints vivent-ils plus long-temps, et s'approchent-ils davantage, d'ailleurs, du moins en apparence, de l'état ordinaire de santé.

Du reste, dans l'appréciation des signes déduits de l'ictère dans les maladies, il ne faut pas oublier qu'il suffit quelquefois d'un chagrin amer, d'une violente colère et de plusieurs autres circonstances accidentelles pour donner naissance à cet accident, en santé comme en maladie.

SIGNES DÉDUITS DES DIVERSES ÉRUPTIONS CUTANÉES.

CONSIDÉRATIONS GÉNÉRALES.

Si l'observation n'avait pas suffisamment constaté par le nombre autant que par la nature des faits qu'elle a accumulés, l'importance des éruptions cutanées dans les maladies, le raisonnement serait venu à son secours pour en faire préjuger toute l'influence. La peau lisse, unie, douce et molle, n'est-elle pas un des caractères de la santé, et au contraire, ne suppose-t-on pas toujours avec raison quelque vice interne, quelque notable altération quand elle est rugueuse, aride, couverte de boutons ou de plaques, etc. Il est bien rare qu'une éruption constitue une lésion isolée du système cutané : presque toujours au contraire ces éruptions supposent un dérangement plus ou moins considérable dans l'économie ; et il est fort peu de maladies qui, comme complications, comme symptôme ou comme crise, ne donnent naissance à des exanthènes plus ou moins considérables.

Voyez d'abord les maladies éruptives les plus essentielles, celles dont l'existence est le plus indépendante, puisqu'elles se reproduisent d'elles-mêmes, telles que la variole, la rougeole et la scarlatine. Eh ! bien avant que l'organe qui doit être le foyer de la maladie n'ait donné le moindre indice de dérangement pathologique, et n'ait fourni le plus léger signe de maladie ; assez long-temps avant que l'éruption ne s'y montre, une foule de symptômes généraux et accessoires, mais réguliers et constans, viennent se prononcer sur divers points de l'économie, pour attester ses dérangemens et signaler un état pathologique. C'est ainsi qu'on observe alors des malaises généraux, des lassitudes spontanées, des maux de tête, l'assoupissement, des frissons vagues, plusieurs symptômes d'affection catarrhale, les nausées, le vomissement, etc., et cela pendant trois ou quatre jours environ avant le commencement de l'éruption.

A la suite de l'infection syphilitique il survient des éruptions et des ulcérations cutanées bien caractérisées, et qui sont incontestablement symptomatiques de la maladie vénérienne.

Dans les maladies aiguës, comme dans les affections chroniques, dont le siége reste en apparence le plus étranger au systême cutané, toujours quelque éruption vient s'offrir au pathologiste, comme pour lui rappeler l'intérêt immense dont est le derme dans le domaine des maladies. Les fièvres lentes nerveuses présentent dans leur cours des pétéchies, des miliaires, etc., qui, suivant l'époque de la maladie à laquelle elles se montrent, viennent ou prolonger et aggraver la lésion, ou en diminuer l'intensité, et en constituer essentiellement la crise salutaire. L'apoplexie se juge quelquefois par diverses éruptions. Les lésions organiques de la matrice donnent fréquemment naissance à divers exanthèmes. Les affections du foie sont communément accompagnées de l'ictère, etc.

Dans combien de circonstances les éruptions cutanées n'ont-elles pas alterné avec diverses maladies tant aiguës que chroniques. On voit souvent dans les mêmes individus des éruptions chroniques être remplacées par des douleurs sciatiques, et réciproquement. On trouve plus souvent encore dans les mêmes familles un individu sujet aux dartres, un autre attaqué de la gravelle, un troisième avoir la sciatique, et cela en vertu de la même disposition générale transmise par voie d'hérédité.

Chez les enfans atteints de croûtes laiteuses, la maladie est notablement amoindrie par la sécrétion augmentée des urines que la nature provoque, ou que les remèdes procurent : et chez les vieillards la diminution des urines ou les urines habituellement claires, coïncident avec diverses affections cutanées, tels que prurits, dartres, etc.

Les maladies des voies urinaires se jugent par des prurigo, par des dartres, chez les vieillards surtout, et réciproquement.

Cette cognation des maladies cutanées avec toutes les autres branches du système pathologique est immense. Quels désordres, quels ravages ne produisent pas dans l'économie animale les intempestives et inopinées rétrocessions des diverses éruptions cutanées depuis les exanthèmes fébriles les plus graves, la variole, la scarlatine, par exemple, jusques aux éruptions indéterminées des maladies aiguës ou chroniques : presque tous les médecins pourraient en fournir de notables exemples? Au contraire, quel soulagement, quelle amélioration suit la nouvelle apparition de ces exanthèmes?

La petite vérole et la scarlatine dans des épidémies données, s'accompagnent constamment de fièvre inflammatoire grave, de fièvre maligne fâ-

cheuse et d'accidens funestes : tandis que dans
d'autres épidémies on aperçoit à peine une légère
pyrexie et les moindres symptômes accessoires.
Que les hommes qui ne veulent voir la nature
qu'au travers de l'étroite lunette de leurs conceptions rétrécies, et qui prétendent la renfermer
tout entière dans les cadres bornés de leurs petits
systêmes, nient ces synergiques mouvemens de la
vie dans le domaine de la pathologie génerale : il
faut bien le souffrir et le pardonner. On assure
que les individus atteints d'un ictère considérable,
voient tous les objets colorés en jaune : quel
moyen alors de leur faire voir les corps sous leurs
couleurs naturelles, sous leur véritable aspect ?

C'est surtout à notre sujet qu'appartient la distinction toute pratique des éruptions primitives ou
essentielles, et des éruptions consécutives ou
symptomatiques. Elle établit la ligne de démarca-
tion de notre travail, elle fixe les bornes de nos
méditations, en repoussant d'une manière absolue
la première espèce de ces éruptions ou les éruptions essentielles, et en plaçant au contraire dans
notre domaine toutes les éruptions symptomatiques.

Dans la classe nombreuse des maladies éruptives quelques-unes sont toujours essentielles, la
variole, la varicelle, la scarlatine, par exemple;
aussi n'avons-nous pas à nous en occuper : d'autres
sont tantôt primitives, et tantôt consécutives;

l'érysipèle, la miliaire, le pemphygus ; sous ce second point de vue, celles-ci rentrent tout-à-fait dans nos attributions : d'autres enfin, n'existent jamais que comme symptômes ; c'est la longue série des éruptions indéterminées, et à mon avis aussi, les pétéchies et le pourpre que l'on a en vain cherché à distinguer.

En partant de ces données, j'aurai à examiner successivement les éruptions suivantes :

1°. L'érysipèle.
2°. La miliaire.
3°. Le pemphygus.
4°. L'urticaire.
5°. Les pétéchies.
6°. La gale.
7°. Les éruptions sans caractère.

Signes déduits de l'érysipèle.

La tuméfaction plus ou moins considérable et plus ou moins étendue de la peau sans aucune forme arrêtée ; avec rougeur légère, pourprée, jaunâtre, livide et quelquefois tirant sur le noir ; changeant souvent de place ; occupant plus volontiers les diverses parties de la face et de la tête, quoiqu'on la voie aussi sur tout le reste du corps ; accompagnée de douleur, de prurit, d'ardeur et d'un sentiment de tension souvent considérable; offrant fréquemment des vésicules isolées sur plusieurs de ses points ou même dans ses contours; ayant cela de particulier qu'elle disparaît en entier sous les doigts qui la compriment, mais pour reparaître avec tous ses caractères aussitôt que la compression cesse; se terminant par une desquammation considérable de l'épiderme, et par la dessiccation des vésicules, tel est l'érysipèle.

Le systême capillaire cutané est bien plus développé vers la tête, et plus encore à la face que partout ailleurs : on voit dans l'état naturel que le sang y aborde avec une extrême facilité, au point de colorer plus ou moins agréablement les joues. Aussi ces parties sont elles beaucoup plus susceptibles de devenir le siége de toutes sortes d'éruptions, cela est plus particulièrement vrai de l'érysipèle.

L'érysipèle, dans quelques circonstances, devient le domaine du séméiologiste, c'est-à-dire, qu'il est symptomatique d'une autre maladie dont il décèle les dangers ou l'intensité. On le voit se déclarer fréquemment à la suite des contusions violentes, des luxations, des fractures, des plaies et des ulcères; presque toujours alors il est le résultat des applications extérieures que la maladie principale a sollicitées; dans ce cas il n'ajoute rien à la marche de la lésion, et n'a aucune notable influence sur ses terminaisons.

L'érysipèle de la face est un signe très-commun de l'engorgement de la matrice, surtout de cet engorgement particulier qui arrive lors de la révolution importante que la nature opère à l'époque de la cessation. Il se déclare alors chez un grand nombre de femmes des érysipèles fréquens, très - considérables et qui fatiguent beaucoup; mais en revanche, ils sont le garant assuré de la favorable issue que trouvera cette laborieuse opération de la vie.

Des érysipèles fréquens se montrent aussi communément, et toujours à l'avantage des malades, dans les phlegmasies aiguës, et surtout chroniques du foie, du poumon. Cette éruption est toujours favorable aux asthmatiques.

Les phlegmasies catarrhales, surtout des organes pulmonaires se jugent quelquefois par l'érysipèle. Weber l'a éprouvé sur lui-même à Gœttingue, en 1774; il eut un érysipèle de toute la tête, qui termina favorablement sa maladie (1).

Dans l'épidémie vermineuse, dont Vandenbosch a laissé la description, l'érysipèle se présentait fréquemment comme symptôme de la fièvre vermineuse. Quelques malades ont guéri malgré l'éruption érysipélateuse, mais un grand nombre aussi ont péri.

Frank a vu, dans l'hôpital de Milan, plusieurs

____

(1) Weber, de sputis, p. 87.

Tome III.   23

exemples de fièvre gastrique nerveuse se jugeant complétement par des érysipèles à la face.

J'ai vu les fièvres catarrhales graves se terminer d'une manière toujours tragique lorsqu'il survient, à quelque période que ce soit de la maladie, un érysipèle phlegmoneux dont le siége se fixe invariablement à la nuque, et dont la gangrène est la terminaison la plus commune.

Hippocrate avait dit, que des rougeurs précédées de douleurs autour des oreilles étaient, dans les maladies aiguës, l'indice de l'éruption érysipélateuse. Frank a vu la sentence du vieillard de Cos, se vérifier sur une jeune fille atteinte de phlegmasie cérébrale avec céphalalgie atroce. Il survint des douleurs vives derrière l'une et l'autre oreilles, avec tuméfaction douloureuse au toucher des glandes lymphatiques de ces parties. Un érysipèle se manifesta, et la maladie fut jugée (1).

Si dans le cours d'une fièvre aiguë, dit Leroy, il survient au malade un érysipèle, soit à la face, soit aux extrémités, l'éruption d'une telle tumeur est ordinairement avantageuse, quelquefois même complétement critique.

Mais si l'érysipèle ne produit aucun soulagement, cette éruption rentre, comme toutes les

---

(1) Frank, epitome de curand. homin. morb. tome 3, page 52.

autres éruptions, toutes les évacuations et les dépôts symptomatiques, dans la classe des signes de mauvais présage.

Dans la fièvre muqueuse putride décrite par Sarcone, l'érysipèle n'a jamais constitué une crise suffisante de la maladie ; toujours il se joignait à cette éruption quelque autre voie de solution.

Signes déduits de la miliaire.

De petites élevures sur la peau, ordinairement très-nombreuses et générales, quoique fort distinctes, rouges ou blanches, assez semblables aux grains de millet, surmontées d'une petite vésicule jaune ou grisâtre, voilà ce qui constitue l'éruption miliaire. Souvent cette éruption, quoique très-considérable, échappe à l'observateur ; il faut regarder la surface de la peau de très-près, et dans une direction oblique ou transversale, pour la découvrir et la reconnaître.

Il est incontestable que la miliaire existe quelquefois comme maladie essentielle ; il ne m'appartient de la considérer ici qu'à l'état symptomatique.

Depuis les fièvres gastriques les plus légères jusques aux fièvres malignes les plus graves, il n'est point de maladie aiguë dans le cours de la-

quelle l'éruption miliaire ne se soit offerte tantôt
comme symptomatique, et tantôt comme critique : on ne retrouve rien cependant dans les
auteurs de séméïotique qui puisse remettre sur la
voie de telles observations.

Dans les fièvres lentes nerveuses on rencontre
très-souvent l'éruption miliaire, toujours partielle,
se montrant le plus souvent vers les régions abdominales au milieu des sueurs symptomatiques
abondantes. De tels symptômes annoncent une
grande et une fâcheuse disposition à la putridité;
la maladie reste longue et lente; souvent elle
prend une terminaison fâcheuse, ou bien la rechute y est facile. Ces mêmes résultats d'observation ont été vus par Huxham (1) et par Stoll (2).

Parmi les fâcheux symptômes que les médicamens excitans, échauffans développent dans les
fièvres inflammatoires, il faut compter surtout les
taches miliaires de mauvais caractère, et qui aggravent si fortement l'état du malade; cette remarque n'a échappé à aucun praticien. *Voyez*
Sydenham, Dehaën, Vanswieten, etc.

Quelquefois aussi, et sans l'intervention de ces
causes occasionnelles, une semblable éruption, se
manifeste durant le cours des fièvres inflamma-

____

(1) Huxham, de feb. lent. nerv. cap. 8.
(1) Stoll. rat. med. t. 2.

toires ; elle est toujours symptomatique et se lie constamment à une intensité considérable de la maladie.

Dans les fièvres catarrhales et dans les affections gastriques, nous avons depuis quelque temps de trop fréquentes occasions de le voir, l'abus des méthodes antiphlogistiques développe souvent une éruption miliaire plus ou moins considérable, et plus ou moins fâcheuse, etc. Le docteur Percival en avait déjà fait la remarque (1).

Hippocrate avait observé cette éruption miliaire à l'état symptomatique : on ne saurait en méconnaître la vérité dans le passage suivant : *Superveniebat autem circà septimam, octavam et nonam diem asperitates in cute miliaceæ, culicum morsibus similes, non admodùm pruriginosæ. Persistebant usque ad judicationem. Nulli viro vidi has erupisse. Mulier autem nulla mortua est cui hæ accidissent* (2). Cette catastase qui, à mon avis, se compose surtout de fièvres muqueuses, offrait donc ce caractère particulier que l'éruption miliaire y était commune et salutaire. Vagler et Raderer ont recueilli durant l'épidémie qu'ils ont décrite, le même résultat d'observation

----

(1) Percival, essays. t. 1, p. 274.

(2) Epid. lib. 2, s. 3.

qui s'est également présenté plusieurs fois à notre pratique.

L'éruption miliaire se joint quelquefois à la fièvre varioleuse et à la rougeole. Elle en complique la nature, en entrave la marche et en rend les chances plus redoutables.

Le docteur Hamilton cite un fait d'éruption miliaire servant de crise à l'apoplexie (1).

L'éruption miliaire est assez commune dans les dyssenteries et les diarrhées épidémiques: ce symptôme, dans ces maladies, est toujours fâcheux.

J'ai vu plusieurs fois l'éruption miliaire servir de crise aux affections rhumatismales. Dans ce moment même où la catastase semble se marquer par des phlegmasies rhumatismales des organes pulmonaires, j'ai deux de ces graves péripneumonies qui se sont terminées par une éruption miliaire bien caractérisée.

L'éruption miliaire est très-commune chez les nouvelles accouchées. Dans de telles conditions, j'ai toujours vu cette éruption se présenter comme une complication plus ou moins funeste de la maladie principale.

En général, plus l'exanthème miliaire est con-

____

(1) Hamilton, de feb. miliari; dans Sydenham, p. 396, tome I.

fluent et plus il est dangereux. Quelquefois il est salutaire, et d'autres fois il n'apporte aucun changement à la maladie. C'est à raison de cette diversité d'effets, que parmi les médecins, les uns veulent que les miliaires soient une éruption critique, tandis que les autres ne voient en elles qu'un symptôme accidentel de la maladie (1).

C'est toujours à l'avantage du malade que l'éruption miliaire se présente après le travail de la coction, et au milieu de l'ensemble des signes d'une crise favorable.

Il arrive quelquefois que l'éruption miliaire disparaît tout-à-coup, ce qui est de mauvais augure, à moins qu'il ne survienne une évacuation qui remplace l'éruption. Dans le cas contraire, la rétrocession des miliaires est suivie de difficulté de respirer, de délire, d'oppression à la région précordiale, de soubresauts des tendons, de convulsions, et souvent de la mort.

Plus les pustules sont nombreuses et élevées, plus leur affaissement est dangereux (2)

Stoll a vu une éruption miliaire servir fréquemment de crise à la maladie, durant l'épidémie de fièvres putrides de l'automne de 1729. Dans ce

---

(1) Quarin, Traité des fièvres, dans l'intéressante traduction du docteur Emonnot, t. 1, p. 122.

(2) Quarin, l. c.

cas, l'éruption des miliaires se faisait au milieu de sueurs abondantes, et à des époques indéterminées de la fièvre.

L'éruption miliaire a plusieurs fois servi de crise salutaire à la pleurésie. Camerarius et Sæger en ont rapporté des exemples pour des pleurésies graves (1).

Signes fournis par le pemphigus.

Des vésicules assez semblables aux ampoules que fait naître l'impression de l'eau bouillante sur la peau, développées simultanément ou les unes après les autres, de la grosseur d'une aveline environ, remplies de sérosité transparente ou jaune, plus ou moins larges, plus ou moins nombreuses; occupant, tantôt une seule partie du corps, et tantôt la totalité de sa surface; accompagnées d'un prurit considérable et d'une ardeur extrême; s'affaiblissant bientôt, et laissant à leur place comme une croûte dure et verruqueuse; ou bien s'ouvrant spontanément, et, après avoir donné issue à un liquide séreux, blanchâtre ou jaunâtre; suivies de taches d'un rouge livide

---

(1) Alexandri Camerarii et J. G. Sæger, Exercit. de pleuritide malignâ miliaribus criticè solutâ. Tubingæ, 1735.

ou noir, quelquefois même de légères cicatrices, et tombant en écailles plus ou moins considérables, plus ou moins colorées; telle est dans mon esprit l'idée du pemphigus. Voilà comment je l'ai vu deux fois dans ma pratique; la première fois, à la suite d'une fièvre catarrhale grave; la seconde, pendant le cours d'un rhumatisme aigu.

Cette éruption n'est pas commune. La tendance qu'elle a à devenir chronique, et à se terminer par l'ulcération et par la gangrène, la rend très-fâcheuse.

Comme toutes les éruptions dont il est question dans ce chapitre, le pemphigus se présente à la pratique, tantôt comme une maladie essentielle ou primitive, et tantôt comme un symptôme accessoire ou consécutif.

Le pemphigus a été observé à l'état symptomatique dans les fièvres gastriques, dans les fièvres inflammatoires, dans les fièvres putrides, dans les fièvres malignes, dans plusieurs maladies éruptives. On l'a vu surtout s'unir aux angines malignes, et, dans ce dernier cas, il a toujours constitué un symptôme plus ou moins redoutable.

Plusieurs malades ont guéri, quoique dans le cours de leurs maladies ils aient présenté cette éruption; mais je ne connais que peu de faits dans lesquels le pemphigus ait été réellement critique. L'exemple le plus concluant est une observation de péripneumonie, dont le début avait offert tous les symptômes de l'hépatite. Le fait a été rapporté par Frank (1). La maladie fut longue et forte; elle se jugea bien évidemment au seizième jour par le pemphigus développé sur le dos, sur l'épine, sur le scrotum et sur les hanches.

Hoffmann a recueilli un exemple de pemphigus chronique ayant succédé à une attaque légère de goutte (2).

Frank (3) a vu une religieuse chez laquelle le pemphigus a servi de crise à une affection hystérique très-violente.

Le pemphigus se montre aussi dans les hydropisies, dans l'œdème, et dans l'anasarque ; quelquefois avec avantage; le plus souvent en ajoutant à la maladie primitive une fâcheuse complication.

Finke a vu plusieurs fois le pemphigus critique dans les fièvres bilieuses.

Si le pemphigus est secondaire, le danger de la maladie primitive n'est point aggravé par la présence de l'exanthème, qui est alors toujours aigu. Le pronostic doit varier selon que l'éruption éclate pendant la période d'irritation, ou pendant celle de coction : symptomatique dans le

---

(1) De curand. homin. morb. p. 265, §. 359.
(2) Consult. et responsa med. c. 2 et 3, s. 4, cas. 123.
(3) L. c.

premier cas, le pemphigus ne diminue pas le danger de la maladie primitive; critique dans le second, il constitue quelquefois une médication spontanée très-salutaire. Dans toutes les complications où le pemphigus est secondaire, on a d'autant plus lieu d'espérer qu'il servira d'éruption critique, qu'on le voit se manifester à une époque plus voisine de la période de coction. Quelque grave que soit la maladie primitive, on peut prédire l'effet le plus heureux de cet épiphénomène survenu dans un moment aussi opportun. L'expérience atteste que la nature peut juger par ce moyen la péripneumonie, les fièvres bilieuses, les fièvres catarrhales, la fièvre maligne, les fièvres putrides, le rhumatisme, la goutte, l'hystérie, l'anasarque (1).

Signes fournis par l'éruption ortiée.

J'ai vu assez souvent, dans diverses maladies aiguës, des ampoules absolument vides, et tout à fait semblables à celles que produisent les piqûres des orties. Ce sont des tâches discrètes

---

(1) V. pour de plus amples détails, et pour les preuves, l'excellente Monographie du pemphigus, de M. Stanislas Gilibert, de Lyon.

et assez larges, rouges, accompagnées de démangeaison plus ou moins violente et quelquefois
nulle. Elles disparaissent ordinairement le jour,
et par l'action du refroidissement ; reparaissent
au contraire la nuit, et sous l'influence de la
chaleur, ainsi que par le frottement, ou en grat-
tant la partie. Elles se montrent d'ailleurs très-
fugaces en général ; c'est-à-dire qu'elles se dissipent facilement et très-vite, et qu'elles reviennent de même ; enfin elles se détachent quelquefois, rarement pourtant, et seulement quand
elles ont duré quelques jours, en écailles petites
et légères. Voilà les caractères auxquels j'ai attaché la dénomination d'éruption ortiée, désignée
en général d'une manière assez vague dans les auteurs, et que je n'ai jamais rencontrée dans ma
pratique à l'état de fièvre primitive ou essentielle.

Cette éruption presque toujours bornée à une
seule partie du corps, mais qui en parcourt plusieurs d'une manière successive et irrégulière, je
l'ai trouvée dans les maladies des enfans autant
que dans celle des adultes. Elle s'est constamment offerte à mon expérience comme une simple
complication, un accident très-benin qui ne diminuait et n'augmentait en rien la gravité de la
maladie.

Les maladies inflammatoires sont peut-être
plus spécialement la source, l'origine de cette
éruption, qui d'ailleurs se présente aussi fré-

quemment dans certaines complications gastriques, et que tout le monde a vu naître quelquefois chez les personnes qui venaient de manger des moules et autres coquillages analogues.
Mais dans ce cas-ci, les ampoules prennent bientôt un si grand développement et une telle extension qu'elles semblent gonfler et distendre tout
le tissu cutané.

Cette éruption ortiée se montre aussi, dans
quelques cas, comme un des satellites des fièvres
intermittentes, simples ou bénignes; alors elle
disparaît et reparaît avec chaque accès, sans rien
ajouter à leur intensité ni à leur innocuité.

Signes déduits des pétéchies.

Des taches circonscrites, à peu près rondes,
aplaties, ordinairement très-petites, qui se forment à la surface de la peau, assez semblables aux
morsures des puces, sans qu'il y ait pourtant, au
milieu de la tache, la trace de la morsure; dont
la couleur varie depuis le rouge clair jusques au
noir; qui sont tantôt pourpres, tantôt violettes
et tantôt livides; ne disparaissant pas sous les
doigts qui les compriment; ne formant aucune
élévation à la peau; exemptes de prurit, de douleur et d'ulcération; ne se détachant jamais en
écailles, et se terminant par résolution lente:

telle est l'éruption pétéchiale, connue aussi sous le nom d'éruption pourprée ou de pourpre.

Les pétéchies, comme les taches scorbutiques de la peau, tiennent à une extravasation du sang dans le tissu cellulaire ; lequel sang occupe les petits pores qui s'ouvrent à l'extérieur du chorion, pour y transmettre les vaisseaux, les poils, etc.

Les pétéchies occupent à peu près indifféremment toutes les parties du corps. Je n'en ai jamais vu sur la figure.

Cette éruption est presque exclusivement du domaine de la séméiotique, c'est-à-dire, qu'elle ne se montre presque jamais comme maladie essentielle ou principale, et qu'elle n'existe guère que comme un de ces symptômes accessoires, comme un auxiliaire que la nature suscite tantôt à l'avantage et tantôt au préjudice de la maladie. Je dirai même ici par avance, qu'il est rare que cette éruption soit critique dans l'heureuse et l'entière acception du mot.

On a eu tort de penser que les pétéchies ne paraissaient que dans les maladies putrides ou compliquées de putridité ; les affections le plus essentiellement inflammatoires n'en sont pas exemptes. On peut même dire que ces affections présentent fréquemment des éruptions pétéchiales ou pourprées.

Le pourpre n'est pas toujours un signe mortel,

comme quelques-uns l'ont cru. J'ai vu bien souvent les malades guérir après avoir offert de telles éruptions dans le cours de leur maladie. En général, on se laisse trop facilement effrayer par ce symptôme ; il n'est réellement réputé fâcheux à mes yeux que lorsqu'il est accompagné d'autres signes redoutables.

Lorsque l'éruption est discrète, quand elle marche régulièrement, c'est-à-dire, que l'éruption va sensiblement des parties supérieures aux inférieures, quand les taches sont d'un beau rouge, quand elles persistent pendant six à huit jours, et qu'elles disparaissent lentement, concurremment, d'ailleurs, avec une diminution proportionnée des autres symptômes, on peut-être entièrement rassuré sur les suites ou les conséquences des pétéchies.

On doit au contraire redouter les conséquences de cette éruption quand elle est confluente, lorsqu'elle paraît et disparaît alternativement, quand elle se montre irrégulièrement sur diverses parties du corps, et que les taches sont violacées, livides, noires ou blafardes. Il ne faudrait pas, avec quelques auteurs, accorder une confiance exclusive à la seule couleur des pétéchies. J'en ai vu de plusieurs couleurs depuis le rouge jusqu'au noir, sur le même malade, et à la même époque de la maladie.

Les pétéchies qui se manifestent dès les premiers jours de la maladie, sont plus à craindre que celles qui paraissent aux momens de la crise: toutefois, les exemples de malades ayant guéri ; quoiqu'ils eussent offert une semblable éruption du deuxième au cinquième jour, ne sont pas rares. J'en citerais un assez grand nombre d'exemples, et on en trouvera dans toutes les descriptions d'épidémies, dans lesquelles ce symptôme a été communément observé ; ce sont surtout les circonstances concomitantes qui réglent le pronostic sous de semblables conditions.

La disparution inopinée des pétéchies, est tantôt mortelle et tantôt exempte de danger : le pronostic s'asseoit sur la valeur de l'ensemble des signes. Si, en même temps que les pétéchies disparaissent, la respiration devient fréquente, inégale et difficile avec une forte oppression ; si le pouls se montre faible, vite, petit, intermittent ; si le délire survient avec des sueurs froides, partielles et des convulsions, la mort est certaine. Mais si en même-temps que les pétéchies n'existent plus, l'ensemble de la maladie n'empire pas, et s'il se déclare des sueurs, des urines ou une diarrhée, on peut hardiment rassurer tout le monde autour de soi.

Les symptômes d'angine qui se déclarent en même-temps que le pourpre, dans les maladies aiguës, m'ont toujours paru d'un fâcheux augure.

La suppression des urines qui arrive avec la

rétrocession du pourpre, l'un et l'autre signes persistant, est surtout à redouter.

Le pourpre est plus à craindre dans les fièvres inflammatoires, que dans toute autre maladie aiguë.

Les hémorragies nazales qui ont lieu concurremment avec l'éruption des pétéchies, sont d'une issue douteuse. Mieux vaut dans ces cas-là une hémorragie franche, abondante et de quelque durée, que les hémorragies qui se font goutte à goutte, et à de plus ou moins longs intervalles.

Le hoquet qui vient s'unir au pourpre est souvent mortel : on en a de nombreux exemples dans les épidémies de Modènes, décrites par Ramazzini.

Dans les maladies typhoïdes, et plus généralement encore dans toutes les maladies aiguës qui arrivent à une funeste terminaison, lorsque les malades succombent à une dissolution putride de l'organisme, condition que Hildenbrandt a parfaitement décrite et très-exactement déterminée, il y a toujours des pétéchies de mauvaise nature.

Vandenbosch, Bianchini, Sauvages et d'autres auteurs on vu l'éruption des pétéchies symptomatiques des fièvres vermineuses de mauvais caractère.

L'éruption pétéchiale s'unit quelquefois aux fièvres intermittentes; presque toujours elle ajoute à la gravité du pronostic de cette maladie.

Tome III. 24

Il est remarquable que dans ces cas, l'éruption
disparaît avec l'accès, pour se manifester de nouveau, en même temps que le paroxysme revient.
Morand a rapporté un exemple de fièvre intermittente, pétéchiale, maligne; et Bartholin, en 1652,
a observé une épidémie de fièvres intermittentes
pétéchiales.

Les pétéchies qui, dans les fièvres, sont l'effet
du travail spontané de la nature, deviennent,
toutes choses égales d'ailleurs, bien moins redoutables que celles qui se déclarent par suite d'une
médecine incendiaire, d'une mauvaise méthode
de traitement. Ces pétéchies se présentent aussi
plus souvent durant le cours des maladies, ainsi
que nous l'observons dans les consultations auxquelles nous prenons part, depuis que quelques
médecins, par suite d'idées beaucoup trop exclusives, négligent l'emploi des évacuans, lorsqu'ils
sont rigoureusement indiqués.

Dans l'épidémie dont Sarcone nous a transmis
l'histoire, les pétéchies étaient un symptôme très-
commun, et ce n'est que chez un petit nombre de
malades qu'elles parurent d'une manière critique (1); elles furent nuisibles ou funestes chez un
très-grand nombre.

Les praticiens qui ont le mieux observé la fièvre

----

(1) Sarcone, §. 739 à 756, 432, 412.

jaune, paraissent n'avoir considéré les pétéchies que sous le rapport d'un symptôme accessoire, dont ils n'ont parlé que légèrement. Cependant, Rush assure qu'elles furent communes dans le dernier stade de la maladie, qu'elles acquéraient promptement une couleur noire, et que dans plusieurs cas elles furent les avant coureurs de la mort (1). Warren (2), Hillary (3), Palloni (4), Devèze (5), Moseley (6), Pouppée Desportes (7), Aréjula (8), Salamanca (9), Vicente Terrero (10), Clark (11), ont tous parlé superficiellement de ces éruptions que les premiers appellent, ainsi que Chisolm, des taches livides, et que les deux derniers signalent comme des pétéchies ordinaires (12). De même que ces praticiens, dit M. Bally, nous n'avons pas toujours aperçu ces éruptions dans notre épidé-

---

(1) P. 72.
(2) P. 16.
(3) P. 152.
(4) Fièvre de Livourne, p. 6.
(5) P. 33.
(6) P. 488.
(7) T. 1, p. 194.
(8) P. 173.
(9) P. 17.
(10) Discurso sobre el caracter y curasion de la febro amarilla. Cadix, 1805, p. 20.
(11) P. 12.
(12) T. 1, p. 159.

mie; mais nous les avons distinguées quelquefois.
Voyez la vingtième observation pour les placards
violets, et la vingt-huitième, pour les pétéchies.
Le petit nombre de ces éruptions, désignées dans
les histoires particulières, prouve leur rareté. Mon
jugement, ajoute-t-il, est encore confirmé par
M. Gilbert, et par les officiers de santé composant
l'assemblée, dont parle ce médecin, qui ne fait
aucune mention de ces efflorescences (1).

Les pétéchies viennent se joindre fréquemment
aux éruptions essentielles fébriles, à la petite vérole, à la scarlatine, à la rougeole, par exemple.
Lorsque cela arrive, la maladie est toujours d'un
mauvais caractère, et laisse craindre une issue
fâcheuse.

Il est peu de maladies contagieuses aiguës, et
de maladies par infection du même ordre, dans
lesquelles on ne voie arriver des pétéchies universelles ou partielles. Ici, la signification de l'éruption n'est pas constante. On a vu ces pétéchies, le
plus souvent à l'état purement symptomatique,
ne rien changer à la gravité de la maladie. On
les a vues quelquefois prolonger la maladie, la
rendre plus grave et plus fâcheuse. Quelquefois,
mais rarement pourtant, l'éruption a été la crise
suffisante de la maladie.

---

(1) Bally, Typhus d'Amérique, p. 246.

Dans l'épidémie de fièvres lentes nerveuses de 1729, dont Huxham a tracé l'histoire, les pétéchies ont été plusieurs fois critiques.

J'ai vu des pétéchies se développer après la mort, et sans qu'on pût les attribuer à aucune compression, ni à une extravasation du sang, par suite de la propre pesanteur du fluide sanguin.

Les pétéchies ne sont pas rares dans les hydropisies; elles constatent par leur présence les fâcheux progrès de la maladie.

On rencontre aussi les pétéchies dans quelques cas de fièvre gastrique simple, sans que l'éruption ajoute la moindre chose à la maladie et à son intensité. Dans ce cas, les diarrhées critiques ou les évacuations provoquées par les secours de l'art font disparaître l'éruption.

Lorsque les pétéchies règnent comme épidémiquement, il faut pour asseoir le pronostic d'une manière positive, consulter la manière d'être et d'agir de cette éruption durant l'épidémie.

L'éruption pourprée qu'on n'aperçoit que lorsqu'on examine la peau avec attention, et qu'on ne découvre bien qu'en dirigeant le rayon visuel d'une manière horizontale, m'a toujours paru plus fâcheuse que dans les cas où les taches se prononcent d'une manière franche.

Le hoquet et les convulsions qui surviennent après l'éruption, et qui persistent sont un signe mortel.

Quelques auteurs ont décrit des épidémies de fièvres pétéchiales essentielles. L'existence de cet ordre de maladies reste à mon jugement fort problématique. Je retrouve, dans toutes ces histoires de fièvres pétéchizantes, l'ensemble des symptômes qui caractérisent tantôt une fièvre bilieuse, plus souvent une fièvre muqueuse ou catarrhale, quelquefois aussi la fièvre inflammatoire elle-même. De plus, je lis dans la plupart de ces histoires d'épidémies, qu'un grand nombre de malades n'ont point eu d'éruption de pétéchies; que chez plusieurs, l'éruption survenant, la maladie perdait de son intensité ou même cessait en entier, tandis que chez d'autres, l'apparition des pétéchies aggravait tous les autres symptômes, et en faisait naître de funestes. J'y retrouve enfin tout ce qui peut concourir à faire considérer l'éruption non pas comme le caractère principal de la maladie, mais seulement comme un de ses accessoires, comme un de ses auxiliaires les plus constans. Je terminerai cette remarque de pathologie générale, par la citation suivante empruntée à Sarcone, dans l'histoire de la fièvre muqueuse putride qu'il a observée à Naples, en 1764. Nos malades furent si fréquemment attaqués de taches pétéchiales, que si une maladie pouvait tirer son nom de la fréquente apparition d'un symptôme, il n'aurait pas été absolument déraisonnable de prétendre que notre maladie eût pu emprunter de ces taches la la dénomination de fièvre pétéchiale septique (1).

Signes fournis par la gale.

L'existence de la gale considérée comme un mouvement spontané, comme un travail critique dans les maladies, constitue encore un point de pathologie générale resté en litige.

Quelques praticiens, très-dignes de foi, assurent avoir vu des gales critiques dans les maladies aiguës. Sarcone en a observé plusieurs durant le cours de l'épidémie qu'il a décrite. Il parut, dit-il, dans la convalescence, tantôt une espèce de gale, tantôt la véritable gale; mais il s'y joignait toujours d'autres évacuations.

Cotugno qui n'est pas moins digne de foi par son caractère que par son mérite, confirme le même résultat d'observation. On en lit aussi des faits dans le magasin de Baldinger. A la suite d'une fièvre putride grave, j'ai vu incontestablement la gale servir de crise à la maladie, et se communiquer consécutivement à la femme et aux enfans du malade. Frank, dans une épidémie qui régnait à Vienne, rapporte que la gale s'est

____

(1) Sarcone, istoria ragion. §. 730.

déclarée spontanément chez plusieurs malades à la suite des pétéchies (1).

Hoffmann parle de gales développées à la suite d'une rétrocession des hémorroïdes.

D'un autre côté, la gale est la maladie contagieuse par excellence; c'est le type véritable des maladies de cet ordre : et alors comment concevoir, comment accorder qu'elle puisse se déclarer spontanément ? Cette objection qui ne fait toutefois qu'éloigner la difficulté sans la résoudre, parce qu'il faut bien que cette maladie, comme toutes les autres, ait eu son origine, et que par conséquent elle se soit développée au moins une fois d'une manière spontanée ; cette objection, dis-je, se présente naturellement à notre esprit avec toute sa force.

On peut également supposer, je le sais, que dans les cas d'affection psorique réputée spontanée et critique, la maladie a été communiquée sans qu'on s'en doute par les gardes ou par les assistans. Enfin, on ne manquera pas de dire aussi que dans les cas où on a vu des gales spontannées critiques, on a été séduit par de fausses apparences, et qu'on a pris pour des gales des éruptions qui n'en avaient véritablement pas les caractères. Toutes ces suppositions détruisent-

____

(1) Lib. de curand. homin. morbis, t. 3, p. 126.

elles les faits que nous avons avons cités? D'autres exemples ne viendront-ils pas éclairer la question? Que le lecteur soit juge en attendant que l'expérience prononce et décide.

Signes fournis par les éruptions qui n'ont pas de caractère déterminé.

Indépendamment des éruptions qui se présentent dans le cours des maladies, comme autant d'épiphénomènes susceptibles d'en entraver la marche, d'en aggraver l'ensemble, ou d'en favoriser la terminaison, et dont la forme circonscrite, la physionomie arrêtée permettent de les rapporter à une espèce connue d'effections éruptives ; indépendamment de ces éruptions, dis-je, il en est de vagues qui n'offrent rien de constant dans leur forme, qui ne se représentent guère sous la même apparence, et qui, cependant, malgré leurs caractères indéterminés apportent dans les maladies tant aiguës que chroniques, des modifications importantes, et qu'il est par conséquent essentiel de connaître.

Quelquefois il suffit d'applications emplastiques, de lotions ou de frictions médicamenteuses, d'une insolation prolongée, de sueurs considérables provoquées par le travail ou par la fatigue, pour donner naissance à des éruptions semblables. Le plus souvent pourtant elles sont le résultat de dérangemens plus ou moins considérables qui se passent dans l'économie.

Ces éruptions indéterminées se présentent donc très-fréquemment au séméiologiste parmi le grand nombre des symptômes accidentels et insolites, qui constituent précisément la portion principale du domaine des pronostics. Quel est le praticien qui n'en a pas observé dans les affections gastriques même les plus simples, dans les fièvres catarrhales, dans les fièvres muqueuses, dans les fièvres putrides, dans les fièvres malignes, dans le typhus, dans les fièvres inflammatoires ?

Il est peu de maladies qui offrent plus fréquemment de ces éruptions sans caractère que les fièvres typhoïdes. On les retrouve comme symptôme dans toutes les périodes de la maladie ; et il n'est point, dans ces maladies, de symptôme aussi variable, ni sujet à tant d'aberrations que l'exanthème.

Dans la fièvre muqueuse décrite par Wagler et Rodœrer, des éruptions indéterminées se montraient fort communément ; quelquefois au préjudice, rarement à l'avantage de la maladie, suivant les signes concomitans. Le plus souvent ces éruptions ne donnaient aucune signification.

Des éruptions de diverse nature et de caractères vagues terminent souvent avec avantage les fièvres intermittentes.

Il se présente communément dans les maladies aiguës des taches ou des stries longitudinales proéminentes à la peau, rouges, jaunes ou livides, assez semblables aux marques que laisseraient de violens coups de verge. Je les ai observées souvent, mais dans des circonstances si diverses, et avec des résultats tellement variés que je ne saurait leur assigner aucune signification fixe.

Chez les phthisiques dont la maladie est arrivée à une période assez avancée, il se forme fréquemment à la peau, surtout au milieu des sueurs extrêmes, des rougeurs, des phlictènes, quelquefois aussi des ulcérations qui sont toujours les fâcheux indices des funestes progrès de la maladie.

Frank a vu chez un malade des pustules très-ardentes, très - douloureuses développées sur la région coxale, faire cesser pendant assez long-temps les symptômes du diabètes qui recommençaient après la disparution des pustules. On pourrait citer d'autres exemples analogues (1).

On voit fort souvent les rhumatismes aigus, dont l'empire s'accroît chaque jour sous nos yeux, se terminer par des éruptions sans caractère fixe, et sans siége déterminé ; mais toutes également remarquables par un prurit plus ou moins considérable.

---

(1) De morbis hominum curandis, t. 5, p. 56-57.

Dans les épidémies de fièvres catarrhales, d'angines de la même nature, aussi bien que dans les
angines malignes, il survient souvent des·érup-
tions soit partielles, soit générales, qui sont constamment favorables.

J'ai vu dans plusieurs circonstances et durant
le cours de diverses maladies aiguës, de très-
petites ampoules grosses comme la tête d'une forte
épingle, se former en très-grand nombre et fort
près les unes des autres sur toute la capacité abdominale, gagnant même quelquefois la région
thoracique. Ces ampoules, qui donnaient au systême cutané cette forme spéciale qu'on désigne
sous le nom de chair de poule bien prononcée,
étaient blanches et transparentes. En les touchant
assez légèrement et seulement pour les explorer,
pour les examiner de plus près; en passant les
doigts dessus avec assez de légèreté elles se laissent
rompre. Les ampoules disparaissent entièrement,
et la peau sur toute cette étendue reste couverte
d'une eau claire, douce et chaude. Ce symptôme
s'est constamment montré à mon observation sous
les plus favorables aspects.

Un autre symptôme que j'ai observé assez communément aux approches de la guérison ou de la
convalescence des maladies aiguës, et que je consignerai ici, quoiqu'il ait lieu souvent sans éruption aucune, consiste dans une sensation particulière et incommode de la peau, dans un prurit

considérable, dans une démangeaison forte que
les malades satisfont avec presque autant d'avantage que de plaisir. Cette démangeaison se fait
sentir quelquefois de la même manière, et avec
un allégement semblable, sur un ou plusieurs points
du systême des membranes muqueuses, dans le
conduit urinaire, au rectum, sur les yeux, dans
le gosier, dans les narines, dans l'intérieur des
oreilles : quelquefois même cette démangeaison
après avoir été aiguë et critique, acquiert un
caractère de chronicité qui la rend incurable.

SIGNES FOURNIS PAR LES BUBONS.

Les bubons sont des tumeurs plegmoneuses
qui intéressent les glandes des aisselles ou des aines, mais celles-ci surtout (1).

Ces tumeurs se présentent plus particulièrement dans les fièvres pestilentielles, tantôt à l'é-
tat symptomatique, et tantôt à l'état critique.
L'époque de la maladie à laquelle elles parais-

____

(1) Les anciens donnaient aussi le nom de bubons, à
des tumeurs phlegmoneuses développées sur d'autres parties du corps. Quin etiam in collo et secus aures sæpe
glandulæ intumescunt, natis ulceribus circà caput, collum,
vel aliquam ex vicinis partibus. Nominant autem sic in-
tumescentes glandulas, Bubones. Galen. meth. med. lib.
13. Charter, t. 10, p. 297.

sent, l'ensemble des signes auxquels elles s'associent, l'influence qu'elles exercent sur la maladie
en général, et la marche qu'elles affectent, sont
autant de conditions qui viennent s'offrir pour en
régler positivement la valeur séméiologique.

Les bubons se manifestent aussi fréquemment
dans les fièvres typhoïdes, dans les fièvres lentes
nerveuses, dans les fièvres muqueuses malignes;
et toujours leur signification est soumise aux conditions générales que je viens d'assigner.

Plus le bubon fébrile marche rapidement vers
une bonne et louable suppuration, plus son apparition aura été salutaire.

Le bubon critique, qui prend une marche lente
et incertaine, dégénère souvent en fistule ou en
ulcère, ce qui est toujours fâcheux.

Le travail de la croissance et la puberté, les
deux plus importantes révolutions de la vie, font
naître souvent en maladie, comme en santé, des
tumeurs inguinales qui n'ont jamais rien d'in-
quiétant.

Une inflammation locale, forte, dans le voisinage des aines ou des aisselles, donne lieu à des bubons par l'effet de la sympathie de voisinage. Le
panaris, par exemple, produit un bubon sous-axil-
laire; et le phlegmon à la cuisse ou aux fesses,
donne lieu à la tuméfaction phlegmoneuse des glandes inguinales. Ces bubons cessent ordinairement
avec la cause qui leur a donné naissance.

SIGNES FOURNIS PAR LE CHARBON OU ANTHRAX MALIN.

Une tumeur inflammatoire, circonscrite, très-profonde, dure, et qui, surmontée d'une vésicule grisâtre, passe à l'état de gangrène avec une promptitude telle que, dans quelques cas, les parties noircissent et sont complétement mortifiées presque aussitôt que la maladie s'est manifestée; fort souvent dans l'espace de vingt-quatre heures, à compter du premier moment de l'attaque, sans qu'il ait précédé aucune tumeur sensible; tel est le charbon ou anthrax.

Cet accident est toujours grave durant le cours des maladies aiguës; il se présente communément dans les contagions fébriles, dans les fièvres putrides, etc.

Le pronostic du charbon est assez analogue à celui du bubon; le premier a seulement quelque chose de plus grave, en raison de sa terminaison par gangrène.

De plus, les progrès rapides que fait communément le charbon, le rendent la plus mauvaise et peut-être même la plus dangereuse espèce d'inflammation. On voit souvent des malades guérir des charbons externes, peu étendus, qui ne sont situés sur aucun gros vaisseau, ni sur aucun nerf considérable; mais lorsque les charbons se fixent sur quelqu'un des viscères internes, la mort est, en général, inévitable : aucun remède connu ne peut les empêcher d'arriver au dernier degré de mortification.

Le furoncle malin ou anthrax simple, se présente aussi quelquefois à l'état soit symptomatique, soit critique dans les maladies. Il prend, en géneral, des significations moins graves que le charbon ; mais du reste, la valeur séméïologique de l'un et de l'autre s'établit, comme je l'ai dit, pour le bubon, d'après les circonstances concomittantes.

Dans les fièvres graves ne se forme-t-il pas à l'intérieur, sur le canal intestinal par exemple, des phlegmons analogues ? Quelques faits me portent à le penser.

SIGNES FOURNIS PAR LES ABCÈS.

Dans l'universelle observation des symptômes morbifiques, dans l'histoire générale des solutions des maladies, les abcès jouent un plus grand rôle qu'on ne le croit communément. Ils méritent beaucoup plus d'attention que ne leur en ont généralement accordé les séméïologistes modernes, qui ont presque tous négligé ce point de pathologie générale.

C'est encore dans les œuvres d'Hippocrate que l'on trouve le plus de matériaux assemblés sur ce

sujet. Il est vrai que, sous le mot *abcès* ou son
équivalent, Hippocrate a embrassé toutes les
voies d'évacuation critique et jusqu'aux mutations
de maladies. Heureusement ici la pratique nous
dédommagera amplement du silence des livres,
et nous aurons à puiser largement dans le vaste
champ de l'observation clinique.

Les abcès ont cela de particulier qu'ils n'arrivent guère qu'après toutes les autres voies de solution, et lorsque celles-ci ont été incomplètes et
insuffisantes ; ils se prolongent assez avant dans
la convalescence, et le malade est déjà pour ainsi
dire guéri que ses abcès sont encore en pleine
suppuration.

En général, il survient des abcès critiques dans
toutes les maladies qui traînent en longueur,
dans celles surtout dont la convalescence se prolonge outre mesure.

C'est plus particulièrement dans le cours de
l'hiver que les abcès se manifestent, comme crise,
ou comme symptôme, dans les maladies de long
cours.

Les abcès ne constituent pas toujours une voie
suffisante de solution. Il n'est pas rare de les voir
suivis de rechutes plus ou moins graves. Cette
observation remonte à Hippocrate : *abscessus
sunt quibus recidivæ contingunt* (1).

____

(1) Epidem., lib. IV.

Les abcès peuvent deve..ir une funeste voie de solution de plusieurs manières et par plusieurs raisons :

1°. En raison de l'époque de la maladie à laquelle ils se montrent : les abcès qui se forment dès les premiers jours des maladies en entravent la marche et en aggravent la nature ; c'est tout au moins une complication nuisible de la maladie principale.

2°. Par rapport au lieu qu'ils choisissent : les abcès qui se forment dans l'intérieur de l'économie sont toujours redoutables ; ceux qui se placent dans les articulations peuvent devenir la cause de la perte d'un membre ; les abcès par congestion, qui se développent dans l'intérieur du bassin, sont le plus ordinairement mortels, etc.

5°. A cause de la marche qu'ils suivent : les abcès qui deviennent lents et froids sont fâcheux ; ceux qui se terminent par une suppuration de mauvais caractère sont funestes ; enfin ceux qui entraînent la gangrène deviennent ordinairement mortels.

Si, à la suite d'une douleur vive fixée sur une pa.tie interne dans le cours d'une maladie aiguë, il se déclare une sensation de pesanteur locale inerte, on peut assurer qu'il se forme là un abcès.

Les abcès qui se développent avec rapidité et qui arrivent à bonne et tempestive suppuration, sont en général d'un favorable augure. Pour que '.—

abcès exercent sur la maladie une salutaire influence, il ne faut pas qu'ils soient nombreux ; il ne
faut pas non plus qu'ils soient trop considérables.

Tous les efforts, toutes les tentatives de l'art
pour donner lieu à la formation d'abcès sur diverses parties du corps, sont nuisibles ou du
moins restent sans succès. Sydenham l'avait vu
dans la fièvre pestilentielle qu'il a décrite. Au contraire, il avait observé que dans le nombre d'abcès développés par le travail de la nature, plusieurs servaient de crise suffisante, ou du moins
amenaient d'heureux changemens dans la maladie.

Il en est des abcès comme de toutes les autres
voies de solution spontanée : pour qu'ils soient
salutaires, il faut qu'ils se manifestent aux époques critiques des maladies ; qu'ils se montrent au
milieu de l'ensemble des symptômes qui signalent
une crise complète et salutaire ; et que leur apparition soit suivie d'une amélioration marquée et
toujours croissante de l'état général du malade.
Il faut surtout qu'ils se développent à l'extérieur
du corps et sur des parties peu importantes à la
vie, sur des parties non nobles, comme on le dit
dans le langage de l'Ecole.

Les abcès vraiment critiques ont une marche
bien plus régulière, bien plus franche, et une
terminaison bien plus prompte et bien plus complète que les autres.

Ces abcès se manifestent plus souvent et plus facilement chez les enfans et chez les adultes que chez les vieillards.

Si, à la suite des maladies aiguës dans le cours desquelles il ne s'est pas fait de mouvement critique complet, d'évacuation suffisante ; ou si ces évacuations critiques se trouvant imprudemment arrêtées dans leur marche, soit par la nature, soit par le médecin, il se déclare une douleur forte sur quelque partie, on doit craindre qu'il ne se forme quelque abcès. Les circonstances concomitantes doivent dans tous les cas en régler la valeur séméiologique. *Quibus convalescentibus ex morbo aliquis laboraverit, illic abscessus fiunt* (1).

Lorsque, dans le cours d'une maladie aiguë de longue durée, les urines sont restées toujours claires, on doit présager la formation de quelque abcès : *Quicumque urinas tenues et crudas multo tempore mingunt, si alia omnia signa ut in supervicturis sint, in his oportet expectare abscessus in regionibus infrá septum transversum* (2).

Si l'abcès une fois formé vient à se dissiper subitement sans raison suffisante, et avec un notable décroissement des symptômes généraux de la maladie, le cas est mortel. Il n'est point de praticien qui ne puisse placer ici un plus ou moins

---

(1) Hipp., aphor. 32, sect. 4.
(2) Id., progn. 2.

grand nombre de faits à l'appui de cette sentence.

J'ai vu plusieurs fois des abcès se dissiper subitement sans aucune fâcheuse conséquence, parce qu'alors il se manifestait de nouvelles voies de solution par d'autres évacuations critiques, par des hémorrhagies, par les urines, par les selles, etc. A ce sujet, je ferai remarquer que les abcès des régions supérieures sont plus fréquemment et plus avantageusement remplacés par des hémorrhagies du nez, tandis que les abcès des régions inférieures trouvent plus ordinairement leur voie de solution supplémentaire par les urines ou par les selles.

Vallésius a noté plusieurs abcès survenus à la suite de la cessation inopinée d'autres évacuations critiques, telles que les hémorrhagies nasales, les selles, les urines : *Cavendum est*, dit-il, *ne fluxum aliquem, sive ex naribus, sive ex alvo, sive ex aliá parte quávis intempestivè cohibeamus, neve antequam vacuari satis siverimus, aut ex parte aliá evacuaverimus corpora ; quia si quid ex effluentibus intùs relinquatur, brevi irruet abscessûs materiá, fortasse in principem partem, ut scio quibusdam supervenisse pleuritidem, cùm tamen fluxisse sanguis ex naribus, plurimùm* (1).

____

(1) Valles., comment. epidemiorum, lib. 6, sec. 2, pag. 597.

Dans toutes les maladies caractérisées par une concentration plus ou moins durable, plus ou moins fréquemment répétée des mouvemens à l'intérieur de l'économie, les abcès sont très-rares ou même ne s'observent pas du tout. On n'en rencontre guère dans les fièvres d'accès, dans les lésions organiques., etc. C'est à cela sûrement que s'applique cette sentence du père de la médecine : *Abscessus non admodum contingunt iis quibus rigores fiunt.*

Les fistules à l'anus ont plusieurs fois servi de crise aux maladies de poitrine, tandis que je ne connais pas un seul fait analogue pour les fistules lacrymales.

Les tumeurs et les abcès des testicules servent de crise aux affections catarrhales, et souvent aussi à des toux prolongées et très-opiniâtres : toutefois nous observons très-communément des abcès derrière les oreilles, à la suite des fièvres catarrhales. Hippocrate a fait la même remarque : *cum tussüssent et insuper febricitassent, tumores propè aures erumpebant circà septimam aut etiam octavam diem* (1).

Les maladies du foie, tant aiguës que chroniques, se jugent par des abcès aux extrémités inférieures.

____

(1) Epidem., lib. 5.

C'est une chose surprenante que la rapidité avec laquelle se forment certaines collections purulentes, souvent très-abondantes, dans les maladies aiguës, et sans qu'on ait pu remarquer auparavant les plus légers indices d'inflammation. J'en ai été plusieurs fois étonné. Je citerai de préférence, comme exemple, l'observation suivante que j'emprunterai de Van-Swiéten : « Une femme qui avait déjà passé le vingtième jour d'une fièvre continue et dont la guérison semblait prochaine, puisque tous les symptômes allaient en diminuant, fut prise inopinément de douleur obtuse à l'un et l'autre bras ; la veille ces parties-là n'avaient pas manifesté la plus légère sensation. L'examen des parties fit découvrir une fluctuation considérable sans aucun changement de couleur à la peau. L'abcès fut ouvert ; il en sortit une grande quantité de pus ; la cicatrice s'en fit ensuite très-rapidement (1).

C'est une condition fâcheuse que celle où la nature tendant à donner naissance à un abcès n'en peut plus achever le développement ; et où l'abcès à moitié formé s'arrête ou se dissipe subitement, sans que ce mouvement important de la nature soit remplacé par une évacuation supplémentaire quelconque.

____

(1) Van-Swieten, S. 593; t. 2, p. 81.

Dans plusieurs maladies organiques, des tumeurs diverses se forment sur la peau, exactement de la même manière que les pétéchies, les éruptions militaires, etc. se développent dans les fièvres aiguës : il n'y a de différence que dans la durée des périodes de ces phénomènes sympathiques (1).

Non-seulement les abcès servent de crise ou de symptôme accessoire aux maladies, mais ils peuvent encore, dans des circonstances données, en prévenir ou en arrêter le développement. Combien de fois, dans les épidémies même les plus graves, a-t-on vu des tumeurs, des abcès et même de simples exutoires, servir de préservatif suffisans contre la maladie régnante !

La considération du lieu sur lequel viennent se fixer les abcès critiques est d'une haute importance. Ce n'est guère par des marches fortuites que la nature procède ; presque toujours ses mouvemens sont soumis à des vues plus ou moins élevées. La nature de l'épidémie régnante, le siége principal qu'affectait la maladie, le sexe, l'âge et la profession des malades, sont autant de conditions qui règlent en quelque sorte la place que veulent occuper les abcès critiques.

Samoïlowitz a observé que dans la peste qui

---

(1) Bichat, Anatomie générale, t. 6, p. 729.

régnait à Moscow, les dépôts se faisaient, chez les enfans, sur les glandes de la tête ; chez les jeunes gens, sur les glandes des aisselles ; et enfin aux aînes chez les individus d'un âge plus avancé. En général, ces fièvres pestilentielles ont leurs abcès critiques à l'aîne ou à l'aisselle.

Quand la maladie a son siége dans la poitrine, les abcès se montrent plus généralement aux aisselles ; ils se forment, au contraire, plus fréquemment aux aînes lorsque c'est le bas-ventre qui a été affecté. Toutefois, j'ai vu en quelques circonstances des abcès critiques aux cuisses dans des maladies de poitrine. Baglivi avait fait la même observation, que l'on retrouve jusque dans Hip-pocrate. C'est sur ces faits que j'ai établi la prééminence des exutoires aux extrémités inférieures sous certaines conditions des maladies de poitrine qu'il est possible d'assigner.

Tant que la maladie est dans sa force, les abcès se forment vers les parties supérieures et aux lieux voisins du siége principal de la lésion. Lorsque, au contraire, elle est sur son déclin, et aux approches de la convalescence, ces mouvemens critiques de la nature se passent dans les parties inférieures et vers les points éloignés de l'affec-tion. Prosper Martian (1) a bien saisi ce fait d'ob-

____

(1) P. Martian, lib. de Humoribus, vers. 83, p. 145, 146.

servation dans son Commentaire des œuvres du père de la médecine.

Plus il y a d'analogie entre le siége qu'occupent les abcès et la nature de la maladie, et plus les abcès sont favorables. Les maladies des enfans se jugent parfaitement par les abcès derrière les oreilles et par les croûtes à la tête.

Dans les fièvres malignes, et plus généralement dans toutes les maladies aiguës graves, il se déclare des abcès aux fesses, au dos, à l'anus : ces abcès sont tantôt critiques et tantôt symptomatiques, suivant les circonstances. Trop souvent on a voulu considérer ces mouvemens automatiques de la nature comme des accidens résultant du simple séjour dans le lit, et de la compression ou du frottement du corps contre les draps. J'ai vu ces abcès survenir plus particulièrement dans les maladies nerveuses aiguës, dans celles où les fonctions du cerveau avaient paru plus spécialement lésées. Je retrouve la même observation dans l'intéressant traité de Werlhoff sur les fièvres (1). Ce qui prouve bien que la compression n'en est pas seule cause, c'est qu'il arrive souvent que ces abcès ne sont pas uniques, et qu'il s'en forme d'analogues, soit simultanément, soit suc-

_____

(1) Werlhoff, opera; observ. de febribus, sect. 1, § 5, n° 67, in-4°.

cessivement, sur d'autres parties du corps, et, par exemple, sur la partie antérieure du tronc, sur les extrémités (1).

Les fièvres typhoïdes, aussi bien que les affections rhumatismales, donnent assez souvent naissance à des collections purulentes dans l'intérieur des articulations : alors l'issue de la maladie est presque toujours funeste, et, dans tous les cas, la lésion de l'articulation reste très-grave.

Huxham, dans le cours des fièvres malignes qui régnaient en 1740, a observé plusieurs fois les heureux effets des abcès que la nature développait dans le conduit auriculaire, derrière les oreilles et au cou : « *Quibus in meatu auriculari, aut ponè aures, aut per cervices abscessus enati sunt, maximè si circà labia pustulæ plures urentes, certa ferè spes salutis effulsit : omnibus ægrotantibus surditas ac aurium tinnitus accidit, diù sæpè post ruptum apostema durans (2).* »

Les abcès derrière les oreilles sont une crise assez fréquente des pleurésies : j'en ai dans ce moment-ci un exemple sous les yeux à l'occasion d'une pleurésie rhumatismale : *Pleuritici quibus*

----

(1) Callisen, Acta regiæ societat. Hafniens. t. 3, p. 13.
(2) Huxham, de aere et morbis epidemicis, t. 1, p. 244.

*abscessus fiebant ad aures , omnes sanabuntur,
ut pluries vidimus* (1).

Durant le cours de la maladie épidémique de Naples, dont Sarcone nous a laissé l'histoire, le docteur Pisciottano observa plusieurs fois des abcès critiques sur diverses parties du corps.

Hildenbrandt, durant le typhus contagieux qu'il a si habilement décrit, a vu des métastases plus ou moins considérables sur des parties externes, des tumeurs critiques sur différentes glandes, et dans d'autres parties musculaires et cutanées, principalement aux extrémités, comme aux cuisses et aux bras. Ces métastases produisaient encore d'autres affections locales, la cataracte, par exemple, mais surtout des écoulemens purulens par les oreilles qui sont très-fréquens après le typhus, et dont l'origine remonte quelquefois aux premières époques de la maladie, lesquelles présentent si communément le bourdonnement des oreilles et la surdité.

Wagler et Rœderer ont noté dans beaucoup de circonstances, parmi les voies salutaires de solution que la nature (2) se ménageait durant le cours de

---

(1) Stoll, rat. med., t. 6, p. 64.

(2) On ne doit jamais entendre dans mes écrits le mot *nature* autrement que comme l'expression abrégée de l'ensemble de l'organisme vivant, de ses opérations, et des

l'épidémie qu'ils ont décrite, des collections purulentes sur diverses parties du corps, dans l'intérieur des oreilles, de véritables furoncles se manifestant toujours aux époques de coction et dans
les temps critiques de la maladie.

De nombreux et d'utiles exemples d'abcès
tantôt symptomatiques et tantôt critiques, se
présentent dans l'histoire générale des fièvres
éruptives et même des éruptions chroniques. Souvent ces efforts automatiques de la nature, ces
mouvemens spontanés viennent compléter l'éruption ou même la remplacer. Plus souvent encore
ils en constituent la crise suffisante et salutaire,
ainsi qu'on le voit dans la petite vérole et dans la
scarlatine, par exemple. L'époque de la maladie
à laquelle ces abcès se déclarent, l'ensemble des
symptômes auxquels ils s'associent, l'influence
qu'ils exercent sur l'état général du malade, la
marche de l'abcès lui-même, et la nature aussi
bien que le mode de ses propres terminaisons,
telles sont les données principales qui servent à en
déterminer la valeur séméïologique.

Rivière rapporte une observation dans laquelle
on voit un abcès considérable formé entre le péritoine et les muscles de l'abdomen, durant le

______

mouvemens divers qui s'y passent, soit en maladie, soit
en santé.

cours d'une maladie aiguë fort longue. Il rapporte un second fait dans lequel un abcès s'est développé sur la région inguinale pendant une fièvre intermittente. Dans l'un et l'autre cas, ces abcès ont été accompagnés d'autres mauvais signes; ils ont eux-mêmes donné lieu à des accidens consécutifs graves, et les malades ont succombé (1).

Stoll rapporte une observation d'ictère et de fièvre lente nerveuse, à la fin de laquelle il se fit un dépôt assez considérable au bras droit. Le malade mourut. Le dépôt fut ouvert : il contenait une grande quantité de matière cérébriforme, ténue, renfermée dans l'épaisseur du tissu cellulaire (2). Stoll ajoute qu'il a vu plusieurs fois de semblables dépôts.

Les rhumatismes, tant aigus que chroniques, offrent assez communément, dans leur marche, ou dans leur terminaison, des abcès souvent très-considérables et très-nombreux, se succédant les uns aux autres, et se portant sur des points différens de ceux qu'occupe la douleur rhumatismale. Ces abcès se placent ordinairement sous la première couche des muscles. Ils sont favorables ou

---

(1) Lazar. Riverii observat. cent. 1, obt. 92.

(2) Rat. med., t. 3, p. 360. De morbis quibusdam systematis hepatici.

fâcheux, suivant l'ensemble des circonstances concomitantes. La pratique de la capitale offre de trop fréquens exemples d'observer de semblables voies de solution pour le rhumatisme. On en a eu des occasions encore plus nombreuses durant l'hiver de 1818. Cette année-là, presque tous ces abcès ont été énormes, nombreux d'ailleurs sur le même individu, et par cela même funestes.

SIGNES FOURNIS PAR LES ULCÈRES.

A la suite des abcès se placent naturellement les ulcères, qui ne sont souvent eux-mêmes qu'une terminaison, une solution des abcès, et qui prennent dans les maladies les mêmes significations.

Les ulcères, comparés aux abcès, ont toujours sur ceux-ci le grave inconvénient de leur longue durée et des dangers attachés à leur guérison. J'ai connu une femme qui avait été épileptique jusqu'à l'âge de dix-huit ans. A cette époque, elle eut une glande au sein : l'épilepsie cessa. La glande devint considérable, douloureuse ; on l'opéra. La plaie resta long-temps ouverte, malgré tous les efforts que l'on fit pour la guérir. Enfin la suppuration fut tarie, et la cicatrice complète. A très-peu de jours de là, cette femme, qui était arrivée alors à la trente-cinquième année de son âge, eut une

violente attaque d'épilepsie, à laquelle elle succomba. Les faits analogues ne sont pas rares.

La gale, l'hydropisie, le scorbut, toutes les cachexies, et l'âge avancé lui-même, deviennent
autant de causes d'ulcérations, auxquelles s'attachent nécessairement de fâcheux pronostics.

Des ulcères rebelles, et qu'il faut savoir respecter, remplacent souvent la goutte, tant interne
qu'externe.

La suppuration trop abondante et trop prolongée des ulcères, est souvent ruineuse, et la consomption en est la triste conséquence.

J'ai vu les ulcères des extrémités inférieures alterner avec un flux de ventre opiniâtre. D'autres
médecins ont fait la même observation, Cotugno
entre autres.

Les ulcérations de la peau, dans les fièvres muqueuses, sont fréquemment salutaires. Voyez l'é-
pidémie décrite par Wagler et Rœderer.

Dans ces mêmes maladies, il se forme assez
communément de légères altérations dans l'intérieur de la bouche. Celles-ci, qui sont le plus ordinairement symptomatiques, ont cependant constitué quelquefois une des crises partielles de la
maladie.

On a vu quelquefois d'anciens ulcères, des
plaies vieillies et dégénérées servir de préservatif
à diverses maladies épidémiques.

SIGNES DÉDUITS DE LA GANGRÈNE.

La gangrène, étudiée comme symptôme ou comme crise, se présente fréquemment dans les maladies aiguës et chroniques. Il n'y a pas de praticien un peu employé qui n'en ait vu des exemples; il n'est point de collection d'observations qui n'en contienne quelques faits.

De tous les symptômes accessoires des maladies, celui-ci n'est sûrement pas le moins important. C'est sans doute un spectacle qui ne doit pas frapper peu l'attention du médecin, ni effleurer légèrement sa pensée, que celui de la destruction de toutes les propriétés vitales sur un point rigoureusement circonscrit du corps vivant; à l'occasion d'une maladie dont l'ensemble des symptômes annonce d'ailleurs une lésion universelle ou du moins si généralement répandue, et qui a son siége principal dans des parties anatomiques si différentes de celles où vient se passer cette mort locale.

Quel que soit le système de médecine auquel on s'est d'abord arrêté pour y rattacher les connaissances générales qu'on a acquises à mesure qu'elles arrivent dans notre esprit, cette mortification et cette putréfaction partielles et bornées n'en restent pas moins inintelligibles. Ici la théorie se montre dans toutes ses vacillations, et le fait conserve toute son importance. C'est, je crois, pour tous les bons esprits, l'inévitable résultat d'une longue et d'une grande pratique que de conduire à la conviction de l'insuffisance et de l'inutilité de tous les systêmes. On les a si souvent trouvés tous en défaut, et on arrive si bien à s'en passer, que après les avoir ainsi abandonnés plusieurs fois à regret et dans un grand nombre de circonstances diverses, on finit par être fâché de leur avoir jamais laissé prendre la moindre consistance.

Les faits isolés de gangrène, soit symptomatique, soit critique, se présentent en très-grand nombre dans les archives de la science. On en recueille aussi d'assez fréquens exemples dans la pratique. Je négligerai entièrement ces faits isolément répandus çà et là, me contentant de les avoir médités, pour en offrir seulement les utiles résultats. Tout le temps que je peux donner aux détails, dans cet article, je le consacrerai à l'étude des épidémies principales durant lesquelles ce symptôme s'est manifesté. Ce genre de leçons, je l'ai déjà dit, présente un bien plus grand intérêt, parce que la nature s'y reproduit sous le même aspect, presqu'à la volonté de l'observateur.

Pendant le cours de l'épidémie de Naples, dont Sarcone a si bien décrit la marche, de concert avec Cotugno, Mosca, Rossi et les principaux médecins de cette capitale, il s'est offert de très-

nombreux exemples de gangrène symptomatique au coccix, aux parties sexuelles, et quelquefois aussi aux articulations inférieures. Presque
toujours les malades ont succombé, ce symptôme
se trouvant le plus ordinairement inséparable de
signes essentiellement mortels (1).

Wagler et Rœderer ont noté le même accident
comme se présentant assez fréquemment au milieu
de l'épidémie qu'ils ont décrite. Ce symptôme, aux
yeux de nos savans observateurs, s'est presque
toujours montré funeste (2).

Les gangrènes partielles constituent comme un
signe pathognomonique de toutes les fièvres muqueuses et lentes nerveuses. On les retrouve dans
toutes les maladies sporadiques, ainsi que dans
les maladies épidémiques de cette nature. Chaque
hiver nous en offre à Paris plusieurs cas isolés
ordinairement fâcheux (3).

Au nombre des terminaisons du typhus conta-

----

(1) Sarcone, ouv. cité passim.
(2) Wagler et Rœderer, ouv. cité passim.
(3) V. Huxham, de febribus lentis nervosis.
Caroli Mertens, opera. passim.
Richard Manningham : the symptomes, nature and cure
of the febricula. Lond. 1755.
Jacobi, de febre pituitosâ nervosa, Stuttgardiæ, 1792,
grassante.
Avicennæ opera, de febre phlegmaticâ.

gieux, Hildenbrandt a placé les gangrènes locales qui passaient à l'état d'ulcères. Ces ulcères avaient lieu le plus souvent, à la suite des plaies des vésicatoires devenues gangréneuses, du décubitus ou des compressions sur diverses parties. Ils étaient fort opiniâtres et très-longs à guérir. « J'ai vu, quelquefois, dit-il, la gangrène du nez, que quelques auteurs, et principalement le baron de Stork, ont décrit comme un reliquat du typhus; mais je ne l'ai jamais vue mortelle, soit qu'il y eût séparation des parties gangrénées, ou conservation de la masse, ou enfin ulcération de la partie. J'ai aussi observé, surtout dans l'épidémie de l'an 1806, à Cracovie, des gangrènes presque sèches, tantôt aux pieds, tantôt aux mains. La peau, dans le premier cas, se détachait en forme de gants; et, dans le second cas, comme des bas. J'ai vu, ajoutet-il, un mendiant qui, à la suite d'un typhus, se faisait traîner, dans une brouette, de village en village, où il ramassait beaucoup d'argent. Lorsque la police le fit transporter à l'hôpital, la peau des extrémités inférieures se détacha en masse, en conservant sa forme primitive; et les os, qui étaient restés, furent sciés. Je ferai remarquer, ajoute-t-il encore, que cette gangrène devait être regardée comme critique. » Une note du traducteur recommandable d'Hildebrandt, nous apprend que M. Limayrac, médecin à l'armée d'Allemagne, éprouva, à l'époque de la crise du typhus qu'il avait contracté à l'hôpital d'Ebersdorf, près de Vienne, où il faisait le service, une gangrène qui se fixa sur le pied droit, et à la suite de laquelle, le malade perdit la première phalange du gros orteil (1).

Dans les fièvres nerveuses de mauvais caractère, Frank a vu, sur deux individus, les mains devenir complétement noires; et, sur plusieurs malades, des gangrènes partielles qui se manifestaient vers les lieux où le décubitus opérait la compression la plus forte (2).

Callisen a décrit une épidémie de fièvres typhoïdes fort graves, et très-probablement une véritable fièvre jaune, développée parmi les marins de la flotte danoise, sur la fin de 1788 et au commencement de 1789. Cette épidémie était telle, que dans l'espace de quatre mois il entra à l'hôpital de la marine dix-sept cent soixante-six individus, atteints de cette cruelle maladie. Il en mourut deux cent trente-deux, sur lesquels cent au moins succombèrent dès les premières vingt-quatre heures de leur admission à l'hôpital.

Le symptôme le plus remarquable, et l'un des

----

(1) Hildenbrandt, Traité du Typhus contagieux, page 164.

(2) Frank, epitome de curand. homin. morb. t. 1, §. 88.

plus communs, étaient la gangrène et le sphacèle,
qui se portaient aux pieds, aux jambes, aux mains
et au nez, à diverses époques de la maladie.

Quelquefois, la gangrène se déclarant, la fièvre
disparaissait subitement. C'était d'un très-fâcheux
augure.

En général, si la gangrène avait atteint le nez,
les malades succombaient en très-peu de temps.
Chez un seul de ces malheureux, pris de gangrène au nez, la séparation s'était très-bien faite,
et la santé semblait arriver à grands pas, lorsqu'une
cécité complète, la gangrène des joues et la mort
vinrent terminer la scène. Si, au contraire, la
gangrène attaquait les extrémités, la maladie était
jugée.

Chez quelques individus, les pieds se déta-
chaient en totalité, tombaient lentement ; et ceux-
là mouraient le plus souvent de marasme.

Quelquefois, au milieu d'une sueur abondante
qui semblait alléger la maladie, il se déclarait une
douleur très-aiguë aux orteils, aux pieds ou à la
jambe, douleur que le moindre contact rendait
insupportable ; on pouvait alors présager sûrement la gangrène de ces parties.

La cessation subite de la gangrène des extrémités,
soit qu'elle fût le résultat du travail spontané de
la nature, de la vitalité, soit qu'elle fût provoquée par les secours de l'art, entraînait la gan-

grène du nez et la mort, ou tout au moins une interminable prolongation de la maladie.

La gangrène, jointe à la diarrhée, devenait très-promptement mortelle. Le sphacèle de la région du sacrum et des fesses en était la triste conséquence, quoique l'on eût les soins les plus minutieux pour tenir le malade dans une grande propreté.

Le sphacèle des pieds diminuait toujours la funeste intensité de la maladie, et devenait vraiment critique, s'il survenait à une époque convenable. Si cependant les pieds avaient à être entièrement séquestrés, il fallait craindre la fièvre lente et ses suites. Quand il n'y avait qu'un ou plusieurs doigts de perdus, les malades guérissaient.

Quand la maladie était de longue durée, le sphacèle du sacrum, des fesses et de la région trochantérienne, devenait salutaire. Tous les autres symptômes cédaient promptement, et la séparation des parties mortes se faisait avec assez de facilité (1).

Dans les fièvres typhoïdes épidémiques, dont Storck nous a laissé une si instructive description, la gangrène des extrémités s'est plusieurs fois of-

____

(1) Callisen, observata quædam circa epidemiam bilioso-nervoso-putridam, etc. Acta regia Societat. Havn. t. 3, p. 1.

ferte à l'observateur, et toujours au très-grand préjudice des malades (1).

Dans toute condition pathologique, les plaies des vésicatoires et autres devenant gangréneuses, les circonstances sont graves.

Si, durant le cours d'une maladie, la gangrène se manifeste sur un point des parties extérieures du corps, sans que les plaies ou les exutoires préexistans prennent un mauvais aspect, on doit bien augurer de la terminaison de la maladie.

Les médecins de Breslaw, dans leur intéressante collection, ont consigné des résultats généraux d'observation de gangrène survenue dans des fièvres pétéchiales, et toujours au préjudice des malades (2).

Les érysipèles se terminent quelquefois par la gangrène, et toujours au préjudice des malades.

Un petit nombre de faits indiquent que la goutte a donné lieu quelquefois à la gangrène partielle d'un point des extrémités. La perte de cette partie en est l'inévitable résultat.

La gangrène se déclare fréquemment durant le cours des maladies chroniques, et particulièrement des hydropisies, de la paralysie, etc. Elle est tou-

____

(1) Storck, annus medicus passim.

(2) Historia morborum qui Vratislaviæ grassati sunt, anno 1700; in-4°, p. 157.

jours subordonnée à la marche de la maladie principale, dont elle suit les infinies variations et les
nombreuses chances.

Les gangrènes par décubitus sont toujours graves.
Elles ajoutent aux dangers de la maladie à l'occasion de laquelle elles se déclarent ; elles en prolongent nécessairement la durée ; et ce n'est que lorsque la maladie primitive prend une favorable
tournure, que la gangrène annonce quelque tendance à la guérison.

SIGNES FOURNIS PAR LES HÉMORRAGIES.

CONSIDÉRATIONS GÉNÉRALES.

Les hémorragies, exclusivement étudiées dans
leurs rapports avec la séméiotique, offrent encore un champ immense aux méditations cliniques. Envisagées en effet comme des productions, comme des dépendances des maladies soit
aiguës, soit chroniques, elles s'y présentent tantôt
comme des symptômes à peu près constans, et
tantôt comme des accidens plus ou moins insolites. Ces symptômes, ces accidens, servent quelquefois de solution complette, de crise salutaire :
dans d'autres circonstances, et celles-ci sont plus
communes, ils se bornent à produire de momen-

tanés allégemens : bien plus souvent encore, ils
entravent la marche de la maladie, ils en pro-
longént la durée, ils en augmentent les chances
contraires, ils y apportent des dangers manifestes.

Toujours placées sous l'influence des diverses
altérations des propriétés vitales, comment les
hémorragies spontanées ne seraient-elles pas pour
le séméïologiste du plus puissant intérêt. Non-
seulement elles supposent l'existence de ces altérations des propriétés vitales dans le tissu spécial
qui est le siége du flux hémorragique, mais elles
supposent aussi d'autres altérations des mêmes
propriétés vitales de toute la constitution, et quelquefois diverses lésions organiques sur les différens points de l'économie.

C'est à l'exposition claire et fidèle de toutes ces
conditions des hémorragies, que je vais me livrer.
Je peux dire que ce travail n'avait pas été fait
avant moi; mais je dois déclarer aussi que les
mines abondantes où j'ai fouillé, que les sources
fécondes dans lesquelles j'ai puisé, m'en ont
fourni presque tous les matériaux. Les ouvrages
de Stahl, et les productions distinguées sorties
de sa nombreuse école; les ouvrages d'Hoffmann,
et ceux de ses véritables disciples; le traité de
M. Latour, sur les hémorragies; celui de M. Lor-
dat; Willis; Forestus; Schenck; Stoll; Huxham;
les médecins de Breslaw; etc., voilà les principaux dépôts dans lesquels j'ai emprunté les faits

nombreux que j'ai groupés, médités et analysés pour le sujet que je traite. Cette partie, comme tous les autres points de ma Séméïologie, se composera donc de la rigoureuse expression des résultats immédiats de la presque totalité des faits consignés dans les plus authentiques collecteurs d'observations. Chacun de ces faits a toujours été préalablement soumis à un sévère examen; et fort souvent il a été confirmé par les méditations cliniques qui me sont propres.

Il se présente à mon esprit une considération pathologique d'un assez haut intérêt. Je me contenterai de l'indiquer ici. Les hémorragies sont un ordre d'affections fort communes dans la série des maladies qui attaquent l'espèce humaine. Ces mêmes affections se présentent au contraire assez rarement dans le nombre des maladies qui appartiennent à toutes les autres espèces d'animaux dits à sang chaud. Ne peut-on pas noter comme causes principales de cette différence, les considérations suivantes ?

1°. Chez les animaux dont il s'agit, l'organisation du tissu muqueux parait d'une texture plus dense, et ce tissu offre par cela même une bien plus grande force de résistance à l'action des vaisseaux exhalans.

2°. Chez eux, les exhalans muqueux sont moins nombreux et moins développés. Le système capillaire d'où naissent ces vaisseaux, ne contient presque pas de sang. Enfin, le trajet, depuis ce fluide séjournant dans les capillaires jusques aux surfaces muqueuses, est plus long que dans l'espèce humaine.

3°. Quelques faits physiologiques indiquent que chez les animaux les propriétés vitales, la sensibilité organique, et la contractilité des exhalans muqueux, sont telles que ces vaisseaux n'ont que peu de tendance à admettre le sang dans leurs canaux rétrécis, et à le verser sur leurs surfaces respectives.

4°. Ne faut-il pas aussi mettre en ligne de compte l'attitude, la position différentes du corps de ces animaux?

Dans l'espèce humaine nous voyons que les hémorragies spontanées, celles qui sont dues surtout à des altérations diverses des forces vitales, ont lieu au travers des parties d'une contexture lâche et molle, sur les points où les vaisseaux capillaires rampent, en grand nombre, à la surface des membranes muqueuses minces et molles. Les exemples des hémorragies cutanées bien avérés sont si peu communs, que beaucoup de médecins en contestent l'existence. Les hémorragies utérines et les hémorragies nazales, sont très-fréquentes. Les hémorragies spontanées de la surface palatine sont plus rares ; celles de la cavité auriculaire le sont encore davantage.

Ce n'est pas toujours dans les maladies inflam-

matoires; ce n'est pas non plus chez les individus d'une constitution pléthorique, que les
mouvemens hémorragiques sont plus communs,
plus fréquens ni plus considérables. On pourrait
avancer, au contraire, que ces fluxions sanguines
spontanées se déclarent plus ordinairement chez
les personnes faibles, dont le sang parait abonder
en sérosité, dans les maladies nerveuses, et sous
l'influence de toutes les circonstances marquées
par une considérable interversion de la sensibilité et de la mobilité. Souvent les antispasmo-
diques diffusibles en sont les remèdes les plus
efficaces. Les individus qui, dans leur enfance,
ont eu de fréquentes et de faciles hémorragies
nazales, sont en général faibles et d'une sensibilité exaltée. Ils se trouvent dans un état maladif presque habituel et qui les poursuit toute
la vie. Dans la jeunesse, ils restent sujets à l'hémoptysie, aux catarrhes pulmonaires, ou même
à la phthisie; et dans un âge plus avancé, l'hématémèse, l'hématurie, les hémorroïdes, l'hypocondrie, les rhumatismes, les calculs des reins
et de la vessie, la goutte les tourmentent sans
cesse.

Ce n'est pas chez les hommes les plus fortement constitués que surviennent les hémoptysies,
l'hématémèse, l'hématurie; ce n'est pas non plus
chez les femmes les plus robustes et les plus re-
plettes que les métrorragies sont ni plus abon-

dantes, ni plus fréquentes. Qui n'a vu les hémorragies habituelles exister chez des sujets faibles et dont le sang semble surabonder en sérosité, aussi fréquemment et même plus que chez les individus forts et pléthoriques.

La distinction des flux hémorragiques en hémorragies actives et hémorragies passives, dont on a fait si grand bruit, et que l'on a détournée du sens primitif que Stahl lui avait donnée, ne me parait ni aussi juste, ni aussi utile qu'on l'a prétendu. Ne vous contentez pas de la juger dans les vues générales qui l'ont établie, ni dans les grands aperçus qui l'ont admise. Suivez-la d'abord avec quelque soin dans toutes les applications individuelles qui en ont été faites. Interrogez surtout sans prévention aucune, l'emploi que vous en aurez voulu faire vous-mêmes dans vos exercices cliniques les plus difficiles, et par conséquent les mieux réfléchis ; et vous verrez peut-être qu'en dernier résultat, tout se réduit à dire : l'hémorragie dont il est question a eu lieu chez un sujet pléthorique et fort ; ou bien elle s'est déclarée chez un individu d'une constitution faible, d'un tempérament nerveux, lymphatique, etc. Cette distinction ne fournira donc presque rien à la séméiotique.

Dans la presque totalité des cas d'hémorragie, plusieurs phénomènes généraux se manifestent soit vers les lieux qui vont donner passage au sang, soit ailleurs. Ces phénomènes sont des horripilations générales, le refroidissement des parties éloignées du lieu où va s'opérer la fluxion sanguine, des anxiétés fortes, des lassitudes universelles, un malaise général, la céphalalgie, etc. De plus, on observe des symptômes locaux et qui varient selon la nature de l'organe qui doit fournir le flux hémorragique. Ainsi la rougeur et la chaleur de la face; la tuméfaction et le battement des artères temporales; les pesanteurs de tête, précèdent l'hémorragie nasale. Des anxiétés précordiales; la difficulté de respirer; une douleur gravative et qui se fait sentir comme par ondulations dans la région diaphragmatique, préparent l'hémoptysie. Une douleur avec tension et serrement aux hypocondres, spécialement à l'hypocondre gauche; des flatulences abdominales; une saveur douceâtre, fade, et comme un goût de sang à la bouche, annoncent l'hématémèse. Avant l'hémorragie utérine, il survient des douleurs et des pesanteurs dans la région lombaire; une tuméfaction de la région hypogastrique; une pesanteur dans l'organe de la reproduction, lequel se forme quelquefois en boule sensible à la région abdominale; de violens tenesmes, etc.

Pendant que les hémorragies ont lieu, et même durant le temps qu'elles se préparent, presque toutes les autres sécrétions perdent de leurs droits: ou elles diminuent, ou elles cessent.

Les hémorragies sont certainement héréditaires, et certainement aussi elles se transmettent
souvent de cette manière sans aucune analogie de
constitution générale ou de tempérament. Ainsi
l'on voit souvent une fille d'un tempérament lymphatique, hériter de l'hémorragie utérine d'une
mère pléthorique ; un fils, quoique robuste et sanguin, tenir par voie de fâcheuse hérédité, une
hématurie ou une hématémèse d'un père nerveux
ou lymphatique, etc.

Les hémorragies se déclarent plus spécialement
à des époques déterminées de la vie et comme à
des âges fixes. C'est aussi à des âges déterminés
qu'elles se font sur tel ou tel organe. On a observé peu d'hémorragies spontanées avant l'âge
de cinq à sept ans. Ces hémorragies spontanées,
quelle qu'en soit la nature, ont lieu par le nez
dans l'enfance, c'est-à-dire, de cinq ou sept ans
jusqu'à douze ou quinze ; par les poumons dans
l'adolescence, c'est-à-dire, de quinze à vingt-cinq
ou trente ans ; par l'estomac et les intestins, depuis vingt-cinq ans jusqu'à quarante ; par les hémorroïdes, depuis quarante jusqu'à soixante ; par
les organes des voies urinaires, et par la matrice,
chez les personnes plus âgées. Toutefois chez les
femmes les hémorragies utérines, à tous les âges,
sont en général les plus fréquentes. Durant le
cours de plusieurs épidémies, on a vu les hémorragies, régnant épidémiquement soit comme ma-

ladies essentielles, soit comme accidens symptomatiques, soit aussi comme mouvemens critiques,
affecter ces voies différentes suivant les divers
âges (1). Il ne faudrait cependant pas, avec quelques spéculateurs anciens, copiés par beaucoup
de modernes, il ne faudrait pas, dis-je, pousser
trop loin cette dernière considération générale.
Dans plusieurs épidémies, les hémorragies tant
critiques que symptomatiques se sont faites indifféremment par la bouche, par le nez, par l'anus,
sans aucun égard pour l'âge des malades.

Les hémorragies, et plus généralement les mouvemens considérables et irréguliers du sang, se
font surtout à l'époque des équinoxes, au printemps et à l'automne. C'est aussi dans ces deux
parties de l'année, que l'on observe un plus grand
nombre d'apoplexies.

Les attaques de goutte et de rhumatisme alter-
nent fort souvent avec les hémorragies.

Ce n'est pas sans raison que l'on a voulu rapprocher les hémorragies des maladies inflammatoires. Dans l'un et l'autre cas, le système de la
circulation est le siége de l'altération pathologique; dans l'un et dans l'autre, il y a un véri-

----

(1) V. la Collection des médecins de Breslaw; maladies du printemps de 1699.

V. aussi Stahl, Huxham, Baillou, Stoll, etc.

Tome III.   27

table mouvement fluxionnaire vicieusement dirigé vers le système capillaire et les vaisseaux exhalans. Les hémorragies et les inflammations se remplacent fréquemment ; elles se servent réciproquement de mutation ou de crise. Les fièvres inflammatoires simples sont singulièrement diminuées ou même complettement jugées, par exemple, par une mictérorragie survenue à propos et en quantité suffisante, etc. : la suppression inopinée des hémorroïdes donne naissance à des phlegmasies diverses des organes de la respiration, etc. Dans les inflammations comme dans les hémorragies, le sang a les mêmes caractères : le caillot se sépare promptement, et il est toujours plus ou moins considérable. Dans ces deux ordres de maladies, toutes les indications thérapeutiques se rapportent aux méthodes débilitantes ; et si l'inflammation se juge souvent par des hémorragies, d'autre part les hémorragies entraînent fréquemment l'inflammation, et même la suppuration des parties qui ont été le siége direct du flux hémorragique. Dans certains cas d'hémorragie, comme dans un grand nombre de faits d'inflammation, la maladie laisse après elle des tumeurs, des engorgemens glandulaires, des squirrhes, et même des cancers.

Toutes ces considérations, on me permettra de le dire en passant, témoignent combien on se rapproche de la vérité, et combien on peut ré-

pandre de jour sur la séméiologie et sur la thérapeutique des hémorragies, en les rattachant avec
discernement à la doctrine générale des fluxions,
en les considérant avec Stahl, et surtout avec
Hoffmann, comme de véritables mouvemens
fluxionnaires prolongés par diverses causes, et
opérés sur plusieurs points de l'économie.

Si l'on met de côté les hémorragies symptomatiques des maladies scorbutiques, et les hémorragies symptomatiques des fièvres adynamiques,
qui certes en bonne pathologie ne sauraient servir
de base à un ordre distinct d'hémorragies essentielles, je ne connais pas un seul exemple bien
authentique et bien avéré d'hémorragie passive,
comme on l'entend dans les écoles de Bichat et
de Pinel. Je connais bien des faits d'hémorragies survenues chez des individus naturellement ou accidentellement faibles, mais l'observation ne va pas
plus loin ; et si l'on cherche dans les auteurs qui s'en
sont le plus sérieusement occupés, des signes certains, à l'aide desquels on puisse distinguer une hémorragie active d'une hémorragie passive, si surtout on tente d'en faire l'application au lit des malades, on ne trouve que confusion et que difficultés.

La suppression des hémorragies habituelles est
tout aussi fâcheuse chez les individus faibles et
dont le sang abonde en sérosité, que chez les personnes robustes et pléthoriques ; et d'un autre
côté ces hémorragies habituelles ne sont pas plus

nuisibles chez les uns que chez les autres. Chez
les uns comme chez les autres, les hémorragies
critiques ou symptomatiques se présentent d'une
manière à peu près égale, et sans grande différence quant aux chances.

On reste chaque jour tout étonné de la quantité de sang que peuvent perdre impunément des individus fort grêles et d'une constitution misérable.

Hémorragies étudiées par rapport à leur quantité.

Les hémorragies abondantes, continues, et poussées jusques à la syncope, deviennent très-salutaires
chez les individus atteints de maladies inflammatoires, et plus généralement de maladies aiguës
graves. C'est surtout dans le principe de la maladie
que ces hémorragies sont utiles; souvent elles arrêtent le mal dans sa racine, *morbum jugulant;*
J'ai quelquefois retiré de semblables avantages de
la saignée par la lancette. Il me souvient d'avoir
rencontré deux exemples frappans d'une telle méthode dans Galien (1).

Une très-grande quantité de sang perdue tout-
à-coup, et dans un petit espace de temps, devient
souvent funeste et quelquefois mortelle, tandis

______

(1) Method. med. lib. 9, c. 4.

qué des quantités extraordinaires, perdues à plusieurs reprises, et dans un laps de temps plus ou moins considérable, apportent à peine quelques dérangemens à la santé. Ces faits sont constans, et la raison en est facile à concevoir.

La pâleur de la face et de toute la peau, un froid universel, la sueur froide répandue sur le front et la figure, de violens malaises, la syncope, des palpitations, des tremblemens de tous les membres, le pouls petit, faible et lent, l'obscurcissement de la vue, de grands baillemens, des nausées et le vomissement, des bourdonnemens des oreilles, des lipothymies, des convulsions et la mort, sont quelquefois les accidens qui suivent des hémorragies considérables. Toutefois d'aussi fâcheuses conséquences s'attachent rarement aux hémorragies spontanées.

Plus souvent sans doute les hémorragies spontanées, quoique moins abondantes que je ne viens de le dire, le sont cependant assez pour introduire dans la constitution un notable affaiblissement; et si elles se répètent fréquemment, si elles se prolongent outre mesure, il n'est pas rare de voir naître à leur suite des œdématies, des enflures, des hydropisies, des fièvres lentes, la consomption et la mort.

En général mieux vaut, dans les maladies, une hémorragie qui a une marche aiguë, que celle qui prendrait une apparence de chronicité.

Une hémorragie peu considérable et qui se fait comme par gouttes, bien qu'elle arrive à l'époque de la crise et au milieu de quelques signes favorables, n'est jamais critique. Il faut pour que ce mouvement incomplet ne soit pas fâcheux, qu'il se déclare d'autres évacuations supplémentaires ; presque toujours alors ce sont les urines qui viennent au secours du malade et du médecin.

Signes fournis par la considération du Sang.

L'hématoscopie ou l'inspection du sang, faite d'abord dans l'état de santé, pour arriver ensuite à l'étude comparative de ce fluide dans les diverses maladies, et durant leurs différentes périodes, a été depuis long-temps l'objet de recherches approfondies et de nombreuses observations. Les médecins de toutes les écoles et de toutes les sectes, se sont livrés avec plus ou moins d'ardeur à ce genre de travaux. Les chimistes s'en sont emparés ensuite ; ils ont multiplié à l'infini les expériences, ils ont varié les essais de toutes les manières ; et l'on peut avancer en dernier résultat, que les découvertes véritablement utiles sont loin de se trouver en rapport ou en proportion avec les efforts qui ont été faits. La séméiotique surtout n'en a retiré presque aucun fruit ; le petit nombre de données utiles que nous avons sur cette matière, c'est encore aux observations cliniques que nous les devons.

La fibrine du sang se sépare facilement et en grande quantité de la sérosité qui la contenait dans tous les cas de sthénie, dans les maladies inflammatoires, dans les hémorragies qui surviennent aux individus pléthoriques et d'une constitution robuste.

Au contraire, dans les maladies asthéniques, tant aiguës que chroniques; dans les fièvres putrides, dans les maladies typhoïdes, dans le scorbut, dans la chlorose, dans l'ictère, dans la plupart des hydropisies, ce caillot ne se forme que très-lentement, et il est toujours peu considérable.

Ce que j'avance sur la fibrine, il faut le dire aussi de l'albumine, qui constitue, dans l'état sain, près du dixième du sang humain, et qui, dans les maladies de la deuxième cathégorie, est bien moins abondante et d'une consistance moindre que dans les autres.

Nous ne savons sûrement pas encore, sur l'inspection du sang dans les maladies, tout ce que doit nous apprendre le temps, aidé de l'observation et de l'expérience. Le sang étant le foyer où se préparent et où se créent et se composent tous les élémens, tous les matériaux des secrétions, son inspection, lorsque nous saurons la faire convenablement, nous fournira des documens précieux, des lumières fécondes.

Hémorragies considérées par rapport à l'époque de la maladie où elles se manifestent.

En général, les momens les plus favorables pour les hémorragies dans les maladies aiguës, sont les premiers temps de l'affection; et il est remarquable que ce sont aussi là les époques où les saignées se trouvent indiquées, les époques où les préceptes thérapeutiques les recommandent. Les hémorragies, à cette époque de la maladie, ont le grand avantage d'en prévenir la gravité, de la faire cesser dans sa période d'imminence; bien différentes en cela des hémorragies vraiment critiques qui ne font que diminuer cette gravité ou la faire cesser quand elle a existé plus ou moins long-temps.

Les hémorragies, à quelques époques de la maladie qu'elles se présentent, et soit qu'elles existent à l'état critique, soit qu'elles ne constituent qu'un symptôme, qu'un accident de la maladie, sont toujours précédées à peu près des mêmes symptômes généraux : ce qui les distingue surtout, c'est le temps où elles se manifestent, et l'influence qu'elles exercent sur l'état du malade. Je dis le temps où elles se manifestent, car l'expérience me l'a prouvé : dans les maladies, c'est sur la marche de leurs périodes et non point d'après la supputation numérique des jours, que l'on doit calculer les divers phénomènes morbifiques.

Les hémorragies critiques s'annoncent par une perturbation plus ou moins marquée; elles ont lieu à une époque avancée de la maladie, au milieu d'autres signes favorables, et elles changent véritablement en bien l'état général du malade.

Les hémorragies qui coïncident avec la plénitude des vaisseaux, et qui la diminuent; avec une surexcitation plus ou moins considérable, et qui la dissipent, sont nécessairement salutaires. Celles au contraire qui surviennent au milieu d'un grand état de faiblesse et qui l'augmentent; celles qui sont produites par l'engorgement d'un organe voisin, dont l'affection persiste et s'aggrave, celles-là sont toujours fâcheuses.

Les hémorragies critiques sont certainement bien moins fréquentes de notre temps, qu'elles ne l'étaient chez les anciens. Sans doute les saignées locales ou générales, que l'on emploie souvent avec succès, lorsqu'on les fait avec mesure, dans le principe des maladies, en sont une des causes. Sans doute l'abus que l'on fait trop souvent de ces évacuations sanguines, pratiquées à tout propos et poussées à toute outrance, y contribuent aussi; mais il est également de fait, que de nos jours, la nature se montre plus avare de ces mouvemens salutaires dans les maladies, qu'elle ne le faisait autrefois. Quelle qu'en soit la cause, l'histoire de la science apprend qu'à des époques indéterminées, les maladies changent de nature et de marche; ces changemens, ces variations dans le système pathologique, n'ont pas été assez observés par nos historiens.

Les évacuations artificielles du sang ne sauraient jamais suppléer complétement les hémorragies critiques. Rarement il nous arrive de choisir convenablement le lieu, et plus rarement encore de bien prendre le temps. D'ailleurs, l'hémorragie critique fait toujours cesser le mouvement fluxionnaire qui provoquait la congestion sanguine; la saignée, au contraire, et surtout les saignées locales, dont on fait de nos jours un si déplorable abus, ne peuvent qu'augmenter la fluxion pathologique. Une hémorragie spontanée suspendue est fréquemment suivie d'engorgemens des glandes voisines, du gonflement du tissu cellulaire environnant, des dartres, de flux séreux, etc. Une hémorragie habituelle spontanée, remplace souvent une maladie plus ou moins grave, etc.

On voit quelquefois dans les maladies aiguës les hémorragies faire cesser les parotides ou les prévenir.

Le rigor, qui suit les hémorragies; et aux époques critiques de la maladie, des frissons considérables après les hémorragies partielles, sont d'un augure peu favorable. Il faut craindre alors une phlegmasie soit aiguë soit chronique de quelque viscère; cette crainte est bien autrement fondée s'il survient de la fièvre !

Il n'est pas rare de voir les hémorragies critiques s'exécuter sans douleur et sans perturbation aucune. Les malades éprouvent un soulagement prompt et dont ils ne connaissent point la cause, lorsqu'ils se trouvent baignés dans le sang. Ils sont même quelque temps à savoir au juste quelle est la partie où l'hémorragie a pris naissance.

J'ai vu, dans des fièvres nerveuses graves, survenir des hémorragies, opérées comme par gouttes et à plusieurs reprises, toujours au grand préjudice des malades.

Un régime trop échauffant, des méthodes de traitement trop excitantes, et en général une médecine incendiaire ont souvent provoqué des hémorragies symptomatiques. Dans le cours des maladies aiguës et chroniques nous avons eu à déplorer de tels excès; et nous avons eu plusieurs fois à y rémédier parmi les malades livrés aux systématiques spéculations de l'école de Brown.

A quelque époque de la maladie qu'elles se manifestent, les hémorragies chez les hydropiques sont contraires.

Dans tous les cas de maladie, soit aiguë, soit chronique, où la saignée se présente au praticien éclairé, comme une indication manifeste dominante, les hémorragies sont salutaires; encore faut-il que l'hémorragie se fasse alors par des voies convenables *per loca convenientia* ; considération fort importante comme on va le voir.

Hémorragies étudiées relativement aux lieux par lesquels elles s'exécutent.

Les hémorragies spontanées sont quelquefois le résultat d'une rupture, d'une érosion, de la dilacération des vaisseaux ; dans les cas d'ulcère, par exemple, etc. Mais le plus souvent, ces hémorragies constituent une véritable exhalation, plus particulièrement opérée sur les surfaces du système muqueux. Certains exhalans ont beaucoup plus de tendance que d'autres à admettre le sang et à le verser sur leurs surfaces respectives. Ainsi, par exemple, les hémorragies nasales sont très-fréquentes et il n'y a presque pas d'exemple d'hémorragie par les oreilles,

Les exhalans muqueux livrent passage au sang qui les remplit et qui prend la place de leurs fluides habituels : de la même manière que, dans quelques circonstances bien observées, les exhalans cutanés, au lieu de transuder la matière de la transpiration, fournissent du sang véritable. Dans les ouvertures des cadavres que l'ont fait à la suite des hémorragies spontanées, on ne trouve jamais aucune désorganisation des parties. Le plus souvent la maladie n'a laissé aucune trace de son existence. Quelquefois seulement la membrane qui a été le siége du flux hémorragique reste rouge, et les vaisseaux capillaires en sont plus ou moins injectés ; à-peu-près de la même manière que dans les inflammations légères de ces mêmes surfaces.

Les hémorragies internes sont beaucoup plus graves que les hémorragies externes.

Le danger qui s'attache aux hémorragies relativement à leur siége, se calcule rigoureusement sur l'importance générale dont est pour la vie l'organe devenu le siége du flux hémorragique ; sur l'utilité de la fonction que remplit cet organe ; et sur la susceptibilité de désorganisation qui lui a été départie. Je le dirai plus bas, il n'existe pas un seul fait de pneumonorragie véritablement critique, et tout le monde connait les dangereuses conséquences liées aux hémorragies des organes de la respiration. Au contraire, les faits d'hémorragie nasale, salutaire et critique, se présentent en foule de toutes parts ; presque jamais cette hémorragie n'est dangereuse par elle-même ; elle ne le devient que par les mauvais signes auxquels elle se trouve associée. L'estomac et la matrice sont très-facilement le siége de lésions organiques, fort redoutables ; aussi l'hématémèse et l'hémorragie utérine, inspirent-elles toujours des craintes plus ou moins grandes.

Les hémorragies se suppléent et se remplacent

réciproquement dans les maladies avec une incroyable facilité. L'hémorragie nasale, succédanée de l'hémoptysie et réciproquement ; les hémorroïdes faisant cesser l'hématémèse ; l'hématurie se manifestant à la place des hémorroïdes, et celles-ci à la place de l'hémorragie utérine, sont des faits que l'on observe chaque jour dans la pratique. Ces mutations n'ont d'autre danger que celui qui naît de l'importance ou moindre ou plus grande de l'organe nouvellement intéressé.

Dans le cours des maladies, soit aiguës, soit chroniques, le danger de ces mutations doit être également calculé sur les rapports sympathiques qui existent entre le siége et la nature de la primitive maladie et le siége de la fluxion hémorragique. Dans les pneumonies et les pleurésies, par exemple, on devra autrement augurer de l'hémorragie utérine ou des hémorroïdes qui remplaceront l'hémoptysie, que de la mutation contraire.

Les hémorragies nasales et les hémorragies utérines, ont été plusieurs fois critiques dans diverses affections nerveuses, et notamment dans l'épilepsie.

Mais entrons dans tous les lumineux détails des signes qui appartiennent à la considération de chaque hémorragie en particulier.

Signes fournis par les Hémorragies nasales, ou par la Myctérorragie.

Les mouvemens fluxionnaires du sang vers la la tête sont si fréquens, en maladie comme en santé; et la texture anatomique de notre membrane pituitaire est telle, que de toutes les évacuations sanguines, spontanées, l'hémorragie nasale est sans contredit la plus fréquente.

Quelle que soit la cause qui donne naissance à ce phénomène pathologique, à quelque maladie que ce symptôme se trouve lié, toujours il s'unit à un ensemble d'autres symptômes dont voici les principaux:

Des pesanteurs et comme une douleur gravative de la tête; l'insomnie; le délire; les vertiges; des douleurs accompagnées de picottemens aux yeux et aux oreilles; la rougeur et la tuméfaction du visage; le regard vif et animé; la vision de corps rouges et comme embrasés; un sentiment de pression aux tempes; le battement accéléré des artères temporales et de celles du cou; des larmes involontaires; l'aridité et la chaleur de l'intérieur des narines, avec un prurit plus ou moins considérable; la tension des hypocondres, fort ordinairement exempte de toute douleur; la difficulté et la gêne de la respiration; le pouls dicrote, c'est à dire tel que chaque pulsation de l'artère vienne se faire en deux coups précipités contre les doigts qui l'explorent; etc.

C'est encore un signe avant coureur des hémorragies nasales très-prochaines que la propension qu'a le malade à porter continuellement les doigts aux narines comme pour les arracher par fragmens; mouvement bien différent de celui qu'exercent sur ces organes les enfans attaqués de vers, et qui ne font que se frotter le nez. Je connais un enfant sujet à éprouver, fréquemment, et à la moindre indisposition, des hémorragies nasales chez lequel je les pronostique presque toujours d'après ce signe, dont Galien avait bien connu toute la valeur : *si manus naribus admovent, veluti vellicantes, tùm non fortè futurum est, sed jam videbis fluere sanguinem.* (1)

Des spasmes locaux, et spécialement ceux qui occupent les principaux organes de l'économie, introduisent dans la circulation une inégalité de mouvemens, laquelle donne naissance à la plupart des hémorragies, et très-spécialement aux hémorragies nasales; la sécheresse de la peau; le réfroidissement des extrémités; les horripilations; la constipation; les flatuosités intestinales; la couleur blanche des urines; les lassitudes des extrémités, etc.

____

(1) Galeni. opera. epist. ad glauconem.

qui se joignent à la plupart des hémorragies, en font foi.

Dans les diverses espèces de maladies organiques du cœur, il n'est pas rare de voir l'hémorragie nasale précéder la fin tragique de la maladie : l'hémorragie est alors fort abondante (1).

Les spasmes, fixés sur la matrice et ses dépendances pendant la grossesse, donnent lieu aux mouvemens du sang vers la tête et la poitrine ; de là , les faiblesses plus ou moins considérables, les vertiges, les manies, les apoplexies, les hémoptysies, et les phthisies consécutives que l'on remarque assez fréquemment à l'époque de la gestation. Dans ces divers états, les hémorragies nasales sont fort avantageuses. Les bains entiers et les saignées générales deviennent d'une grande efficacité, lorsque les hémorragies nasales manquent tout à fait, quand elles restent insuffisantes, et aussi dans les cas où elles auraient lieu avec excès.

De fréquentes hémorragies nasales, à la suite de l'accouchement et pendant les premiers jours des couches, dans l'état puerpéral, sont d'un mauvais augure.

Il faut se méfier des hémorragies nasales qui

___

(1) Corvisart, malad. du cœur. Observations particulières, passim et particul. Obs. 42, p. 272; obs. 1, p. 293; obs. 3, p. 298, etc.

Tome III.   28

viennent plus ou moins fréquemment et avec plus ou moins d'abondance lors de l'importante révolution de la cessation menstruelle, et comme pour la remplacer. Si la nature ne s'en charge elle-même, l'art sait alors diriger tous ses efforts de manière à porter les mouvemens hémorragiques vers le bas, et plus spécialement vers l'appareil des vaisseaux hémorroïdaux.

Les hémorragies nasales sont encore plus fâcheuses chez les jeunes filles lors du développement prochain de la puberté, au moment où la nature prépare la révolution non moins essentielle de la première menstruation.

Si les hémorragies nasales se montrent communément et avec une abondance et une opiniâtreté plus ou moins forte chez les enfans prédisposés, par voie héréditaire, aux hémoptysies et à la phthisie, concevez les plus vives craintes. Il est d'universelle observation, que les individus qui ont eu, dans leur enfance, de fréquentes et d'abondantes hémorragies nasales, sont atteints, à une époque plus avancée de la vie, d'hémoptysies, de phthisies, de pleurésies, de péripneumonies; et plus tard encore, d'hémorroïdes, d'hématuries, de rhumatismes de diverse nature, ou même de la goutte.

Souvent cependant les hémorragies nasales, chez les enfans, ne sont que l'effet des grands mouvemens que la vie dirige, à cet âge, vers la tête, proportionnellement plus développée que les autres parties. Cette direction des mouvemens vers la tête est encore augmentée, à cet âge, par l'effet des cris violens et des pleurs fréquents, par le résultat du travail actif de la dentition, etc. Passé cette époque, l'épistaxis cesse, et n'a plus aucune conséquence.

D'un autre côté, chez les individus prédisposés à la phthisie, plus l'hémorragie nasale se prolonge, et moins la disposition phthisique fait des progrès. Je m'en suis plusieurs fois bien certainement convaincu. Sydenham (1), Benedictus (2) et Vanswieten (3) ont consigné de semblables résulats d'observations.

L'hémorragie nasale se manifeste fréquemment dans les angines graves, sans doute par la gêne qu'éprouvent la respiration et la circulation. Il faut que l'hémorragie soit bien considérable pour apporter quelque soulagement ; aussi cette hémorragie est - elle presque toujours purement symptomatique.

Les hémorragies nasales qui arrivent, chez les vieillards, à la suite de la suppression d'hémorroïdes ou d'une hématurie habituelle, laissent craindre l'apoplexie.

____

(1) Sydenham, opera, s. 6, cap. 7, p. 360-361.
(2) Benedictus, theatr. tabidor. p. 11, fait curieux.
(3) Vanswieten, t. 4, p. 14.

Chez les enfans, les hémorragies accidentelles, celles surtout qui se manifestent durant le cours des maladies aiguës de cet âge, indiquent souvent la présence des vers dans les intestins.

L'hémorragie nasale est presque toujours symptomatique dans la coqueluche; elle n'est jamais d'un fâcheux présage; et rarement elle devient d'une utilité bien marquée.

On voit fréquemment les hémorragies nasales précéder les corysas, et plus généralement les affections catarrhales. J'ai plusieurs exemples d'hémorragies par le fondement, ayant précédé des attaques de colique qui régnaient comme épidémiquement, durant une catastase de maladies catarrhales.

Il n'est pas rare de voir les hémorragies nasales signaler l'invasion des accès de fièvres intermittentes, soit tierces, soit quartes.

Dans les maladies, soit aiguës, soit chroniques, du foie, les hémorragies nasales sont mortelles, si elles se répètent fréquemment et avec une grande abondance. J'en compte deux exemples dans ma pratique, et les annales de la science en fournissent un assez grand nombre de preuves (1).

---

(1) Hoffman., med. ration. observ. s. 1, cap. 1, p. 200. in-fol. t. 2.

Mém. des cur. de la Nat., sec. 2, an 2, observ. 144, page 318.

Les hémorragies nasales sont mortelles dans toutes les maladies chroniques avec suppuration de quelque viscère.

Dans les fièvres exanthématiques et au début de ces maladies, les hémorragies nasales ne sont point rares. Assez communément elles ne présentent aucune fâcheuse signification. Si cependant ces hémorragies sont trop fréquentes, et si l'éruption parait irrégulière, pénible et lénte, il faut s'en méfier. Si l'exanthême fébrile se complique de malignité ; s'il y a une grande prostration des forces ; si l'épistaxis se déclare au milieu de ces accidens et dans une période avancée de la maladie, on peut sonner l'alarme.

On rencontre fréquemment les hémorragies nasales, souvent assez abondantes, comme symptômes d'affections scorbutiques, soit aiguës soit chroniques. Frank en a communiqué deux exemples curieux (1).

Dans les fièvres malignes le saignement de nez n'apporte qu'un soulagement passager ; jamais il n'est critique. Quand il devient excessif il annonce

---

Henricus, commentaires sur les aphorismes, n° 20, sec. 3.

Hippocrate, épidemies, l. 6.

(1) Epitome de curand. homin. morb. t. 5, pars 2, page 136.

une altération profonde de la constitution, et il y a lieu de craindre pour le malade. On peut en dire autant de l'écoulement des règles (1).

Dans les fièvres typhoïdes il survient ordinairement au quatrième jour, qui forme la moitié du premier septenaire, une hémorragie nasale peu abondante, mais qui est toujours accompagnée d'un allégement momentané des accidens céphaliques. Le sang se montre encore consistant et épais. Cette hémorragie se reproduit ensuite avec un peu plus de force du treizième au quatorzième jour, à l'époque de la crise et au milieu d'autres signes favorablement critiques. On peut alors bien augurer de l'issue de la maladie (2).

Dans ces fièvres typhoïdes, pour peu que l'hémorragie nasale soit abondante, opiniâtre et fréquente, il faut s'en méfier singulièrement, encore qu'elle apporte de notables diminutions dans les douleurs de tête et les diverses altérations des facultés intellectuelles.

---

(1) Robin de Kerïavalle, fièvre putride, maligne, pétéchiale, épidémique et contagieuse, qui, depuis plusieurs années, désole la ville de Jusselin, en Bretagne, et les paroisses circonvoisines. Mém. de la Société royale de méd.; années 1777-78, p. 53 des Mém.

(2) Hildenbrandt, Traité du Typhus contagieux, p. 52-78.

Tous les médecins qui ont observé des épidémies de fièvre jaune s'accordent pour dire que rarement il se présente dans cette maladie des hémorragies nasales abondantes, soutenues, et franchement critiques. Presque toujours cette hémorragie se joint aux autres hémorragies de la bouche et des gencives. Presque toujours aussi elle se fait goutte à goutte par un sang fluide et décoloré, sans apporter aucun soulagement, au contraire ; et alors le pronostic à en tirer est toujours fâcheux (1).

Dans la maladie épidémique dont Sarcone nous a laissé la très-instructive et très-savante histoire, le saignement du nez, goutte à goutte, présageait sûrement un événement funeste. Il en était de même des hémorragies copieuses liées a une complication putride ; surtout quand les pétéchies étaient déjà établies et qu'elles offraient une couleur suspecte ; quand il y avait un météorisme considérable du bas ventre ; lorsqu'il existait une grande prostration des forces, du délire, etc.

Les hémorragies nasales doivent être comptées au nombre des crises partielles des fièvres aiguës, particulièrement lorsqu'elles ont lieu aux jours critiques : nous l'avons vu plusieurs fois,

---

(1) Deveze, Bally, Gonzalez, Savaresy, Arejula, etc.

entr'autres pour les fièvres intermittentes printanières : *Febres acutæ judicantur*, dit Hipp., (*in Coac.*), *sanguine ex naribus fluente die critico.*

Les hémorragies nasales servent de crise aux maladies inflammatoires en général, aux synoques (1), aux vertiges, aux éblouissemens, aux céphalalgies, aux convulsions, à l'apoplexie, à l'épilepsie, à l'encéphalite, au délire, à la phrénésie, etc. : *Dolor capitis in febre acutâ, non fluente sanguine ex naribus, in delirium abit.* Hipp. *in Coac.* Plus bas il dit aussi : *Vertiginem, ab initio, fluor sanguinis ex naribus solvit.*

J'ai vu des prodromes d'apoplexie bien manifestes guérir par une abondante hémorragie nasale.

En général, d'abondantes hémorragies du nez délivrent de beaucoup de maux : *Copiosæ hæmorragiæ è naribus salvant plerùmque.* Hipp. *in Epid.*; dans les observations particulières renfermées dans ce même livre, on trouve plusieurs faits à l'appui de cette sentence. Ceux, dit le père de la médecine, qui, ayant eu des fièvres aiguës, ont éprouvé un flux abondant et copieux de sang par le nez ont tous guéri ; il n'en est mort aucun dans cette constitution. La fille de Larisse, qui avait une fièvre

―――――――――

(1) Forestus, observ. med. lib. 1, obs. 19-22.

ardente fut parfaitement jugée au sixième jour, quoique ce jour soit mauvais en soi, par une abondante hémorragie du nez, ét resta sans fièvre. C'est ainsi que Méton eut une hémorragie considérable par la narine gauche, et que sa maladie fut avantageusement jugée, quoiqu'il se présentât d'autres signes assez mauvais; il est vrai qu'on provoqua la continuation de l'hémorragie nasale, long-temps même après la crise. On doit en dire autant du malade nommé Heragora, dont la maladie fut avantageusement jugée par le même moyen, et contre l'espérance de ses médecins, qui ne connaissaient ni cette crise ni ses avantages.

Si cependant l'hémorragie nasale est considérable et prolongée au point de produire une grande déperdition de forces; si la face devient pâle et livide; si le réfroidissement gagne les extrémités, on doit concevoir de grandes sollicitudes.

C'est un très-mauvais signe dans les maladies aiguës, qu'il sorte à plusieurs reprises quelques gouttes de sang par les narines, surtout si à ce symptôme il s'en joint d'autres dont la réunion peut constituer un ou plusieurs mauvais signes : *Nasus sanguinis stillas fundens*, a dit Hippocrate, *exitiale. In prorrhet.* Plus bas il dit aussi : *Quibus, è naribus, cum surditate et somnolentiá, parva est sanguinis destillatio, difficile quid habet.*

Philiscus, qui mourut le sixième jour, rendit le

cinquième quelques gouttes de sang pur par les narines. La femme de Droméades en rendit aussi quelques gouttes par le nez, le quatrième de sa maladie, et mourut deux jours après. Le fils de Parion à Thase, qui mourut le cent vingtième jour de sa maladie, en avait rendu quelques gouttes.

Il faut cependant remarquer que, dans quelques circonstances, cet écoulement du sang goutte à goutte par les narines est l'avant coureur d'une hémorragie nasale ordinairement plus considérable et fort souvent critique.

On ne doit point se presser d'arrêter les hémorragies nasales, quelqu'abondantes quelles soient, si elles n'affaiblissent pas trop les individus qui en sont atteints; sans cela on risque de provoquer divers accidens, l'épilepsie et les convulsions entr'autres. Nous avons par devers nous un exemple à l'appui de cette assertion, et Hippocrate avait dit d'une manière générale, mais dans le même sens : *Qui, statis temporibus, sanguinem fundere debent, nisi fundant, epileptici fiunt. In Prorrhet.*

Avant de terminer cet article, je crois devoir remarquer, pour ceux qui consultent souvent les immortels écrits d'Hippocrate, que le père de la médecine, dans ses ouvrages, a souvent désigné par le mot seul *Hæmorragia*, les hémorragies nasales; ce qui m'avait d'abord un peu embarrassé dans la lecture et la méditation de ses écrits.

Entr'autres preuves que j'en pourrais administrer, je citerai le passage suivant : *Cervicis dolores, rubentes oculi, hœmorragiam prœdicunt :* ici, bien certainement, il ne peut être question que de l'hémorragie nasale. Du reste, je retrouve cette observation consignée par Galien dans ses commentaires sur les épidémies, où il est dit textuellement : *Hœmorragias Hippocrates vocat, sine additione loci ex quo movetur sanguis, illas quœ ex naribus fiunt.*

Signes déduits de la Stomatorragie (1).

Dans la Trachéorragie, dans l'Hémoptysie et dans l'Hématémèse, dont je parlerai plus bas; enfin, dans quelques cas de Myctérorragie, dont je me suis déjà occupé, le sang prend sa naturelle et plus constante issue, par la bouche. Mais indépendamment de ces circonstances, la bouche, considérée comme une cavité dont les surfaces se trouvent tapissées d'une membrane muqueuse

---

(1) Stomatorragia d'Arlov. dissert. de hemorragia oris Regiom. 1781.

De Dreyssig, Traité du Diagnostic.

De J. P. Frank, epitome de curandis hominum morbis, pars 2, tom. 5.

mince et molle, devient elle-même fort souvent le siége d'hémorr agiesdiverses, suivant le lieu de la bouche et de ses annexes, qui donne passage au sang.

Le sang, qui vient directement de la bouche, sort le plus ordinairement sans aucun effort ni de toux, ni de vomissement.

Dans ce genre d'hémorragie, le sang peut provenir de diverses sources :

1°. Des gencives ou des alvéoles.

Le fluide sanguin est presque toujours alors d'un rouge pâle ; il se trouve mêlé à une plus ou moins grande quantité de salive, et la seule inspection des parties suffit pour faire découvrir la source qui l'a fourni.

2°. De l'arrière - bouche, du palais et de la gorge.

Le sang est rendu dans ces cas, à l'aide de la simple spuition. Le malade éprouve aux parties devenues le siége de l'hémorragie, un picottement, une sorte de titillation. Le passage des alimens, et même de certaines boissons, y occasionne une irritation plus ou moins forte. Une saveur nauséabonde accompagne ordinairement cette hémorragie.

3°. De la langue ou des parois internes des joues.

Les mouvemens nécessités pour la mastication,

et ceux qui sont indispensables pour la parole, augmentent, dans cette hémorragie, l'écoulement du sang, qui sort d'ailleurs mêlé d'une plus ou moins grande quantité de salive avec laquelle il s'évacue.

4°. Des ouvertures postérieures des fosses nasales.

Ici, c'est une véritable hémorragie du nez, dans laquelle le fluide sanguin prend son issue par la bouche, en raison de la situation des vaisseaux qui le fournissent. Dans ces circonstances, le sang arrive toujours noir et comme charbonné. Il est épais et formé en grumeaux. Les malades en rendent quand ils se mouchent.

Les faits généralement recueillis sur ces diverses hémorragies, et ceux que j'ai observés moi-même, prouvent qu'elles sont presque toujours dépendantes soit d'une disposition scorbutique, soit de varices développées sur les différens points que j'ai indiqués (1). Rarement ces hémorragies sont-elles critiques.

La toux et l'expectoration se présentent quelquefois accidentellement dans ces divers cas de

---

(1) Cockburne.

Fischer.

Desault.

stomatorragie; mais elles n'y sont pas essentiellement liées : et souvent il suffit, par exemple, de
faire pencher fortement la tête du malade en
avant, pour que, le sang, ne tombant plus dans
la trachée artère, la toux et le vomissement
cessent.

Au demeurant, dans toutes ces spéciales conditions des hémorragies, le sang est rarement
fluide, écumeux, coloré d'un rouge-vif : il est au
contraire, ainsi que je l'ai dit plus haut, mat,
épais, par grumeaux, noirâtre et comme charbonné.

Les gencives sont rarement le siége de grandes
hémorragies. Les archives de la science contiennent du moins très-peu de faits de semblables hémorragies devenues considérables : encore est-il
raisonnable de penser qu'on a quelquefois con-
fondu le sang venant de la gorge avec celui qui
provient des gencives.

Les stomatorragies, dites actives, sont très-
rares; on en connaît quelques exemples dans les
phlegmasies fortes de ces parties, dans quelques
cas de maladies inflammatoires ; mais toujours ces
hémorragies ont été symptomatiques. Il n'est pas
venu à ma connaissance un seul fait d'hémorragie
par les gencives, qui ait été critique.

Les stomatorragies, appelées passives, sont bien
plus nombreuses. Elles arrivent fréquemment dans
les affections scorbutiques anciennes et profondes :

on en a observé aussi dans les fièvres putrides
fortes. Toujours aussi, dans ces cas, l'hémorragie
est symptomatique.

L'hémorragie, par les gencives, a quelquefois
remplacé le flux menstruel.

Hollier dit avoir vu une hémorragie par les
gencives, que rien ne put arrêter, et qui se termina par la mort : *Et nos vidimus, è loculo
dentis, longo tempore sanguinem profluxisse,
qui nullis remediis cessit ægrumque tandem
sustulit* (1). L'application du feu aurait sûrement
conservé ce malade.

Des causes purement mécaniques peuvent bles-
ser les gencives, et produire des hémorragies fortes
et rebelles. Un des faits les plus curieux dans
ce genre, est celui que rapporte Ranoë (1). Il
s'agit d'un homme de cinquante ans, qui fut pris
d'une violente hémorragie par les gencives, résultant de la dilacération de ces organes, par une
portion très-épaisse et étonnamment durcie de
tartre dentaire.

Des hémorragies buccales, le sang qui sort étant
fourni par les gencives, par la langue et par le

____

(1) Jacobi Hollerii, commentar. in coac. Præsag. commentar. 2ᵉ sect. lib. 2, aphor. 18, in-fol. Lugduni, 1576,
pag. 1108.

(2) Acta regiæ soc. Havn. vol. 3, p. 362, nº. 6.

palais, dans la fièvre jaune, sont comme toutes
les autres hémorragies, un des signes les plus fâcheux de cette désastreuse maladie.

Des hémorragies entièrement semblables, c'est-
à-dire, des transsudations sanguines au travers de
la membrane muqueuse de la langue, des lèvres
et du palais, ont quelquefois lieu à la suite des
maladies scorbutiques profondes. Ce signe est
toujours d'un mauvais pronostic. *Ex linguâ et
labiis in hoc morbo (scorbuto) copiam sanguinis exivisse vidi*, dit Vanswieten; *licet, de-
tersis hîs partibus, non potuerim distinguere
determinatum locum unde sanguis erumpe-
ret* (1).

Signes déduits de la Trachéorragie.

Cette sorte d'hémoptysie, a raison de son siége,
pourrait être facilement confondue avec la pneumonorragie. Il est cependant important de les
distinguer; car, quoique la trachéorragie soit
quelquefois suivie de la phthisie trachéale ou laryngée, cependant, toutes choses égales d'ailleurs,
le sang qui sort du larynx et de la trachée artère

---

(1) Vanswieten, commentar. in aphorism. t. 3, p. 608.

aura des conséquences bien moindres que le sang qui sort des poumons.

Dreyssig, et après lui Frank, ont, avec raison, attaché une grande importance à établir la différence de ces deux hémorragies.

Lorsque le sang vient de la trachée artère, le malade tousse, il est vrai, comme quand le sang sort du poumon; mais, dans le premier cas, la toux est bien moindre; c'est plutôt une sorte de spuition, et le sang est expulsé de la trachée avec beaucoup moins d'efforts. Le malade éprouve, dans la direction du canal trachéal, un picottement, une démangeaison, une ardeur qui remontent vers la bouche. Cette sensation particulière précède l'évacuation du sang, lequel arrive toujours en petite quantité, mêlé avec de la salive, le plus souvent même sous forme de stries légères. Quelquefois l'hémorragie devient cependant plus forte et plus fréquente; la voix et la respiration présentent ordinairement une sorte de bruissement, accompagné de châtouillement, et même de douleur; le sang expulsé est noir, écumeux et chaud.

Signes déduits des pneumonorragies.

Après les hémorragies nasales dont j'ai déjà traité; après les hémorragies utérines dont je

Tome III.   29

parlerai plus bas, les flux sanguins qui se présentent le plus communément à la pratique, sont, sans contredit, les pneumonorragies. On en sera peu étonné, si l'on veut réfléchir à la position du poumon en général, et surtout à sa situation par rapport au cœur; si l'on songe à la composition anatomique des organes de la respiration, et à leurs fonctions les plus spéciales; enfin, si l'on prend en considération les rôles importans qu'ils jouent dans le double domaine de la circulation et de la sanguification.

On aurait grand tort de donner le nom d'hémoptysie à toutes les éjections du sang par la bouche; ce mot doit être exclusivement réservé au sang qui sort du poumon. Or; le sang évacué par la bouche peut provenir de diverses sources, ainsi que je l'ai déjà dit.

Il ne faudrait pas non plus ranger parmi les pneumonorragies les crachats sanguinolens de la pleurésie, de la péripneumonie, etc., et dont j'ai eu occasion de parler plus haut (1).

Une hémorragie provenant des vaisseaux pulmonaires, d'où le sang est expulsé ordinairement rouge, écumeux, fluide, en plus ou moins grande abondance, par la bouche, au moyen de la toux et de l'expectoration, constitue la pneumonorragie.

---

(1) V. plus haut p. 81 et suiv.

Le sang qui vient directement du poumon, n'est cependant pas toujours fluide, écumeux, pur, d'un rouge vif et rutilant; il est quelquefois noir, épais et coagulé. Il suffit pour cela qu'il ait séjourné quelque temps dans le poumon, ou qu'il ait été fourni par des vaisseaux variqueux.

Le sang est noir et poreux comme des morceaux d'éponges noires, dans les cas de sphacèle du poumon, ainsi que l'ont vu Dodonée, Baglivi, et ainsi que je l'ai vu moi-même plusieurs fois. Aussi arrive - t - il assez fréquemment, dans le même cas de pneumonorragie et chez les mêmes individus, que le sang sorte par la bouche, tantôt fluide, écumeux et rouge; tantôt épais, mat et noirâtre.

Plusieurs symptômes se lient à cette hémorragie, et servent à la caractériser : tels sont la rougeur des joues, et spécialement des pommettes; de la pesanteur, de l'anxiété, un sentiment de chaleur cuisante, d'ardeur et de douleur ou gravative ou pongitive qui s'élève de la poitrine, en remontant vers la trachée; une toux plus ou moins forte et plus ou moins fréquente; la saveur tantôt salée et tantôt douceâtre, mais toujours incommode de la salive; des frissons, et même un mouvement fébrile; des horripilations; le refroidissement des extrémités; de la douleur au dos; des lassitudes et des pesanteurs des membres; les borborygmes; la constipation; une

titillation, un prurit à la gorge et à la trachée
artère, etc.

L'hémorragie dure plus ou moins de temps;
elle se suspend pour reparaître bientôt. Dans
quelques circonstances, elle a offert le type in-
termittent. On l'a vue se lier intimement aux
accès des fièvres intermittentes, tant simples que
pernicieuses.

La pneumonorragie, considérée comme maladie essentielle, ne doit pas nous occuper ici. J'é-
prouve toutefois le besoin de dire, d'après l'expérience qui m'est acquise, tant par mes observations particulières, que par toutes celles que
j'ai méditées chez les classiques anciens et modernes, que je ne conçois cet ordre d'hémorragies, que comme une conséquence de diverses
dispositions héréditaires ou acquises, comme un
symptôme ou un accident dépendant d'autres
maladies. J'excepte seulement les hémorragies
accidentelles qui sont la suite d'irritations, de
chutes ou de coups, enfin de violences extérieures qui auraient porté sur la poitrine, ou directement ou indirectement, ainsi que j'en ai vu
quelques exemples. J'ajoute que ces pneumonorragies restent rarement sans de plus ou moins
fâcheuses conséquences.

L'hémoptysie n'a jamais été critique dans
le sens favorable de cette expression. Il est bien
vrai que, dans quelques cas de fièvre inflam-

matoire générale, de phlegmasie locale du poumon ou de ses dépendances, l'hémoptysie a apporté quelque soulagement dans les symptômes principaux ou accessoires de la maladie; mais presque toujours l'état du malade en est devenu plus grave. L'hémoptysie s'est renouvelée à plusieurs reprises et à des intervalles plus ou moins rapprochés; et si la suppuration, la désorganisation du poumon n'en ont pas été le résultat manifeste, c'est qu'on s'est opposé à cette continuelle tendance, par des soins sagement entendus et par un régime sévèrement observé.

Un viscère tel que le poumon n'est jamais tout-à-fait impunément atteint de congestions sanguines, de fluxions hémorragiques. Ces phénomènes pathologiques ne se montrent qu'en vertu d'une faiblesse radicale de cet organe, constamment redoutable; ou par suite d'une irritation plus ou moins forte, toujours à craindre.

Sans doute il est peu de praticiens qui n'aient recueilli quelques faits de pneumonorragie ayant existé un grand nombre d'années sans aucun danger. J'en ai dans ce moment deux sous les yeux, qui durent l'un depuis vingt-six ans, l'autre depuis douze; et ni l'un ni l'autre ne semblent devoir se terminer par aucune fin tragique. Mais presque toujours dans l'espèce dont il s'agit, on doit à des soins éclairés, à un régime sévère, d'avoir éloigné les fâcheuses conséquences qui se lient le plus souvent à cet ordre d'hémorragies.

Chez les femmes, la pneumonorragie remplace, soit en partie, soit en totalité, les évacuations menstruelles, et cela sans de grands inconvéniens. Dans un cas de l'espèce dont il s'agit, j'ai vu pendant deux grossesses consécutives la pneumonorragie se suspendre durant tout le temps de la gestation, et reparaître ensuite. Hoffmann a recueilli un fait analogue (1).

La pneumonorragie est aussi dans beaucoup de circonstances, succédanée du flux hémorroïdal. Cela arrive souvent sans danger : toutefois lors de ces interversions des mouvemens fluxionnaires, comme le siége de la fluxion se change d'un endroit où l'accident était non-seulement innocent, mais encore avantageux ou utile, pour se porter sur un autre où il a toujours quelque degré de nocuité, il est essentiel de surveiller les effets de ces changemens; ne fut-ce que pour se garantir des fâcheuses conséquences de l'affaiblissement que ces changemens ou supposent ou entraînent du côté des organes pulmonaires.

Une circonstance fâcheuse attachée à toute pneumonorragie, c'est que chaque accès de cette

____

(1) Med. rationalis, t. 2, s. 1, cap. 2, p. 207.

maladie dispose d'autant au facile retour d'accidens semblables : et plus ces flux sanguins sont fréquens, plus les poumons en sont facilement atteints de nouveau, plus est grand par conséquent le danger qui en résulte ; voilà pour quoi il n'existe pas, ainsi que je l'ai dit, un seul fait d'hémoptysie critique bien exact, bien complet et bien avéré. C'est surtout en raison de ses conséquences, et plus spécialement de l'affaiblissement ou de l'irritation des organes pulmonaires, qu'elle suppose ou qu'elle entraîne et des craintes de phthisie subséquente qu'elle suggère, que la pneumonorragie est toujours à redouter. Car l'hémorragie en elle-même est réellement peu de chose, et je ne sais pas s'il existe quelques cas de mort arrivée par le fait seul du crachement de sang.

Je ne pense pas que la pneumonorragie puisse, en pathologie générale, être considérée autrement que comme symptomatique. J'ai beau méditer les faits nombreux que j'en ai recueillis dans ma pratique, les cas bien plus nombreux encore que j'ai empruntés aux observateurs de tous les siècles, toujours je vois cet accident se présenter à mon esprit comme l'effet d'une faiblesse innée ou acquise du poumon ; comme le résultat d'une lésion soit vitale, soit organique de ce viscère ; et le plus souvent enfin comme la conséquence d'une autre maladie.

La surabondance d'action et l'orgasme ou

la plénitude du système sanguin en général :

Un mouvement fluxionnaire vicieusement dirigé vers le poumon, soit par la faiblesse de cet organe, soit par une irritation plus ou moins considérable, dont il serait devenu le siége :

Une lésion organique quelconque du viscère lui-même ou de ses intimes dépendances :

Un état spasmodique, des obstructions, ou des irritations ayant leur siége fixé sur des parties essentielles à la vie, lesquelles exercent en outre sur les poumons une influence sympatique plus ou moins grande :

Telles sont les conditions principales, les circonstances notables, sous lesquelles la pneumonorragie se présente au séméiologiste : et elle est d'autant plus fâcheuse que ces conditions et ces circonstances sont plus graves ou qu'elles se trouvent réunies en plus grand nombre.

J'ai dans ma pratique plusieurs faits qui me portent à penser que l'irritation rhumatismale, consécutivement fixée sur les poumons, donne lieu à des hémoptysies très-graves, si l'art ne vient promptement au secours de la nature. Hoffmann et Stoll ont recueilli des observations analogues (1).

______

(1) Hoffmann, consult. et respons. med. centur. I, s. 2, cas. 96.

L'hémoptysie qui arrive chez des individus prédisposés à la phthisie, par une accidentelle conformation, par une disposition héréditaire, par une lésion organique quelconque, est d'un sinistre augure.

La pneumonorragie est un assez mauvais symptôme dans les maladies organiques du foie et de ses dépendances anatomiques. Plus l'écoulement sanguin est fréquent et abondant et plus la maladie est grave (1).

Les maniaques et les mélancoliques, les hypocondriaques et les femmes hystériques, enfin les individus atteints d'ictère, surtout à l'état chronique, sont sujets à des hémoptysies pure-

Ejusdem med. rationalis, t. 2, s. 1, cap. 2, p. 214, observ. 12.

Stoll, ratio medendi, passim.

(1) Hoffm. med. ration. t. 2, s. 1, cap. 2, p. 209 et suiv. obs. 5, 6, 7.

Ejusdem consult. et respons. med. centur. 1; s. 2, cas. 70.

Ballonii, opera, epidem. lib. 1.

Historia morborum qui Vratislaviæ grassati sunt, etc., p. 310. Plusieurs résultats généraux de faits.

Stoll, ratio med. ephemerid. 1778.

Schrœder, opuscula med. t. 2, p. 366. — Dissert. de hæmoptysi in genere, et speciatim ejus nexu cum variâ adversâ ex hypochondriis valetudine. Gœtt. 1766.

ment symptomatiques et qui n'ont guère d'autre signification que celle qu'elles empruntent de la maladie essentielle à laquelle elles se trouvent liées.

Il faut en dire autant de toutes les hémoptysies qui surviennent chez les individus atteints d'obstruction des viscères abdominaux, et ces cas ne sont pas rares dans la pratique.

La pneumonorragie a quelquefois lieu symptomatiquement dans les hydropisies, en vertu de la gêne que les épanchemens séreux apportent à la circulation. Stoll a vu dans ces cas que la ponction suspendait l'hémoptysie jusqu'à ce qu'il se fût fait une nouvelle collection de sérosité. Ici l'hémorragie est toujours fâcheuse. Elle l'est bien davantage si elle a lieu dans une période avancée de la maladie.

La grossesse voit quelquefois se développer pendant sa durée des atteintes légères d'hémoptysie sans fâcheuses conséquences. Il faut cependant se méfier de la phthisie consécutive à la gestation, chez les femmes qui apporteraient d'ailleurs à cette maladie une prédisposition plus ou moins marquée.

Dans les divers cas de maladies organiques du cœur et même dans les simples conditions de palpitations nerveuses de cet organe, l'hémoptysie est un accident assez commun. Les hémorragies de la première cathégorie ajoutent s'il est possible aux dangers de la maladie (1).

La suppression accidentelle des menstrues, la cessation subite du flux hémorroïdal, la disparition inopinée de l'épistaxis, peuvent être suivies de la pneumonorragie. Ces mutations hémorragiques qui se font d'un autre point sur le poumon, sont toujours à redouter.

On doit bien savoir que la myctérorragie et la pneumonorragie marchent souvent ensemble; il ne faut pas que le praticien se laisse imposer par cette simultanéité d'affections, et qu'il se mette dans le cas de les confondre l'une avec l'autre.

Ne confondons pas non plus les pneumonorragies qui, par voie d'habitude, remplacent le flux menstruel, ni celles qui sont succédanées d'un flux hémorroïdal régulier, avec les pneumonorragies franchement et réellement périodiques, celles auxquelles on oppose avec avantage le quinquina, suivant les belles observations de Morton, de Senac et de Casimir Medicus.

A la suite des pleurésies et des péripneumonies, et plus généralement après toutes les phlegmasies graves des organes de la respiration, les pneumonorragies sont toujours à redouter. On n'oubliera pas que les crachats sanguinolens qui

____

(1) Corvisart, maladies organiques du cœur, p. 296, observ. 2, p. 336 et passim.

arrivent durant le cours de ces maladies, sont autre chose et ont une signification bien moins grave que les pneumonorragies véritables dont nous parlons.

Les exemples de pneumonorragies graves, à la suite des fièvres catarrhales, ne sont pas rares. L'hémorragie, dans ces cas, n'est guère moins à craindre que celle qui a si souvent lieu dans les catarrhes pulmonaires.

Dans toutes les fièvres éruptives et spécialement dans la rougeole et dans la petite vérole ; dans les fièvres muqueuses, soit simples, soit compliquées ; dans les typhoïdes et les pestilentielles ; dans les fièvres putrides et malignes, la pneumonorragie est toujours un accident redoutable.

Andry a rapporté une observation d'hémoptysie, survenue dans une fièvre vermineuse et qui fût guérie par les anthelmintiques.

Dans les maladies scorbutiques, la pneumonorragie est fâcheuse ; elle l'est bien autrement chez les individus rachitiques, sur les constitutions scrophuleuses.

La pneumonorragie chez les vieillards suppose une disposition scorbutique, plus ou moins profonde, et elle est par elle-même toujours fâcheuse.

Les significations de la pneumonorragie varient, en général, suivant que le sang vient par flots ou par gouttes, instantanément ou avec une certaine durée, etc. Mais toutes choses égales, d'ailleurs, il n'y a pas d'hémorragie, dont l'issue soit ni plus douteuse ni plus fâcheuse.

Stoll et les médecins de cette école célèbre, ont qualifié de bilieuses, et regardé comme exclusivement symptomatiques de cette affection de la constitution, les hémoptysies, qu'ils ont fréquemment et avantageusement combattues avec les émétiques. Les faits qui se lient à ces résultats généraux de l'observation clinique, sont incontestables ; ils se sont vérifiés plusieurs fois sous mes yeux ; mais la conséquence déduite n'est pas aussi rigoureuse. Les pneumonorragies qui ont cédé à l'émétique et à l'ipécacuanha, pouvaient bien être compliquées d'embarras gastrique, et justifier par-là le lumineux emploi des émétiques : mais le principal effet thérapeutique de ces moyens contre l'hémorragie, n'a-t-il pas tenu, dans ce cas, à l'interversion du mouvement fluxionnaire, au déplacement de l'irritation, laquelle étant portée, par l'action des émétiques, de la poitrine vers l'estomac, aura arrêté l'hémorragie qui en était la conséquence ? Stoll reconnaît lui-même que dans quelques-unes de ces hémoptysies, qu'il qualifie de bilieuses, les saignées apportaient du soulagement (1).

____

(1) Stoll, ratio med. ephemerid. 1778.

Souvent un spasme considérable de la matrice, après l'accouchement, détermine des
pertes utérines graves : et cependant, sans qu'il
existe d'embarras gastrique, ces pertes cédent
avec avantage à l'emploi simple ou réitéré des
vomitifs. De plus, il est de fait clinique que les
vésicatoires aux extrémités inférieures, font cesser
les hémoptysies qui ne tiennent pas à une lésion
organique profonde de l'organe pulmonaire (1).
Une irritation gonorrhoïque a servi de remède à
une hémoptysie considérable (2).

Enfin dans plusieurs circonstances, des irritations accidentelles, mais fortes de l'estomac ou
des intestins, une indigestion grave, des coliques
violentes, des évacuations d'urines fréquentes, ont
suffi pour faire cesser des hémoptysies non moins
anciennes que graves (3). Négligerai-je d'ajouter que de toutes les évacuations sanguines, la
saignée du pied est la plus constamment et la
plus généralement efficace contre l'hémoptysie?

---

(1) Mertens, Stoll, Pinel, etc.

(2) Latour.

(3) Hoffmann, med. ration. s. 1, cap. 2, observ. 3,
4, 11.

Signes déduits de la Gastérorragie.

Du sang vomi, tantôt en caillots et tantôt fluide; quelquefois pur et rouge; presque toujours plus ou moins noir; ordinairement mêlé de mucosités, de substances alimentaires, et d'autres matières contenues dans l'estomac; telle est la Gastérorragie.

Le sang, qui arrive dans l'estomac où il s'accumule par une véritable exhalation sanguine opérée sur la membrane muqueuse de ce viscère et qui constitue l'hématémèse, sort par les efforts du vomissement; comme il sort par les efforts de la toux, dans l'hémoptysie. Toutefois la toux provoque souvent le vomissement, dans ces circonstances surtout, *et vice versâ* : alors pour éclairer le diagnostic, il faut rechercher avec soin quel est de ces deux symptômes celui qui s'est manifesté le premier, celui qui a été immédiatement suivi de l'expulsion du fluide sanguin.

L'hématémèse est d'ailleurs amplement caractérisée par les symptômes accessoires qui suivent:

Un sentiment de douleur accompagnée de chaleur dans la région épigastrique; la tension des hypochondres, et plus spécialement de l'hypochondre droit; des anorexies, et un goût de sang

à la bouche; un malaise inoui; des défaillances et souvent une véritable syncope; de l'a-
gitation aux extrémités inférieures; quelquefois
des sueurs froides.

Cette sorte d'hémorragie n'a guère lieu que
chez des individus cachectiques atteints de maladies organiques des viscères du bas ventre, de
l'âge de quarante à cinquante ans. Les faits
d'hématémèse, chez de plus jeunes sujets, ont
toujours eu lieu par les suppressions du flux
menstruel et du flux hémorroïdal.

Je ne connais pas un seul cas de gastérorragie critique, et je n'en conçois guère la possibilité d'existence. Ceux qu'on a voulu considérer comme tels, n'étaient que des vomissemens de sang symptomatiques d'une lésion organique de quelque viscère. Sans doute l'évacuation
sanguine apppportait certain soulagement à la
maladie, mais elle ne la détruisait pas.

Ce symptôme s'est manifesté toujours d'une
manière pernicieuse dans la fièvre jaune, dans
quelques cas de fièvres typhoïdes, dans les fièvres pétéchiales malignes.

Il n'est pas rare de voir survenir la gastérorragie, à un certain âge de la vie, chez les
individus qui ont été dans l'enfance sujets à des
myctérorragies abondantes, et dans l'âge adulte
à des pneumonorragies plus ou moins fréquentes.
Ces divers flux sanguins tiennent alors à une

disposition hyperpléthorique, et n'offrent pas de grands inconvéniens.

Chez les femmes, des causes quelquefois assez légères donnent souvent naissance à la gastérorragie, si ces causes agissent dans les momens où la nature se livre aux opérations diverses de la menstruation; et par exemple, lorsque cette fonction cherche à s'établir pour la première fois; durant la révolution pénible qui en prépare l'absolue cessation; et dans les instans où le flux menstruel régulier va paraître, pendant qu'il se fait naturellement, ou lorsqu'il est sur le point de s'arrêter. Baillou remarque que les filles qui sont en âge et en disposition de voir le flux menstruel prendre son cours, et chez lesquelles les règles ne paraissent cependant pas, la rate est ordinairement si gonflée et si volumineuse, qu'on peut aisément la distinguer au toucher.

Les hématémèses qui remplacent périodiquement le flux hémorroïdal ou l'écoulement menstruel, sont toutes choses égales d'ailleurs, moins à redouter que les hématémèses, tenant à d'autres causes ou liées à quelques maladies.

Depuis vingt ans environ, je donne des conseils à une femme, aujourd'hui âgée de cinquante et un an. A la suite de chagrins violens et d'un accident funeste, autant qu'imprévu, cette femme a été incontestablement atteinte de phlegmasie chronique et d'obstructions au foie, avec des

ictères fréquemment répétés, des vomissemens habituels, des difficultés de respirer presque constantes, etc. Depuis douze à quinze ans, il survient trois, quatre et cinq fois par an, et quelquefois plus, des vomissemens de sang pur et
d'un rouge noirâtre. Les règles n'ont presque pas
éprouvé de dérangement. Les accès d'hématémèse
sont tous les ans plus fréquens et plus considérables ; et cependant l'état général de la malade
semble s'améliorer successivement et par degrés.

De toutes les gastérorragies, les plus graves et
les plus fâcheuses, après celles qui surviennent
symptomatiquement dans les maladies aiguës que
j'ai déjà désignées, les plus graves, dis-je, sont sans
contredit celles qui se développent sous l'influence
des lésions organiques du foie, de la rate, du pancréas, et surtout de l'estomac lui-même; et celles
qui se trouvent déterminées par des tumeurs de
diverse nature et de volumes différens, développées dans la capacité abdominale. Ces hématémèses, pour tout ce qui tient au pronostic qui les
concerne, suivent nécessairement les nombreuses
chances attachées à la maladie principale qui les
a produites.

Des matières vénéneuses, des substances irri-
tantes, sont introduites dans l'estomac, et donnent naissance à une gastérorragie plus ou moins
abondante. Les dangers de cette hématémèse
se calculent rigoureusement sur les effets géné-

raux, produits par la cause qui a déterminé l'hémorragie. Il faut en dire autant des gastérorragies dépendantes des coups sur la région épigastrique, de chutes, etc.

Il est rare que dans l'hématémèse la mort soit causée par la perte même du sang ; il en existe cependant quelques faits. Mon condisciple et mon ami, le docteur Rogery, en a recueilli une observation intéressante (1).

Des faits incontestables, éclairés d'ailleurs par tous les détails de l'autopsie cadavérique, attestent que les gastérorragies sont quelquefois dues à des varices développées à la surface interne de l'estomac. L'hématémèse est alors de longue durée ; mais son issue définitive n'est jamais problématique.

Le Melœna, ou maladie noire d'Hippocrate, qui est une véritable exhalation sanguine de l'estomac veut trouver place ici.

Du sang et de la bile restés plus ou moins longtemps dans l'estomac, sans doute parce que l'exhalation ne s'en fait qu'à la longue et en petite quantité à la fois ; acquérant là un degré particulier d'altération ; et rendus ensuite par le vomissement et par les selles ; tel est le Melœna.

____

(1) Journal général de médecine, t. 16, p. 270.

Il ne prend jamais le caractère aigu ; toujours il est chronique ; c'est là sa principale différence avec l'hématémèse ordinaire.

Toutefois dans le melœna qui a lieu symptomatiquement, à l'occasion de diverses maladies aiguës, la marche n'est jamais chronique, et assez souvent cet épiphénomène exerce une salutaire influence ; mais alors le melœna a-t-il les mêmes caractères ? je ne le pense pas. Dans le premier cas, les exhalations sanguines et les congestions bilieuses, sont le résultat de lésions organiques du foie, de la rate, du pancréas ou de l'estomac lui-même. Dans le second, au contraire, l'exhalation du sang et la congestion de la bile, sont le produit d'un simple dérangement des fonctions, d'une lésion purement vitale.

Voyez le beau travail de M. Portal, sur cette matière (1).

Signes déduits de l'hémorragie par les voies urinaires.

Dans l'hématurie le sang est fourni :

1° Par les reins.

---

(1) Mémoires sur la nature et le traitement de plusieurs maladies, t. 2, p. 129 et suiv.

2° Par les uretères.

3° Par la vessie.

4° Par le canal de l'urètre.

J'ai examiné avec beaucoup de soin les signes à l'aide desquels on a cherché à caractériser ces diverses sources de l'hématurie, pour les distinguer l'une de l'autre ; j'ai voulu en faire l'application au petit nombre d'observations que ma pratique m'a fournies ; j'ai aussi cherché à les éclairer par l'ensemble des faits d'hémorragies semblables recueillis par les bons observateurs, et toujours ces signes se sont trouvés en défaut pour les trois premières sources, surtout. Cette distinction deviendrait cependant importante en séméïologie ; car leurs dangers ne sauraient être identiques.

Des douleurs plus ou moins fortes de l'hypogastre, du périnée et des lombes ; de grandes anxiétés ; la respiration fréquente, courte et pénible ; des nausées ; des efforts pour vomir et même des vomissemens ; des mouvemens fébriles bien marqués et répétés à diverses reprises ; des syncopes et des sueurs froides précèdent l'hématurie avec inflammation ; enfin le sang sort avec les urines en plus ou moins grande quantité et plus ou moins foncé. Le malade en est d'abord soulagé, mais bientôt les accidens se renouvellent avec la même intensité.

L'hématurie n'est pas un accident commun dans

l'histoire générale des maladies. On peut assurer
que de toutes les hémorragies c'est la plus rare.

Il ne faut pas donner ce nom aux urines rouges
ni à toutes les urines que l'on nomme sanguinolentes dans un grand nombre de cas de maladies
tant aiguës que chroniques ; souvent alors c'est
l'urée qui colore le fluide sorti de la vessie, et il
n'y a pas un atôme de sang. Dans ces circonstances
les urines ne sortent point colorées et ne deviennent telles qu'au bout d'un certain temps. L'examen du sédiment facilite singulièrement le diagnostic dans ces circonstances.

L'hématurie, chez les enfans, est extrêmement
rare. On ne l'a guères observée que comme symptomatique du calcul, à cet âge.

Les faits d'hématurie les plus fréquens sont
ceux qui se présentent comme remplaçant le flux
menstruel ; alors l'hémorragie est sans danger.
Dans ces circonstances l'hématurie est précédée et
accompagnée de symptômes assez comparables à
ceux d'une menstruation laborieuse ; si ce n'est
que quelques uns de ces symptômes appartiennent
aux maladies des voies urinaires, au lieu de présenter exclusivement les caractères des lésions des
organes de la génération. Ma pratique m'en a
offert deux exemples. Forestus (1), Schenck (2),

---

(1) Forestus. opera omn.
(2) Schenck. observ. med.

Hoffmann (1) et Frank (2) en ont recueilli de semblables.

L'hématurie symptomatique du calcul est ordinairement accompagnée de douleurs atroces ; elle ne présente d'autres dangers que ceux du corps étranger lui-même et de ses différens effets.

D'après un grand nombre d'observations, l'hématurie est quelque fois déterminée par des varices développées sur divers points des voies urinaires, par des tumeurs, des squirrhes ou des abcès de ces parties. Ces cas sont toujours graves.

L'hématurie dont les causes sont ou inconnues ou incurables est ordinairement de mauvais caractère. De tous les temps on a reconnu les funestes effets de l'abus des hydragogues et des diurétiques violens, imprudemment administrés. Hoffmann en a rapporté un exemple (3). La médecine tumultueuse et perturbatrice des charlatans fourmille de cas semblables. J'en connais un très-grave résultant d'un de ces arcanes incendiaires.

L'hématurie se déclare quelquefois avec avan-

---

(1) Hoffm. consult. et respons. med. cent. 2-3, s. 3, cas, 78, p. 267.
Ejusdem med. rationalis, t. 2.

(2) Frank, epitome de curand. homin. morbis. t. 5, pars. 2, p. 254.

(3) Hoffmann. L. C. cas. 80.

tage dans les inflammations considérables soit aiguës soit chroniques des organes de la respiration. En général dans ces maladies les abondantes sécrétions par les voies urinaires sont utiles.

L'hématurie paraît avoir été critique dans un petit nombre de cas de maladies inflammatoires générales. Le praticien aurait tort de compter souvent sur des crises semblables.

L'hématurie qui survient dans les fièvres typhoïdes, dans les maladies pestilentielles et dans toutes les fièvres asthéniques est d'un très-facheux augure.

On en a dit autant de l'hématurie dans les fièvres éruptives, dans la petite vérole surtout ; et cependant les cas de petites véroles suivies de guérison, encore quelles aient offert dans leur cours l'accident redouté de l'hématurie ne sont pas rares. Presque tous les historiens d'épidémies varioleuses en ont cité. J. P. Frank en a rapporté un fait. Il est vrai que l'enfant qui était le sujet de cette observation avait le foie très-volumineux ; et dans les maladies du foie les urines noires et sanguinolentes ne sont pas également fâcheuses.

L'hydropisie, les fièvres lentes et la consomption suivent quelquefois les hématuries fréquentes et copieuses.

Signes déduits de l'urètrorragie.

L'hémorragie par le canal de l'urèthre ou l'urétrorragie, se distingue assez facilement des trois autres espèces d'hématuries, en ce que le sang sort indépendamment de l'action d'uriner, qu'il sort sans effort et ordinairement sans mélange.

L'urètrorragie se présente quelquefois sous forme périodique, remplaçant dans certaines circonstances le flux menstruel ou le flux hémorroïdal : sous de telles conditions elle est sans danger.

L'urètrorragie arrive souvent, et d'une manière tout à fait innocente, chez les hommes pendant l'acte vénérien. Elle est aussi un des symptômes fréquens de la gonorrhée, et alors elle exprime une haute intensité de l'inflammation qu'elle soulage toujours, au moins momentanément. Ces hémorragies sont quelquefois fort considérables : J. P. Frank en cite un exemple fort remarquable dans lequel le malade perdit environ cinq livres de sang.

Les urètrorragies déterminées par une ulcération du canal sont nécessairement graves.

Signes fournis par l'hémorragie utérine.

L'époque de la puberté, chez les femmes, est marquée par la plus importante révolution de la vie, par l'apparition du flux utérin périodique. Le travail qui prépare cette révolution est immense ; et souvent il n'a lieu que précédé, suivi ou accompagné des plus graves accidens.

Tous les dérangemens dont il peut être passible, amènent des désordres considérables dans l'économie. Si l'époque à laquelle il commence est ou devancée, ou retardée par rapport à l'âge des individus, la santé s'altère d'une manière inquiétante. Si l'écoulement sanguin se montre ou trop abondant, ou trop peu considérable, le trouble de la constitution n'est pas moindre ; enfin, le danger est grand, si l'écoulement se propage au-delà d'un certain terme.

Mais tout ne se borne pas aux inconvéniens des altérations qui se passent dans cette première apparition. Chaque époque mensuelle devient ensuite la source de nouvelles incommodités, de nouvelles maladies. Si aux époques suivantes, le temps marqué pour l'écoulement périodique éprouve du retard ou de l'avance ; si l'époque manque totalement ; si l'époque venant à se marquer, l'écoulement s'arrête subitement, s'il est

considérablement diminué ou vicieusement augmenté de qualité, enfin, s'il se prolonge outre mesure, il faut toujours se tenir en souci : et ce
qu'il y a de remarquable, c'est que dans ces différentes conditions supposées, dans ces dérangemens divers, soit de la première époque, soit
des époques consécutives, les symptômes qui se
déclarent, les accidens qui se manifestent, offrent
peu de variations.

Personne ne confondra les hémorragies utérines avec le flux menstruel régulier. Ici, j'aurai
à m'occuper de ces deux évacuations sanguines
dans leurs alliances diverses avec les maladies :
je les examinerai l'une après l'autre.

Ce n'est pas chez les femmes les plus robustes,
chez celles qui sont douées d'une constitution
pléthorique, que la métrorragie est plus fréquente. Cette évacuation sanguine se rencontre
au contraire plus souvent chez les femmes pâles
et décolorées, d'une constitution faible, et chez
lesquelles on retrouve les symptômes de la pré-
dominence d'action du système nerveux. Une
des causes les plus communes de cet accident,
est, sans contredit, l'irritation fixée sur la matrice, le spasme de cet organe, quelles que soient
d'ailleurs les circonstances qui ont amené l'un
et l'autre de ces deux états pathologiques (1). Les

____

(1) V. l'intéressante dissertation de J. P. Frank, de

exemples de métrorragie, déterminée par de violentes passions de l'ame, ne sont pas rares. Baglivi en rapporte un fait dans lequel on retrouve
tous les désastreux effets des hémorragies utérines
les plus graves (1).

Dans tous les cas d'hémorragie utérine, pour en
calculer rigoureusement la valeur séméïologique,
il faut avoir égard,

1°. Aux causes de l'hémorragie;

2°. A la quantité de sang évacué;

3°. A la manière dont la femme supporte
cette perte sanguine.

Une chose bien digne de remarque, c'est que
les hémorragies utérines, à quelque époque qu'elles
se manifestent, et dans quelque circonstance

---

hemorragiâ uteri ex spasmo secundinas incarcerante
Ticini. 1789.

V. aussi Burgrave, dissert. de hemorragiâ uteri. Gœtting. 1771.

(1) Baglivi, prax med. lib. 1, §. 4, p. 149. On lit des
exemples analogues dans

Hoffmann, med. ration. syst. t. 4, s. 1, cap. v, observ. 4-5.

Zimmermann, traité de l'expérience.

Tissot, malad. nerv.

Latour, sur les hémorragies, etc.

qu'elles aient lieu, sont presque toujours précédées des mêmes symptômes.

Ainsi il y a toujours, tension et gonflement des hypochondres; douleur gravative et comme de pression dans la région lombaire, avec une sensation de froid, et même avec des horripilations; le refroidissement des extrémités; des lassitudes générales; des douleurs utérines; le ténesme. Le sang qui sort par la matrice, est tantôt rouge et tantôt noir, souvent fluide, mais quelquefois aussi formé en caillots inodores dans certains cas, et dans d'autres exhalant une odeur désagréable, fétide et comme de putridité.

Cette hémorragie, plus qu'aucune autre, quand elle est fréquente, abondante et ancienne, entraîne des leucophlegmaties, l'enflure des extrémités inférieures, l'ascite, la fièvre et la consomption.

On ne saurait contester que la disposition aux hémorragies utérines, ne se transmette assez souvent par voie d'hérédité; ma pratique m'en fournit de nombreuses et d'irrécusables preuves.

Il est étonnant jusqu'à quel point les hémorragies utérines peuvent être portées par la fréquence des flux hémorragiques, par la prolongation de leur durée et par l'abondance du sang répandu : et ce qu'il y a de plus surprenant encore, c'est qu'il n'est pas rare, qu'avec des soins appropriés, et à l'aide d'un régime convenable, les malades arrivent à peu près au terme accoutumé de la carrière, sans de trop violentes atteintes à leur santé.

Dans plusieurs épidémies de fièvres putrides, soit simples, soit compliquées, on a observé des flux utérins abondans et de mauvais augure. Huxham (1), Vandenbosch (2), Boucher (3), et autres, en offrent des exemples.

Dans les fièvres intermittentes, simples, négligées ; dans les intermittentes compliquées et rebelles ; dans les intermittentes et les rémittentes pernicieuses ; dans les fièvres nerveuses seules ou compliquées d'exanthêmes ; dans la variole, dans la rougeole, dans la scarlatine, dans la miliaire, dans les pétéchies ; dans les affections scorbutiques ; dans la chlorose ; dans les obstructions des vicères abdominaux ; dans les hydropisies, et spécialement dans l'ascite ; dans les convulsions, il se présente fréquemment des hémorragies utérines fâcheuses, et qui même entraînent quelquefois l'avortement dans les cas de grossesse.

D'abondantes hémorragies utérines chez les femmes atteintes de scorbut ou d'ictéritie, sont

____

(1) Huxham, opera t. 2, p. 49.

(2) Vandenbosch, histor. constitut. verminos. p. 104 à 153.

(3) Boucher, Journal de médecine, févr. 1759, t. 10.

redoutables. Je viens d'en avoir un exemple pour l'ictère ; le cas est tout à fait analogue à celui qui a été recueilli par Huxham (1).

La métrorragie, qui est l'effet d'une lésion organique de la matrice, signale par sa quantité, par sa fréquence et par sa nature, les progrès de la maladie ; elle en suit d'ailleurs toutes les funestes chances.

De fréquentes pertes de sang, accompagnées ou précédées de douleurs dans les lombes, dans le bassin et à la région hypogastrique, laissent craindre une lésion organique de la matrice. Ces craintes sont bien plus fondées, si ces pertes ont lieu hors d'âge et après le révolution complette de la cessation.

Plus la métrorragie est fréquente, et plus elle doit inspirer de craintes.

En toutes circonstances, le sang qui s'échappe de la matrice, aux diverses époques de la grossesse, témoigne une tendance plus ou moins marquée à l'avortement. Cependant, chez quelques femmes, la menstruation continue plus ou moins long-temps pendant la grossesse, durant les premiers mois surtout, et sans accident.

Plus les pertes utérines sont voisines de l'accouchement, et plus elles offrent de dangers.

Une grande prostration des forces, l'obscur-

____

(1) Huxham, opera, t. 1, p. 159.

cissement de la vue, le tintement des oreilles et un bourdonnement considérable; le refroidisse-ment des extrémités; une sueur froide et vis-queuse à la face; le pouls petit, irrégulier, in-termittent; une grande agitation; de continuelles jactitations; des soupirs profonds et fréquens; des baillemens; le hoquet; les soubresauts des ten-dons; des mouvemens convulsifs joints à des pertes utérines sont des signes certains d'une mort prochaine.

M. le docteur Gaillard, de Poitiers, a publié un fait de fièvre pernicieuse dans laquelle un des symptômes graves était une perte considérable. Ce symptôme, qui ajoutait aux difficultés et à la gravité de la maladie, céda comme tous les autres au traitement rationnel.

Plus d'une fois j'ai observé la métrorragie véri-tablement critique dans les phlegmasies de divers organes. Cette vérité d'observation s'était pré-sentée à l'esprit du père de la médecine; il l'a exprimée d'une manière générale; et il rapporte le cas de la femme de Cléomène, atteinte de pleu-rodinie, qui éprouva au quatrième jour un flux utérin abondant, lequel fit cesser comme par enchantement la douleur du côté, la fièvre, les crachats et tous les autres symptômes graves de la maladie (1).

____

(1) Hipp. epidem. lib. 7, fœs. p. 1235.

Les hémorragies utérines ont également été plusieurs fois critiques dans les fièvres inflammatoires générales, dans les synoques de certains auteurs ; Forestus en a recueilli des exemples (1).

Dans la métrite, l'hémorragie utérine, lorsqu'elle n'est pas excessive, devient plus ou moins salutaire.

Signes déduits de la considération du flux menstruel.

Des règles trop abondantes et qui se renouvèlent trop fréquemment, deviennent d'un mauvais signe. Les moindres inconvéniens sont l'inaptitude à la conception et la propension aux avortemens. Souvent des lésions organiques de la matrice résultent de cette fâcheuse disposition.

Le flux menstruel peu abondant, ne se faisant pas régulièrement chaque mois, ou n'ayant pas lieu du tout, est communément un signe de stérilité. Souvent aussi, chez les femmes douées de telles dispositions, il existe des phlegmasies chroniques, ou des engorgemens et des obstructions de l'utérus ou d'autres viscères, et de notables dérangemens de la santé.

Dans toutes les maladies aiguës, c'est un signe de favorable augure que la menstruation se pré-

____

(1) Forestus, observ. med. lib. 1, observ. 20.

sente aux époques régulières, et qu'elle se fasse de la manière accoutumée.

L'état opposé de la menstruation n'est jamais sans quelque inconvénient.

L'apparition des règles est, à ce point, favorable dans le cours des maladies aiguës, qu'on l'a vu exercer une heureuse influence sur la fièvre jaune, dont elle a quelquefois décidé la solution la plus désirable. M. Dalmas en a cité un exemple dans l'observation très-détaillée de madame Gibaut (1), et il a vu un assez grand nombre de faits analogues, pour établir d'une manière générale la proposition suivante :

Les signes qu'on peut regarder comme heureux et favorables dans la fièvre jaune, sont le retour ou l'apparition du flux menstruel (2).

La femme de Thase, 11ᵉ malade du 3ᵉ livre des épidémies d'Hippocrate, est bien évidemment un cas de fièvre rémittente ataxique dans laquelle les règles abondantes ont été l'un des moyens de solution de la maladie.

Durant la marche d'un grand nombre de maladies sporadiques, et aussi pendant le cours de plusieurs épidémies de différente nature, mais à l'égard desquelles toutes les saignées avaient été jugées nuisibles, ou s'étaient montrées contraires,

______

(1) Recherches médicales sur la fièvre jaune, p. 138.
(2) *Idem.* p. 188.

on a vu l'apparition normale du flux menstruel changer rapidement en mieux l'état des malades.

Dès les premières époques, et lors de l'apparition du flux menstruel, les irrégularités de cette fonction n'ont rien de grave ; il en est de même des époques qui précèdent l'importante révolution de la cessation, pourvu toutefois que ces irrégularités ne se prolongent pas trop long-temps.

Durant le cours des maladies chroniques en général, mieux vaut que le flux menstruel se fasse en trop petite qu'en trop grande quantité. Au demeurant, l'influence, judicieusement appréciée, que ces modifications exercent sur l'état général du malade, sera toujours la plus sûre règle suivant laquelle le médecin devra asseoir son pronostic.

Signes déduits des hémorragies internes.

Des faits assez nombreux pour établir le principe, assez authentiques, pour mériter toute crédibilité, assez bien observés, pour commander une entière confiance, attestent l'existence des hémorragies par les vaisseaux exhalans des surfaces séreuses. La plupart des apoplexies se développent sous l'influence de causes semblables. Beaucoup d'épilepsies et beaucoup de vésanies se trouvent liées à ces mêmes accidens, soit que ceux-ci en constituent la cause, soit qu'ils n'en aient été que l'effet.

Le canal médullaire s'est montré plusieurs fois atteint d'hémorragies de ce genre. La plèvre, le péritoine, le péricarde, dans bien des cas, fournissent du sang par les mêmes vaisseaux exhalans qui, dans l'état de santé, ne contiennent que de la sérosité. On connaît enfin un grand nombre d'observations d'effusions sanguines dans le tissu cellulaire.

Ces faits, assez répandus pour justifier l'assertion, ne sont cependant pas assez communs, ils ne sont surtout pas assez à la portée de nos sens pour qu'on ait pu les étudier convenablement. Je ne connais jusque-là rien d'assez circonstancié sur cette matière, pour arriver à quelques résultats satisfaisans, relativement à l'influence de ces hémorragies internes dans les maladies; c'est une terre toute neuve pour les observateurs.

Jusqu'à présent d'ailleurs, ces dérangemens ne se sont guère montrés dans la pratique que comme des maladies essentielles, et je ne dois pas les envisager ici sous ce rapport. Considérés comme symptômes accidentels des maladies, comme épiphénomènes, leur existence m'est bien démontrée par quelques observations, mais je n'en saurais fixer la valeur séméïologique. Ces accidens ont certainement lieu dans plusieurs circonstances et sous des conditions diverses, sans qu'on s'en doute.

Ces hémorragies internes ont lieu,

1°. A l'occasion des phlegmasies des tissus qui en sont le siége;

2°. Par suite d'une lésion organique des parties elles-mêmes ou de leurs annexes;

3°. Par l'effet d'un changement, d'une altération dans la sensibilité organique.

Ces différentes conditions et la quantité du sang épanché, si on pouvait arriver à les connaître, serviraient à établir le pronostic qui appartient à ces circonstances diverses.

Si le sang versé par exhalation sur les surfaces séreuses, peut être repompé par les absorbans, les dangers de l'hémorragie sont bien moindres; ils sont plus grands dans la supposition contraire.

C'est, très-probablement, à de véritables hémorragies internes que sont dues la plupart des morts subites que l'on a observées à la suite des maladies scorbutiques aiguës et graves. On a vu des malades atteints de cette maladie, gardant le lit, mais du reste, gais, mangeant et buvant bien, ayant la voix forte et la parole naturelle, mourir subitement après des mouvemens souvent assez légers, en s'essayant à marcher seulement, quelques-uns en passant, sur un vaisseau, d'un lieu à un autre, etc. (1).

La suffusion ictérique dans la fièvre jaune; les infiltrations sanguines des poumons et du foie, qu'on rencontre après la mort dans cette maladie et dans le plus grand nombre d'autopsies à la suite des typhus; les congestions sanguines des diverses parties internes du corps dans le même ordre de maladies, et dans les fièvres, tant putrides que malignes, sont autant d'exemples d'hémorragies internes. Ces hémorragies sont toujours de la plus sinistre issue.

SIGNES DÉDUITS DE LA CONSIDÉRATION DES HÉMORROÏDES.

De tous les flux sanguins, le flux hémorroïdal est celui que l'on a davantage étudié; celui sur lequel on a le plus diffusément écrit. L'école de Stahl a produit sur cette matière un grand nombre d'ouvrages que l'on ne lit guères, et dans lesquels on retrouve souvent des faits précieux, perdus il est vrai au milieu de tout le fatras des théories et des doctrines du temps.

-----

(1) Mémoires de l'Académie des Sciences, an. 1699, pag. 244.

Vanswieten, commentar. t. 3, p. 608.

La fluxion sanguine qui constitue l'état hémorroïdal, a lieu fort souvent sans perte de sang.

Les hémorroïdes ne sont pas toujours, comme les autres hémorragies dont j'ai parlé, des exhalations sanguines sur les surfaces muqueuses. Quelquefois, mais dans un petit nombre de circonstances il est vrai, ce sont, je m'en suis bien convaincu moi-même, des dilatations avec rupture des veines elles-mêmes ; ce qui assigne alors aux hémorroïdes un tout autre caractère. Ce cas arrive plus particulièrement, quand l'affection dure depuis long-temps.

Le sang qui sort par le fondement n'est pas toujours du sang hémorroïdal. Assez souvent c'est du sang avalé des hémorragies du nez ou de la bouche, ou du sang fourni par l'estomac lui-même, et qui s'évacue par en bas : alors le sang se mêle aux matières fécales ; il est plus ou moins altéré, fort noir et souvent méconnaissable. Dans de semblables conditions, l'hémorragie alvine n'a d'autres significations que celles de l'hémorragie primitive.

Les hémorroïdes sont en général une incommodité de l'âge viril. On citerait cependant un grand nombre de faits d'hémorroïdes chez les enfans. Les annales de la science en renferment beaucoup, et il n'est presque pas de praticien qui n'en ait vu quelqu'un.

Dans les cas où les hémorroïdes ne sont pas

apparentes, des signes certains en annoncent la présence : tels sont une pesanteur et des douleurs dans le dos et dans la région lombaire, sans cause connue ; un poids, un picottement, et des ardeurs avec démangeaison au fondement ; quelquefois l'engourdissement plus ou moins prononcé des extrémités inférieures ; une sécheresse et une aridité prononcées de la bouche ; des frissons vagues ; un malaise général ; la diminution de l'urine ; la constipation ; des flatuosités ; et des déjections alvines recouvertes de matières muqueuses et blanches.

Quelquefois cependant les hémorroïdes ont existé sans aucun de ces signes ; et les malades se trouvent subitement baignés dans leur sang, sans savoir d'où il est sorti.

Les douleurs des coliques dépendent plus souvent qu'on ne pense de l'existence d'hémorroïdes internes (1).

Les aphthes de la bouche se lient souvent avec des tumeurs hémorroïdaires anciennes.

Les individus atteints d'hémorroïdes sont fort sujets aux phlegmasies des organes de la respiration (2), aux maladies inflammatoires en général, et aux affections rhumatismales ; dans ces

_____

(1) V. Stahl, collegium casuale. cas. 32.

(2) *Idem.* cas. 42.

cas, le flux hémorroïdaire en action est toujours avantageux.

Le mouvement hémorroïdaire reporté vers la poitrine, impose souvent aux médecins. Il simule tous les accidens de la phthisie ; quelquefois même la durée de ce mouvement fluxionnaire vicieusement dirigé vers la poitrine, s'il s'y arrête trop long-temps, finit par produire réellement la phthisie (1).

La suppression du flux hémorroïdaire rendu habituel, est toujours fâcheuse ; il est peu de maladies auxquelles cet accident n'ait point donné naissance.

Les hémorroïdes, les affections rhumatismales et arthritiques, les calculs et les maladies herpetiques ont de grands rapports ; il n'est pas rare d'en voir les atteintes alterner fréquemment chez le même individu.

Klein rapporte le cas d'un enfant de six ans, chez lequel la suppression des hémorroïdes, provoquée par des astringens, fut suivie d'une inquiétante hémorragie de l'ombilic.

Si, dans les maladies aiguës, on voit se manifester, aux époques critiques, et au milieu d'autres signes favorables, les symptômes précurseurs des

---

(1) Stahl, de hemorroïd. inter. passim.

Alberti, de hemorroïd. passim.

hémorroïdes, on doit s'attendre à un flux, hémorroïdaire avantageux.

Toutefois les cas d'hémorroïdes critiques, dans
les maladies aiguës, ne sont pas communs. Il faut
en géneral, pour le développement spontané des
hémorroïdes, un travail considérable, et dont la
vitalité n'est guère capable dans le cours d'une
maladie aiguë. Presque toujours, d'ailleurs, ce mo-
limen hémorroïdaire se pépare de longue main,
et ne s'opère que lentement.

Les hémorroïdes, dans les cas des suppressions
menstruelles, sont favorables. Cela est surtout
vrai des suppressions qui disposent à la cessation
des règles.

Les hémorroïdes sont très - salutaires dans la
néphrite (1).

Les hémorroïdes excessives, qui ont d'ailleurs
tous les fâcheux résultats des autres hémorragies
devenues trop considérables, tels que la consomption, les hydropisies, l'ictère, la cachexie, etc.,
ont en outre le particulier inconvénient de déterminer, dans quelques circonstances, des ulcérations, la fistule, le squirre, le cancer du rectum.

Le plus souvent cependant les hémorroïdes
accompagnent ces maladies, et ne les produisent pas.

____

(1) Hoffmann, de generatione morborum, t. 1, § 22,
pag.

D'abondantes hémorragies par l'anus sont toujours plus ou moins favorables dans l'hépatite, et plus généralement dans toutes les phlegmasies des viscères abdominaux; mais ici c'est un véritable flux alvin, et non point un flux hémorroïdaire.

SIGNES TIRÉS DES VARICES.

Les varices jouent, dans le système pathologique, un plus grand rôle qu'on ne l'a pensé, qu'on ne l'a dit communément.

Les varices internes surtout n'ont pas été assez étudiées. Il est peu d'ouvertures de cadavres qui n'en présentent, tantôt sur une partie, et tantôt sur une autre. Je sais bien que ces varices, qu'on observe le plus souvent aux alentours des organes qui ont été le siége d'inflammations plus ou moins prolongées, d'indurations, d'obstructions, de tubercules, etc. tiennent ordinairement à ces différens obstacles survenus à la liberté de la circulation: mais il est sûrement des circonstances où les varices internes ont constitué la lésion primitive ou essentielle.

J'ai vu, à l'ouverture de l'estomac d'une femme qui avait été sujette toute sa vie à de fréquentes hématémèses, la paroi interne de ce viscère semée de veines dilatées et qui présentaient, à des distances assez rapprochées, de petites tumeurs remplies d'un sang noir épaissi, ou même formé en caillots un peu durs.

Il est donc très-probable que les varices internes jouent un assez grand rôle dans le système de la production des maladies, mais nous manquons de connaissances positives sur cette matière.

Il serait surtout curieux de pousser les recherches du côté de l'influence des varices, sur la production des lésions organiques des viscères; et de déterminer les rapports qui existent entre ces deux ordres d'affections.

Les conséquences de ces varices internes doivent varier selon l'importance de la partie qu'elles occupent, suivant l'utilité vitale de l'organe sur lequel et autour duquel elles se sont développées.

J'ai vu des femmes chez lesquelles les varices externes survenaient, d'autres chez lesquelles elles se dilataient considérablement aux approches de chaque apparition des règles, dont les varices ont quelquefois tenu lieu.

Les varices, lors de la révolution critique, remplacent souvent les règles.

Les varices placées à l'extérieur du corps, quand elles ne prennent pas un développement trop considérable, et qu'elles ne doivent leur naissance qu'à des causes locales, sont d'une assez médiocre importance : mais quand elles deviennent trop nombreuses, quand elles ont acquis une volumineuse extension, d'abord elles gênent, ensuite elles s'ouvrent, s'ulcèrent et finissent par produire des accidens plus ou moins fâcheux.

Les varices, liées à une maladie quelconque, en suivent ordinairement les différentes chances.

Les varices aux jambes ne surviennent guère avant la puberté, ni avant l'âge viril.

Les varices des extrémités sont salutaires dans les cas de fluxion vicieuse vers la tête ; aussi l'expérience indique qu'elles ont été favorables dans quelques cas de manie, de mélancolie, de phrénésie, etc. (1).

Les varices des jambes et des cuisses sont quelquefois le produit ou le résultat de tumeurs diverses développées à l'aine ou dans la capacité abdominale. Alors les progrès des varices indiquent aussi les progrès de la maladie principale, et concourent à en fixer les diverses conséquences.

SIGNES DÉDUITS DE LA CONSIDÉRATION DES ODEURS.

On a souvent parlé, dans divers ouvrages de médecine, de l'importance et des avantages qu'offre l'étude des odeurs, considérées dans la théorie de leur formation, la physiologie ; ou considérées dans les divers modes d'influence qu'elles exer-

____

(1) Vanswieten, opera, t. 2, p. 607.

çent sur l'homme, soit qu'elles concourent au développement de diverses affections morbifiques, soit qu'on les fasse servir au contraire à combattre et à détruire ces mêmes affections. Ainsi, l'on a le plus souvent envisagé l'impression des odeurs comme un fait physiologique. On a aussi examiné cette impression comme cause des maladies et comme moyen thérapeutique, prophilactique ou curatif.

Mais il est un autre point de vue sous lequel il convient de considérer les odeurs, et qui n'a guères été qu'indiqué par un très-petit nombre d'auteurs, c'est la séméiotique des odeurs, ou la doctrine des signes qu'elles peuvent fournir au praticien.

Le médecin, habitué à voir des malades et à réfléchir sur sa pratique, s'est plusieurs fois convaincu de la nécessité d'appliquer à-la-fois tous ses sens à l'étude des maladies. Il n'est aucun de nos sens qui, dans telle ou telle autre circonstance, n'ait rendu des services plus ou moins signalés; et si quelqu'un d'entre eux a été moins souvent et moins évidemment utile, c'est très-probablement d'abord parce qu'on a peu d'habitude de l'exercer, et ensuite parce que la réflexion a moins de prise sur les sensations qui en sont le produit ou le résultat; sous ce rapport que ses sensations étant très-fugitives et infiniment variées, nous n'avons que des moyens incertains et inexacts de les retracer à l'esprit.

Ceci est surtout applicable aux odeurs, genre de sensation, dont on tient en général peu de compte au lit des malades, et sur lequel on insiste peu, parce qu'on n'y trouve au premier abord rien que de repoussant. Les résultats de cette sensation offrent un nombre infini de variations, dont la fugace impression, assez difficile à saisir, ne peut être représentée ensuite à l'esprit que d'une manière très-vague. Aristote avait déjà noté cette lacune dans nos connaissances, et elle n'a pas encore été remplie. Les hommes, dit-il, n'établissent que peu de différence entre les odeurs; ils n'expriment dans leur langage que les bonnes ou les mauvaises, les agréables ou les désagréables. En effet, aujourd'hui même, les langues, dont l'exactitude et la clarté sont presque toujours en harmonie avec la précision et la netteté des idées, ne nous fournissent point des expressions suffisantes pour caractériser les diverses modifications des odeurs; et toutes les fois que nous voulons parler d'une odeur, nous ne pouvons que la comparer à une autre, toujours plus ou moins différente.

Mais l'habitude supplée jusqu'à un certain point à ce défaut du langage; et si l'on ne peut pas dire d'une manière rigoureuse que telle odeur déterminée et fixe indique, dans telle ou telle autre circonstance, tel ou tel signe; on peut du moins, d'après les faits que nous allons rapporter,

assurer que la considération des odeurs est heureusement employée à agrandir le domaine de la
séméïotique. On peut surtout assurer qu'en cul-
tivant plus soigneusement et plus généralement
cette branche du diagnostic et du pronostic des
maladies, on parviendra à en étendre davantage les bornes.

Les faiseurs de systêmes, les hommes qui composent leurs livres aux dépens de leur imagination, et qui ne font la médecine qu'avec leurs
propres ouvrages, ceux-là ne croient pas aux
minutieux détails de l'observation, aux lumineux
résultats de l'expérience. Cela est tout simple.
D'une part, ils ignorent entièrement cette source
féconde d'instruction pratique ; et de l'antre, ils
en évitent soigneusement la lumière : elle vien-
drait à chaque instant contredire leurs systématiques conceptions. Pour de tels hommes, la
considération des odeurs n'est que puérilités ;
loin d'ajouter quelqu'appui à leurs hypothèses,
elle contribuerait à en saper les fondemens.

Quant à nous, qui ne faisons que recueillir
tout ce que la nature révèle, nous dirons que
dans l'état sain, chaque animal a une odeur qui
lui est particulière ; que chaque partie ou chaque
organe, dans cet animal, a aussi son odeur spécifique ; enfin que chacune des sécrétions exhale
une odeur qui lui est propre. L'odeur de tel
individu, n'est pas l'odeur de tel autre. L'exha-

laison qui s'échappe des femmes est différente de celle que produisent les hommes ; les enfans sentent autrement que les vieillards, etc. Voyez ensuite les odeurs différentes répandues par les interstices des orteils, par les aines, par les organes de la génération, par les aisselles, par la bouche, par le nez, par les oreilles, par la partie chevelue de la tête ! Considérez enfin les émanations différentes du sang, de la bile, de la sérosité, de la salive, de la semence, de l'urine, etc., et vous aurez par aperçu quelqu'idée de l'état physiologique des odeurs.

Les modifications des odeurs ne sont pas moins évidentes dans l'état pathologique.

Nous trouvons d'abord comme premiers faits à noter, que les affections morales un peu vives influent bien sensiblement sur les odeurs. Les passions débilitantes diminuent ou même détruisent les odeurs naturelles qui s'échappent du corps vivant ; et au contraire les passions excitantes les rendent plus fortes. Les individus livrés à une tristesse profonde et durable, perdent l'odeur qui leur était particulière dans l'état naturel ou normal : au contraire, la colère augmente l'odeur plus ou moins forte que les individus répandent ordinairement. L'abus des plaisirs vénériens affaiblit notablement cette particulière odeur que la puberté développe chez l'homme, etc.

Hippocrate a, dans plusieurs endroits de ses

ouvrages, considéré les odeurs comme signes des maladies. C'est ainsi que dans le livre *de Arte* il dit expressément qu'à l'égard des affections de la poitrine, par exemple, où les signes sensibles manquent presqu'entièrement, la médecine peut s'aider de l'examen des fonctions de l'organe de la voix, des sécrétions de ces organes, et des odeurs de ces sécrétions : *Earumque partim quidam odoribus, partimque coloribus.*

Dans le livre des prénotions, il parle aussi des sécrétions alvines et de leurs qualités physiologiques. Il faut, dit-il, qu'elles soient jaunâtres et qu'elles ne se montrent pas trop fétides. *Sit etiam alvi egestio subfulva, neque admodum graveolens*, etc. Dans le livre 6 des épidémies, s. 8, Hippocrate conseille d'étudier les diverses modifications que présentent les odeurs, et les effets qui en résultent. *Odores, partim oblectantes, partim offendentes, quidam etiam implentes et obsequentes, eorumque mutationes, ex quibus contingant et qualiter se habeant, animadvertendum.*

Tel est l'ordre de la nature, dit Bordeu (1); telle est aussi la marche de la médecine : on juge de l'essence des parties et de leur état sain ou malade par l'odorat. Tous les médecins s'en sont aidés, et ont appris depuis Hippocrate à calculer

---

(1) Analyse médicinale du sang.

ou à classer dans leur mémoire les odeurs propres à leur faire asseoir un jugement convenable sur le diagnostic et le pronostic.

Déjà nous possédons des données assez nombreuses sur les signes que fournissent les odeurs de chacune des sécrétions et des excrétions en particulier. C'est, par exemple, un signe mortel que la sérosité du sang sorti accidentellement ou par la saignée offre une odeur fétide plus ou moins forte dans les maladies adynamiques ou putrides, et dans les ataxiques ou malignes. Huxham en avait fait plusieurs fois la triste expérience sur les malades attaqués de la fièvre lente nerveuse qu'il a décrite. On peut en dire autant de l'extrême fétidité des urines et des matières fécales, des sueurs et des crachats, dont nous avons eu d'ailleurs occasion de parler assez en détail, en traitant des signes de chacune de ces excrétions.

Nous nous occuperons en ce moment de l'odeur générale qu'exhalent les individus dans les maladies; et nous remarquerons que ces odeurs exhalées sont fournies à la fois par la partie chevelue de la tête, par les oreilles, par les narines, par la bouche, par les aisselles, par les intestins, par la vessie, par les voies spermatiques, par les aines, par les interstices des orteils, enfin par toutes les voies des sécrétions. Nous remarquerons de plus que, dans l'état de santé, chacune de ces parties fournit une odeur particulière et qui varie suivant l'âge, suivant le sexe, suivant le climat, suivant le genre de vie et suivant la nourriture. Nous remarquerons aussi qu'il est très-important d'avoir une idée claire de ces diverses modifications dans l'état sain, afin de pouvoir en apprécier plus exactement les aberrations dans l'état de maladie : et comme il serait beaucoup trop long d'entrer ici dans ces divers détails, et que nous sortirions d'ailleurs de notre sujet, nous renverrons pour cela au mémoire sur les odeurs, inséré par M. Brieude dans la collection de la Société royale de médecine, année 1789; mémoire très-bien fait, et auquel il ne manque guère que la partie séméïotique qui est l'objet de cet article. On peut consulter également une excellente dissertation publiée et soutenue à Montpellier par mon confrère et mon condisciple Rocacher; l'article sur les odeurs inséré au tome premier des mémoires de la Société médicale d'émulation par M. Alibert; et un autre très-bon mémoire sur les odeurs par M. Virey, inséré au tome VIII du journal de médecine. Du reste nous nous contenterons d'indiquer ici de la manière la plus concise, les signes constans que présentent, dans les diverses maladies, les odeurs générales exhalés par les malades.

Baglivi assure qu'il reconnaissait souvent à la nature de l'odeur exhalée si la maladie devait être légère ou grave, aiguë ou chronique, etc. : *Ex odore quem ægri spirant, soleo, sœpè, utrùm*

*morbus facilis vel difficilis, brevis vel diuturnus,
vel alterius generis futurus sit, judicare.* Ailleurs il dit dans le même sens : *Frequenter ex
odore habitûs , oris ægrotantium aut sanorum,
vel curativas indicationes resumo , vel futuros
morbos eorumque eventus, veluti exacto spe-
culo, prævideo.* Il est à regreter que Baglivi
ne soit pas entré à ce sujet dans quelques détails
qui nous auraient mis à même de réitérer ses propres observations ; la science y aurait beaucoup
gagné.

Le passage suivant, également rapporté par
Baglivi, avec des développemens satisfaisans, et
dont l'observation a été répétée par un grand
nombre de praticiens, augmente encore les re-
grets que je viens d'exprimer. Dans les malades qui sont près de mourir, dit Baglivi, j'ai
souvent senti quelques jours avant la mort, en
leur tâtant le pouls, une odeur fétide et comme
cadavéreuse, semblable à celle qu'exhalent les
morts dans les églises. Je désire que les médecins
suivent cette observation avec attention : *In
ægris qui morituri sunt, nonnullis antè mortem
diebus, solet, dùm pulsum tangimus, ab eorum
exhalare corpore fœdus quidam ac veluti cada-
vericus odor, qualem spirant in templis cada-
vera, ut sæpè observavi, et velim ut seriò ani-
madvertant medici.* Dans les conférences que j'ai
eues fréquemment, tant en consultation, qu'en en-

tretiens avec feu le docteur Jeanroy, l'un des médecins les plus employés de la capitale, ce praticien m'a communiqué plusieurs fois le résultat de ses méditations à cet égard. Il m'a dit avoir très-souvent fait la même observation que Baglivi : quelquefois même, il a été frappé de cette odeur mortelle, en entrant dans les pièces voisines de la chambre du malade et avant de s'être approché de son lit. J'ai eu aussi plusieurs fois occasion de vérifier et de confirmer la valeur de ce signe.

On trouve dans Meibomius le même résultat d'observations. Il déclare, dans son traité des fièvres malignes, parag. 6, qu'il a souvent reconnu dans ces maladies une odeur particulière qui lui faisait prédire la mort, dès le troisième ou quatrième jour. *In ægris, malignâ febre laborantibus, talem percepi odorem, undè mortem tertio aut quarto die prædixerim.*

On lit dans les Ephémérides des curieux de la nature, déc. an 1, obs. 144, le fait suivant que je ne puis m'empêcher de consigner ici.

Terram oluit quidam apud Borel, cent. IV, obs. 8, 342 ; et paulô post fato cessit. Idem Martisburgi, in puellâ infante, febre consumptâ, animadverti ; et statim primo accessu nil boni ominabar. Post obitum, mater, cùm signum instantis mortis ex me scire desideraret, odorem terræ fetidum allegavi. Consentiebat et non solùm in hâc et in aliis quatuor infan-

tibus, instante fato, se, eundem odorem propriis hausisse naribus sanctè asseverabat. Quod ipsum et in aliis morituris posteà observare licuit.

L'étude des odeurs devient particulièrement utile dans les épidémies. Il n'est pas rare que les maladies populaires s'annoncent par des émanations particulières, dont la nature, la durée, l'intensité, etc. servent à reconnaître le caractère de la maladie, ses dangers, ses périodes, etc.

On a observé que vers la fin de la deuxième période de la fièvre jaune, les corps des malades exhalaient une odeur toute particulière et que l'on a comparée à celle de la petite vérole (1). Cette odeur, très-pénétrante et fort désagréable, s'attache aux habits, aux meubles, et jusques aux murailles, et devient fort incommode.

Dans l'épidémie de Naples décrite par Sarcone, les malades exhalaient une odeur forte et qu'on ne respirait pas impunément (2).

Tous les praticiens, les anciens surtout, savent que c'est spécialement à une odeur propre que, d'après une grande habitude, on reconnaissait l'existence de la petite vérole.

---

(1) Mathew. Carey. a short account. of the malignant fever lately prevalent in Philadelphia.

(2) Sarcone, istoria ragionata.

Cette odeur d'un caractère aigre, particulier dans les petites véroles simples, augmentait et se compliquait d'une putridité, d'une fétidité plus ou moins forte dans les petites véroles confluentes malignes : le degré de cette fétidité était souvent la mesure du danger attaché à la maladie.

En général, cette fétidité est d'un fort mauvais augure dans toutes les maladies graves ; elle annonce l'excessive prostration des forces vitales, et par suite un commencement de décomposition ou d'altération profonde de l'organisme. Cependant cette fétidité jointe à d'autres symptômes de crise favorable, et ayant lieu d'ailleurs aux époques critiques de la maladie, devient au contraire d'un heureux présage. *At scitu dignum existimo*, a dit Prosper Alpin, *in lib.* 2, *cap.* 11, *prænoscendos esse tum graveolentiæ gradus, tum humorum seu excretorum varietatem quæ varium prædictionis judicium reddent. Nam etsi dicat Hippocrates in excretis per vomitum omnes putres graveolentesque odores esse malos ; attamen non omnes lethales existimo, sed qui impensè graveolent; cujus modi sunt alvi fluxus colliquativi vocati, quos in pestilentibus febribus observamus. In morbi vero vigore, cum signis coctionis interim summè putres graveolentesque humores criticè excernuntur.*

J'ai plusieurs fois eu occasion de me convaincre de la vérité de cette assertion. Je m'en suis même servi, avec succès, comme d'une indication suffisante à l'emploi des purgatifs dans des cas difficiles ; particulièrement lorsque, par l'effet de l'oppression ou de la prostration des forces, il y a à craindre que la nature ne puisse point fournir aux évacuations critiques annoncées. Alors l'odeur fétide, dont le caractère est à peu près celui de l'hydrogène sulfuré, exhalée dans l'atmosphère qui environne le malade, me suffit pour arrêter l'emploi de légers purgatifs toniques, donnés *per epicrasim.* Ce signe m'a rarement induit en erreur ; l'événement en a presque toujours justifié la solidité.

C'est à une odeur analogue que, dans de simples embarras gastriques, je reconnais souvent la nécessisé d'un ou de plusieurs purgatifs ; et le succès en est presque toujours le résultat.

Tout le monde connait l'odeur aiguë douceâtre qu'exhalent les femmes en couche. Quel est le médecin expérimenté, dit M. Brieude, qui, en entrant dans la chambre d'une accouchée, ne devine point à l'odeur aigre qui le frappe, que le lait coule dans l'ordre naturel. Il peut même prédire que la fièvre laiteuse prend un caractère de malignité, si cette odeur change et devient fétide. Cette même odeur caractérise la fièvre puerpérale, la fièvre miliaire des accouchées, et la dyssenterie qui se déclare souvent à cette époque.

Il s'exhale du corps des individus attaqués de scorbut une odeur particulière que j'appellerais volontiers alkalino-acide ; elle a été reconnue par plus d'un praticien. Un de mes confrères m'a assuré, dit M. Brieude, avoir connu un chirurgien à Rochefort qui ne se trompait jamais sur l'état scorbutique d'un malade, par la seule odeur du pus de ses plaies, et sans en avoir fait d'autre examen. Le docteur Ledelius a consigné à ce sujet, dans les Ephémérides des Curieux de la nature, dec. III, an 7-8, cas. 63, une observation qui mérite d'être rapportée. Je vais en donner la traduction.

Il arrive tous les jours, dit-il, d'observer pendant la vie divers signes de mort.

Cette année 1698, je vis une dame très-illustre mourant par suite d'une affection scorbutique. Quelques jours avant sa mort, elle exhalait une odeur non pas cadavéreuse, mais douceâtre et nauséabonde. En entrant dans la chambre de cette dame, je fus frappé de cette odeur. Je demandai d'où elle pouvait provenir, et le chirurgien me répondit que la malade l'exhalait depuis plusieurs jours. *Quamobrem*, ajoute l'auteur, *cùm*,

præter alia signa mortifera, et hocce concur-
reret, prædicebam mortem ; notat enim disso-
lutionem humorum.

Le médecin trouve deux sources principales
de signes dans la considération des odeurs. La
première source, et c'est celle qui nous occupe
aujourd'hui, consiste dans les odeurs qui s'exhalent des malades ; odeurs indépendantes, jusqu'à
un certain point, de leur transpiration et des autres
sécrétions, puisqu'on les observe même lorsque
toutes ces sécrétions sont suspendues. La seconde,
et celle-ci appartient aux lésions, aux dérangemens
de l'odorat, dont nous avons parlé ailleurs (1),
consiste dans les impressions odoriférantes que
les malades éprouvent ou croient éprouver des
exhalaisons des corps environnans. Quoique je
ne doive pas m'occuper ici de cette deuxième
source de signes, je consignerai cependant l'observation suivante qui s'y rapporte.

M. Chambon de Montaut a trouvé dans l'impression des odeurs sur les femmes attaquées de
symptômes nerveux obscurs, quant au diagnostic, un moyen de distinguer si l'affection qui se
manifeste provient de quelque lésion de l'organe
utérin ou d'un état non naturel, porté sur le sys-

____

(1) V. dans mon ouvrage, les signes tirés des sensations, t. 2, p. 444 et suiv.

tême des nerfs. Les substances aromatiques sont très-salutaires lorsque la cause de la maladie consiste dans une lésion organique de la matrice; leur action est au contraire nulle ou nuisible dans l'autre supposition. M. Chambon ajoute que les femmes histériques, exposées à l'action des émanations âcres et fétides, sont communément soulagées; tandis que celles qui sont purement hypochondriaques s'en trouvent presque toujours plus mal.

C'est autant pour recueillir le fait en lui-même que pour en faire remarquer la source dans Vállésius, que j'ai rapporté ici l'observation de M. Chambon. Je vais citer en entier le passage du médecin espagnol : *In odoribus quoque jubet considerare,* dit-il en commentant le 6ᵉ liv. des épidém., s. 8 des épidém., *mutationes, quomodo fieri debeant; sæpè, enim, expedit, voluptatis gratiâ, uti delectantibus, ac nonnumquam gratiâ refectionis pro eis uti replentibus; quin etiam pro placantibus oportet aliquandò uti molestiam inferentibus. Velut si, cernens mulierem animo linqui, admoveas illius naribus odores delectantes, aut replentes, videasque illam ob id magis suffocari, intelliges morbum esse uteri præfocationem, et commutabis cum inferentibus molestiam* (1).

---

(1) Valles, commentar. epidem. p. 749.

Une particulière altération des alimens dans l'estomac chez les hypocondriaques et les hystériques, l'action du mercure sur les glandes salivaires, l'ozène des différens sinus que tapisse la membrane pituitaire, les vomiques des organes de la respiration, exhalent une fétidité spécifique, à la fois à charge et aux malades et aux assistans.

Dans les fièvres gastriques, putrides, et malignes, il s'échappe du corps des malades une odeur spéciale que l'on a comparée avec raison à celles qu'exhalent les souris. A mesure que les dangers de la maladie augmentent, cette odeur devient terreuse et même cadavéreuse.

Dans les rougeoles et les scarlatines, une odeur légèrement acide, avec picottement et démangeaison de tout le corps, laissent présager la très-prochaine manifestation de l'éruption.

C'est un mauvais signe lorsque, chez les convalescens, la transpiration insensible, les sueurs, les sécrétions sébacées et les autres excrétions ne reprennent point leur odeur primitive, et telle qu'elle était avant la maladie.

La plupart des maniaques, des mélancoliques et des épileptiques exhalent une odeur fétide. Chez quelques-uns cependant, l'odeur est simplement à la fois douceâtre et aigre. Lorsqu'il survient, dans ces maladies, des flux de ventre critiques ou symptomatiques, les matières sont ordinairement très-infectes.

Dans les affections cutanées chroniques, l'odeur qui s'échappe du corps est fort remarquable; elle est presque toujours fétide, quoiqu'on puisse y reconnaître des différences. Chez les galeux, on sent une odeur qui ressemble au moisi. L'odeur des dartres rongeantes ou vives est âcre et comme empyreumatique. Dans l'éléphantiasis, l'haleine est fétide. La teigne faveuse exhale une acidité particulière, et que l'on a comparée tantôt à l'urine des chats, et tantôt aux exhalaisons des lieux infectés par une grande quantité de souris. Les autres espèces de teignes produisent une odeur analogue à celle du beurre rance, et d'autres fois à celle du lait qui commence à s'aigrir.

On observe chaque jour, dans le pansement des plaies, et même de toutes les suppurations cutanées, que si un malade s'est abandonné à des passions violentes; s'il a fait des exercices trop forts, ou qui aient duré trop long-temps; s'il s'est livré à un mauvais régime, s'il a abusé surtout des liqueurs fortes, s'il a vécu d'alimens âcres, salés; s'il a respiré un air infect et marécageux, la matière de la suppuration change dans ses qualités diverses : et c'est surtout à l'odeur du pus que ce changement se fait remarquer (1).

____

(1) Landré-Beauvais.

Dans les fièvres intermittentes, et plus généralement dans les fièvres gastriques bilieuses, il existe une odeur particulière qui s'exhale de la bouche par la respiration ou par la salive, et qui est plus sensible le matin que dans la journée. Tous les praticiens ont senti cette odeur, tous l'ont reconnue comme un des signes de la gastricité, et tous s'en sont servis comme d'une indication aux évacuans. Lorsque cette odeur est très-fétide, et qu'elle se prolonge dans le cours de la journée, l'on a à craindre les complications putrides, et par conséquent on doit songer à employer les moyens capables d'arrêter, d'empêcher ces complications toujours fâcheuses. Il est à remarquer que, dans ces maladies, tant que l'haleine conserve cette odeur, et que les urines sont au contraire inodores et crues, la fièvre persiste opiniâtrement. Dans ces mêmes maladies, il faut avoir égard aux odeurs des rapports ou vents qui montent de l'estomac à la bouche, et aux odeurs de la matière des vomissemens qui ont lieu dans le principe du frisson fébrile. Les odeurs acides, dans ce cas, indiquent l'état de crudité de la maladie.

Tous les praticiens connaissent l'odeur alliacée, qui caractérise l'haleine des enfans attaqués de vers : on ne risque rien, d'après cette seule indication, d'employer les anthelmintiques ; et si cette odeur est très-forte et qu'elle se combine avec l'odeur alkaline, on doit craindre les complications putrides si fréquentes à la suite des affections vermineuses. Il ne faut point confondre cette odeur avec l'odeur aigre de la lactation; odeur particulièrement sensible dans cette affection connue sous le nom de croûtes laiteuses.

Qui est-ce qui n'a pas reconnu, dans l'odeur particulière des matières fécales, les caractères des dyssenteries malignes épidémiques? Ici, ce n'est pas seulement l'odeur de l'hydrogène sulfuré : cette dernière odeur acquiert, dans ce cas, une fétidité qui lui est propre, et que l'on retrouve surtout dans les dyssentéries épidémiques des armées.

Les teignes, les cancers, les gangrènes, les ulcères de la matrice surtout, et autres lésions, présentent, chacune, un caractère d'odeur qui me semble spécifique, qu'il est impossible d'exprimer, mais qu'il devient très-aisé de reconnaître.

Les ulcères scrophuleux, de même que les croûtes dont ils se recouvrent quelquefois, exhalent une odeur aigre particulière, assez aisée à distinguer. Il en est de même des sécrétions muqueuses et lymphatiques, des suppurations internes, des teignes, etc. : l'acidité est toujours le caractère dominant de ces odeurs, qui d'ailleurs conservent une spécificité telle, que l'odorat exercé les distingue parfaitement. Chacune d'elles acquiert une fétidité qui lui est propre, quand le mal devient plus grand.

De toutes ces odeurs, la plus fâcheuse est sans contredit celle des cancers. A l'acidité spécifique se mêle une certaine fadeur qui rend cette combinaison insupportablement nauséabonde. Toutefois par la longue durée de la maladie, cette odeur s'use avec le temps, et finit par disparaître entièrement.

Dans l'appréciation de ces odeurs, il faut se tenir en garde contre les odeurs habituelles à certains individus, à certaines professions, à l'usage de certains alimens, et contre les erreurs qui pourraient être la suite de l'oubli de ces considérations. On sait que la carie d'une ou de plusieurs dents donne à l'haleine une fétidité très-analogue à celle qui suit presque toujours la respiration des individus attaqués d'embarras gastriques avec tendance à la putridité. Les fossoyeurs, en santé comme en maladie, exhalent l'odeur cadavéreuse que nous avons donnée plus haut comme un signe mortel. Les tanneurs et les vidangeurs sont presque habituellement environnés de l'odeur fétide animale, qui paraît en général un des caractères de la putridité, et une indication à l'emploi des purgatifs, etc.

En voilà assez, sans doute, pour prouver l'importance de la considération des odeurs en médecine, et pour démontrer que l'expérience a déjà fourni à ce sujet une série de faits qui ne peuvent qu'augmenter par l'observation. Il faut tirer encore une conséquence de ce que nous avons avancé sur les odeurs, c'est que les praticiens doivent éviter soigneusement de se charger eux-mêmes de substances aromatiques plus ou moins fortes. Indépendamment de la mauvaise impression que ces odeurs pourraient exercer sur les malades; indépendamment des craintes qu'elles pourraient leur inspirer en les leur faisant considérer comme des préservatifs employés contre la contagion; indépendamment encore de quelques autres inconvéniens attachés à ce genre de précautions, il en est un plus grand, c'est de masquer les odeurs exhalées par le malade, et de les rendre, par conséquent, nulles pour l'instruction du médecin.

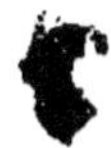

FIN DU TOME TROISIÈME ET DERNIER.

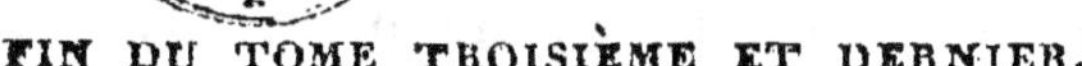

TABLE

DES ARTICLES

CONTENUS DANS CE VOLUME.

SIGNES DÉDUITS DES SÉCRÉTIONS.

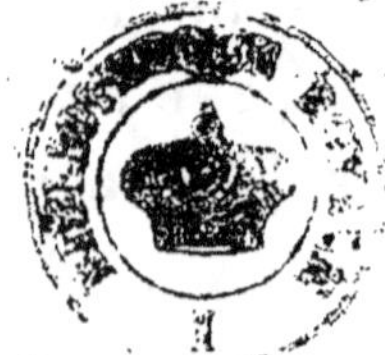

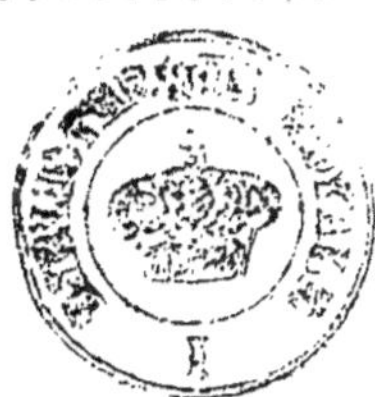

FIN DE LA TABLE DU TROISIÈME ET DERNIER VOLUME.